Anouk Bindels

Die Weisheit des Traumas

Anouk Bindels

Die Weisheit des Traumas

EchnAton Verlag

Wichtiger Hinweis

Die Inhalte des Buches stellen keine Diagnose dar und sind kein Ersatz für ärztliche, medizinische, medikamentöse oder therapeutische Behandlung. Die im Buch veröffentlichten Empfehlungen wurden vom Verfasser und vom Verlag sorgfältig erarbeitet und geprüft. Eine Garantie kann dennoch nicht übernommen werden. Ebenso ist die Haftung des Verfassers bzw. des Verlages und seiner Beauftragten für Personen-, Sach- und Vermögensschäden ausgeschlossen.

Bei möglichen unterschiedlichen Schreibweisen wurde die von der Duden-Redaktion empfohlene Schreibvariante verwendet.

Titel der Originalausgabe:
Wijsheid van Trauma

Aus dem Niederländischen von
Susanne Bonn

1. Auflage Dezember 2021

Gesamtherstellung: Diana Schulz
Lektorat: Nina Kaiser
Illustrationen: © Mathanje Huisman
Autorenfoto: © Olesia Pantchenko, München
Coverfoto: © Adobe Stock
Covererstellung: Diana Schulz
Druck und Bindung: CPI books GmbH, Leck
ISBN: 978-3-96442-042-8

www.echnaton-verlag.de

Dieses Buch widme ich:

Meinen Kindern Frans & Ariane,
meinem größten Geschenk.

Ton, meinem liebsten Mann,
der mir Kraft und Ruhe gibt.

Inhalt

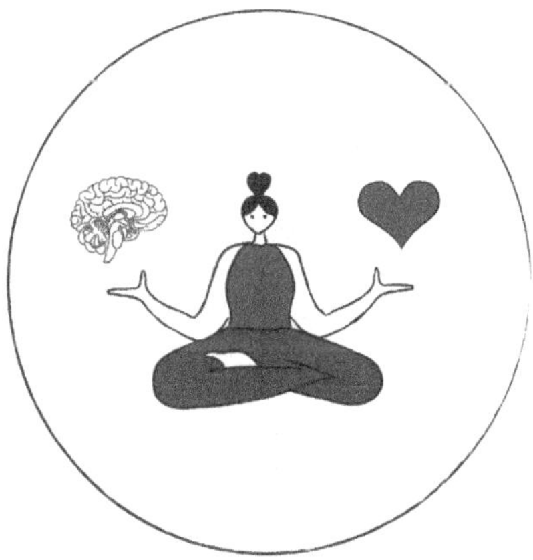

Einleitung

2006 veröffentlichte die Hebrew University in Jerusalem eine Sammlung von 1400 Briefen, die Albert Einstein seiner Frau und seinen Kindern geschrieben hatte. Einstein verstarb 1955 und hinterließ der Universität ein beachtliches Archiv. Seine Stieftochter Margot Einstein bestimmte, dass die Briefe erst zwanzig Jahre nach ihrem Tod veröffentlicht werden sollten.

Margot starb 1986. Im Juli 2006 gab die Hebrew University dann zum ersten Mal Einzelheiten über Einsteins Briefe bekannt. Nach Aussagen der Archivverwaltung werfen die 3500 Seiten Korrespondenz ein neues Licht auf das Privatleben eines der größten Wissenschaftler des 20. Jahrhunderts. Insbesondere einer der Briefe Einsteins an eine seiner Töchter ging mir sehr nahe. Er schreibt darin:

»Es gibt eine extrem starke Kraft, für die die Wissenschaft bisher noch keine Formel gefunden hat. Es ist eine Kraft, die alle anderen beinhaltet, sie regelt und die sogar hinter jedem Phänomen steckt, das im Universum tätig ist und noch nicht von uns identifiziert wurde.

Diese universelle Kraft ist die Liebe.

Wenn die Wissenschaftler nach einer einheitlichen Theorie des Universums suchten, vergaßen sie bisher diese unsichtbare und mächtigste aller Kräfte. Liebe ist Licht, da sie denjenigen erleuchtet, der sie aussendet und empfängt. Liebe ist Schwerkraft, weil sie einige Leute dazu bringt, sich zu anderen hingezogen zu fühlen. Liebe ist Macht, weil sie das Beste, das wir haben, vermehrt und nicht zulässt, dass die Menschheit durch ihren blinden Egoismus ausgelöscht wird. Liebe zeigt und offenbart. Durch die Liebe lebt und stirbt man. Liebe ist Gott und Gott ist die Liebe.

Diese Kraft erklärt alles und gibt dem Leben einen Sinn. Dies ist die Variable, die wir zu lange ignoriert haben, vielleicht, weil wir vor der Liebe Angst haben. Sie ist schließlich die einzige Macht im Universum, die der Mensch nicht nach seinem Willen steuern kann.«

Um die Liebe sichtbar zu machen, zieht Einstein einen einfachen Vergleich zu seiner berühmtesten Formel: $E = mc^2$. Er schreibt:

»Wenn wir anstelle von $E = mc^2$ die Energie akzeptieren, um die Welt durch Liebe zu heilen, kann man durch die Liebe multipliziert mal Lichtgeschwindigkeit hoch Quadrat zu dem Schluss kommen, dass die Liebe die mächtigste Kraft ist, die es gibt. Denn sie hat keine Grenzen. (...) Nach dem Scheitern der Menschheit in der Nutzung und Kontrolle über die anderen Kräfte des Universums, die sich gegen uns gestellt haben, ist es unerlässlich, dass wir uns von einer anderen Art von Energie ernähren.

Wenn wir wollen, dass unsere Art überleben soll, wenn wir einen Sinn im Leben finden wollen, wenn wir die Welt und alle fühlenden Wesen, das sie bewohnen, retten wollen, ist die Liebe die einzige und die letzte Antwort.

Vielleicht sind wir noch nicht bereit, eine Bombe der Liebe zu bauen, ein Artefakt, das mächtig genug ist, allen Hass, Selbstsucht und Gier, die den Planeten plagen, zu zerstören. Allerdings trägt jeder Einzelne in sich einen kleinen, aber leistungsstarken Generator der Liebe, dessen Energie darauf wartet, befreit zu werden.

Wenn wir lernen, liebe Lieserl, diese universelle Energie, zu geben und zu empfangen, werden wir herausfinden, dass die Liebe alles überwindet, alles transzendiert und alles kann, denn die Liebe ist die Quintessenz des Lebens.

... Ich bedauere zutiefst, nicht in der Lage gewesen zu sein, das auszudrücken, was mein Herz enthält: mein ganzes Leben hat es leise für Dich geschlagen. Vielleicht ist es nun zu spät, mich zu entschuldigen, aber da die Zeit relativ ist, muss ich Dir wenigstens jetzt sagen, dass ich Dich liebe und dass ich durch Dich zur letzten Antwort gekommen bin.

Dein Vater Albert Einstein«

Als ich diesen Brief las, war ich bereits einige Jahre damit beschäftigt, dieses Buch zu schreiben. Mein Manuskript lag mittlerweile bei drei Verlagen, zweimal erhielt ich es ungelesen mit einem nichtssagenden Brief zurück.

Zu meinem großen Erstaunen lud mich schließlich ein bekannter Verleger in Amsterdam zum Gespräch ein. Auslöser dafür war mein Artikel über Trauer und Hinterbliebene in der Zeitung NRC. Berührt von der Schilderung meiner Geschichte, wollte er mich kennenlernen.

Es wurde ein unangenehmes Gespräch. Das Buchthema war in seinen Augen für eine Veröffentlichung ungeeignet und ich sollte vor allem nicht glauben, dass meine Geschichte von vielen Menschen gelesen würde. Entmutigt kehrte ich nach Hause zurück und legte das Manuskript erst einmal für einige Jahre beiseite.

Ich arbeitete trotz dieser Zurückweisung mit viel Liebe und Einsatz in meiner Praxis als Coach, Therapeutin und Trainerin weiter an der Entwicklung meiner Methoden und meines Ansatzes. Vielleicht zufällig, vielleicht aber auch nicht, bekam ich zu Beginn der Coronakrise im März 2020 – als ich plötzlich darüber nachdenken musste, wie ich meine Arbeit fortführen wollte – den Brief Einsteins an seine Tochter zu sehen. Das war der nötige Anstoß für mich, weiter an dem Buch zu arbeiten, das ich viele Jahre zuvor begonnen hatte. Der Arbeitstitel stand für mich sofort fest: Liebe = mc^2.

Was in diesem Brief über die Kraft der Liebe stand, berührte mich tief. Ich spürte ganz stark, dass die Kraft der Liebe den traumatischen Ereignissen in meinem Leben eine tiefere Bedeutung gegeben hatte, sodass ich mich selbst mit neuer Energie heilen konnte. Diese Erkenntnis zeigte mir klar, wie sehr diese außergewöhnlich starke, universelle Kraft der Liebe in unserem Leben wirken kann, wie wir uns selbst und unsere Traumata heilen und uns mit Liebesenergie nähren können, sodass wir diese wiederum an andere weitergeben können, die sie brauchen. Es spielt dabei keine Rolle, ob wir körperliche, emotionale, geistige oder spirituelle Heilung suchen. Ich entdeckte, dass hinter jedem Phänomen diese unsichtbare Kraft der Liebe steckt. Aus diesem Wissen heraus entstand der Herz-Gehirn-Heilungsprozess.

LIEBE IST LICHT UND ERLEUCHTET DIEJENIGEN, DIE SIE GEBEN UND EMPFANGEN KÖNNEN

Ich habe mich natürlich gefragt, welche neuen Erkenntnisse mein Buch den vielen bereits erschienenen Werken über Liebe, Energie, Bewusstsein und Selbstheilung hinzufügen würde, die im Laufe der Jahrhunderte bereits geschrieben worden waren.

Zunächst schrieb ich es erst nur für mich in meinen Gedanken. Als ich es zu Ende gedacht hatte, begann ich zu zweifeln und fragte mich, ob ich nicht dabei wäre, das Rad neu zu erfinden. Die Worte des französischen Phänomenologen Merleau Ponty (1908-1961), beruhigten mich dann. Ihm zufolge ist alles, was geschrieben wird, im Grunde eine Wiederholung. Er unterscheidet dabei deutlich zwischen ›Parole parlée‹ und ›Parole parlante‹. Parole parlée ist Plagiat. Parole parlante ist eine Neuanordnung, mit der jemand ein neues Werk erschafft. Das Geschriebene erhält dadurch eine neue Bedeutung, es berührt eine andere Seite im Leser und gibt einer Thematik, die vielleicht schon sehr alt ist und über die auch bereits viel geschrieben wurde, einen neuen Gefühlswert.

Dieses Buch, in dessen Mittelpunkt meine persönlichen Erfahrungen und Wahrnehmungen stehen, gehört zur Kategorie Parole parlante. Das Fundament dazu fand ich in verschiedenen Strömungen der westlichen Psychologie und Philosophie, in alten Schriften aus der östlichen Psychologie und in diversen Philosophien über Energieheilung. Des weiteren habe ich neue Erkenntnisse aus dem Blickwinkel der Quantenphysik und Quantenpsychologie genutzt.

Dieses Buch ist für interessierte Laien gedacht, aber auch für Fachleute – Therapeuten, Coaches und Trainer. Ich berichte darin in Form des *Herz-Gehirn-Heilungsprozesses* ausführlich über meine eigene Reise, die ich auf drei Pfaden beschreibe: persönliche Erfahrungen mit Trauma, Verlust und Heilung; theoretischer Unterbau und Ausarbeitung und schließlich praktische Übungen.

Trauma-Auswirkungen

In meinem Leben gab es mehrere traumatische Ereignisse: schwerwiegende Verluste, emotionalen Schmerz und Krankheit. Mein eigener Heilungsprozess stellt sowohl die Ursache als auch den Hintergrund für eine Anzahl wichtiger Fragen dar, die ich in diesem Buch anspreche.

- Was geschieht in unserem Herzen, unserem Kopf und unserem Körper, wenn wir durch ein Trauma oder einen schwerwiegenden Verlust emotional verletzt werden?

- Wie erschaffen wir aus den beiden wichtigen Organen Herz und Gehirn ein zusammenhängendes, starkes System der Heilung?
- Was ist selbstgelenkte Neuroplastizität?
- Wie bereiten wir Herz, Kopf und Körper auf eine neue emotionale Erfahrung und die erwünschte Zukunft vor?
- Wie verkörpern wir die Veränderung und wie wird sie zur bleibenden Erfahrung?
- Wie manifestieren wir uns ein neues Leben?
- Wie können wir wieder Liebe und Vertrauen fühlen?

Wenn wir ein Trauma, eine oder mehrere Verlusterfahrungen erlebt haben – erst vor Kurzem oder schon vor einiger Zeit, als junger oder alter Mensch –, haben wir wahrscheinlich eine Zeit lang mit intensiven emotionalem Schmerz gelebt. Bewusst oder unbewusst. Traumata und Verluste hinterlassen tiefe Spuren in unserem Leben.

Wir alle wohnen in einem lebenden, atmenden Körper, in dem sowohl Herz als auch Gehirn durch traumatische Erfahrungen berührt werden und bei der Übersetzung von Gefühlen, Sinneserfahrungen und Gedanken eine wichtige Rolle spielen. Körper und Geist arbeiten hierbei eng zusammen. Verlust und Trauma überfallen uns oft sehr plötzlich und haben starke Auswirkungen darauf, wie wir danach weiterleben. Ihre Spuren können unsere ursprüngliche Persönlichkeit vollkommen verändern. Geschieht dies in jüngerem Alter, beeinträchtigt es möglicherweise Wachstum und Entwicklung. Die Spuren können auch dafür sorgen, dass wir im Alltag nicht mehr glücklich sind, nicht mehr lachen können, keine Liebe mehr empfinden und die Fähigkeit verlieren, Freude und Intimität zu erleben.

Der Schmerz setzt sich im Körper fest, mit allen Folgen, die das nach sich zieht. Wir werden vielleicht depressiv oder ängstlich und fühlen uns erschöpft. Manche verlieren sogar die Kraft, weiterzuleben. Möglicherweise nehmen wir, um mit diesem Schmerz umgehen zu können, viele Medikamente (zum Beispiel Antidepressiva), Alkohol oder Drogen ein. Vorstellbar ist auch, dass wir täglich Schuld, Scham, Wut, Hass, Angst und Trauer empfinden und ein Leben voller emotionalem, mentalem und körperlichem Stress führen. Dazu gehört meist auch, dass wir uns nicht fit fühlen und uns die Vitalität für ein sinnerfülltes Leben fehlt.

Letztlich befinden wir uns dann permanent im Überlebensmodus. Wir verspüren wahrscheinlich große Einsamkeit und leben in dem Gefühl, von unseren Mitmenschen abgeschnitten zu sein. Körperliche Krankheiten können entstehen, darunter Autoimmun- oder Krebserkrankungen. Wenn wir uns von unserer Umwelt getrennt fühlen, wenn das Lebensfeuer im Inneren erloschen ist, wird es schwierig, andere um Hilfe und Unterstützung zu bitten. Wir haben dann keine Kraft mehr, mit dem täglichen Leben umzugehen und haben unsere Lebenslust verloren.

Leben bedeutet Anpassung und Veränderung. Um nach einer überwältigenden Erfahrung wieder aufzublühen, das Leben zu genießen und uns vorwärts zu bewegen, brauchen wir Resilienz. Wir wissen, dass wir Menschen eine widerstandsfähige Spezies sind, denn es ist uns als Individuen und als Kollektiv immer wieder gelungen, uns nach Krankheiten, Kriegen, Katastrophen, Gewalt und traumatischen Erlebnissen zu erholen. Das ändert jedoch nichts daran, dass dies unannehmbare, unerträgliche Erfahrungen sind, die große Auswirkungen auf unseren Seinszustand haben. Unsere Herzen werden durch traumatische Geschehnisse ernsthaft verletzt. Gebrochen und ohne Liebe bleiben wir meist niedergeschlagen und verzweifelt zurück.

Was ich hier beschrieben habe, war lange Zeit meine Realität: Ich war ein emotionales und mentales Wrack, ging durch die dunkelste Nacht meiner Seele und wurde körperlich schwer krank.

Am 10. Juni 2007 setzte mein zweiter Mann seinem Leben ein Ende, indem er vom Parkhaus des Kaufhauses Bijenkorf in Amsterdam sprang. Ein selbst gewählter Tod! Unsere beiden Kinder, ich selbst, Verwandte und Freunde, Bekannte und Kollegen blieben verstört zurück. Der Tod meines Mannes versetzte mir eine tiefe emotionale Wunde, ich führte ein Leben voller Stress. Die nächsten vier Jahre funktionierte ich, ohne dass ich mir dessen bewusst war, nur noch im Überlebensmodus. Eine schwere Erkrankung war die Folge.

Wie sollte ich meine Traumata und meinen emotionalen Schmerz heilen? Wo Resilienz hernehmen? Ich wusste es nicht, also begab ich mich auf die Suche. Vor dem Selbstmord meines Mannes war ich körperlich gesund. Das traumatische

Ereignis setzte dann eine Abwärtsspirale in Gang. Es gelang mir nicht, mithilfe von Behandlungen aus dem Bereich der konventionellen Medizin daraus auszubrechen.

Im Jahr 2011, als ich durch mein tiefstes Tal ging, brachte mich eine aufmerksame Freundin auf die Spur mehrerer wissenschaftlicher Pioniere auf dem Gebiet des Traumas und der Selbstheilung, darunter Candace Pert, Peter Levine, Bessel van der Kolk, Gabor Maté, Stephen Porges, Daniel Siegel, Kelly Turner, Bruce Lipton, Gregg Braden, Joe Dispenza und Amanda Blake. Einige von ihnen veranstalteten in dieser Zeit einen Lesungszyklus mit Workshops in den Niederlanden, an dem ich mit großem Interesse teilnahm. Was sie über Heilung und die Möglichkeiten der Selbstheilung des menschlichen Körpers erzählten, inspirierte mich. Als Psychologin sprach mich besonders der Aspekt an, dass sie alle ihre Theorien in verschiedenen wissenschaftlichen Richtungen begründeten, darunter Neurowissenschaft, Traumapsychologie, Genetik und Epigenetik, Physik, Quantenphysik und Heilkunde.

Inzwischen bin ich, unter anderem durch ihre Arbeit, davon überzeugt, dass ein traumatisches Erlebnis erst dann richtig verstanden werden kann, wenn verschiedene Wissensgebiete in den Heilungsprozess integriert werden. Des Weiteren hat sich meine Erkenntnis bestätigt, dass wir nach einer traumatischen Erfahrung lernen können, unseren verwundeten Körper und Geist zu heilen, indem wir uns der Programme bewusst werden, die in Gang gesetzt wurden.

Nach einem ersten Kennenlernen der Arbeit dieser Wissenschaftler beschloss ich, mich beruflich weiter in diesen neuen Heilungs-Ansatz zu vertiefen und gleichzeitig meinen eigenen, neuen Heilungsweg einzuschlagen. Ich wandte die praktischsten, leicht anwendbaren Methoden und Werkzeuge an, lernte, in Möglichkeiten zu denken und den selbstheilenden und selbstregulierenden Kräften meines Körpers, meines Herzens und meines Gehirns zu vertrauen. Mein Wissen wuchs immer mehr, was schließlich sowohl mein persönliches Leben als auch meine Arbeit als Psychologin, Systemtherapeutin, Coach und Trainerin veränderte.

Als einen der Kernpunkte, die ich bei meiner Forschung nach den Wechselwirkungen zwischen Herz und Gehirn entdeckte, erkannte ich, dass das emotionale Gehirn – aus dem unsere Instinkte und emotionalen Reaktionen kommen – direkt vom Herzen beeinflusst wird.

Das *Heartmath Institute* in den USA geht, basierend auf der Gehirnforschung, davon aus, dass ein kohärenter Herzrhythmus in der Lage ist, das emotionale Gehirn zur Ruhe zu bringen: »Wenn unser Herz auf gesunde Weise schlägt, können wir Stress, Ängste, Depression und andere emotionale oder mentale Krankheiten heilen. Das gilt sogar für körperliche Krankheiten.«[1] Dies bedeutet, dass Körper und Gehirn sich neu konditionieren lassen, da das Gehirn offenbar die Fähigkeit hat, neue Verbindungen zwischen den Gehirnzellen (Neuronen) herzustellen und sich daher ständig zu reorganisieren. Jeden Tag sterben Millionen von Neuronen ab, während ständig neue Gehirnzellen entstehen. Diesen Prozess nennt man Neuroplastizität.

Das Wort Trauma kommt aus dem Griechischen und bedeutet ›Wunde‹. Eine Wunde entsteht dadurch, dass etwas von außen nach innen dringt und im Inneren etwas zerstört. Bei körperlichen Verletzungen äußert sich das im Bluten des Körpers, in der Beschädigung von Haut oder Organen und in körperlichen Schmerzen. Wir sprechen dann von einem physischen Trauma. Dem entsprechend sorgt eine starke traumatische Erfahrung für emotionalen Stress, der eine tiefe emotionale Wunde verursacht, die Denken, Verhalten und Fühlen angreift. Dieser emotionale Schaden kann körperlich krank machen. Wir sprechen dann von einem emotionalen Trauma.

Untersuchungen zeigen, dass in den ersten Monaten nach dem Verlust eines nahestehenden Menschen, eines Kindes oder nach einem anderen schwerwiegenden Ereignis das Risiko eines Herzinfarkts oder Schlaganfalls um gut 50 % zunimmt. Menschen können tatsächlich an ›gebrochenem Herzen‹ sterben. Im ersten Jahr nach dem Verlust ist die Wahrscheinlichkeit zu versterben sogar sechsmal so hoch. Ein Verlust scheint die Widerstandsfähigkeit des Körpers in allen Bereichen zu schwächen. Dadurch nimmt die Wahrscheinlichkeit für Krankheiten zu, sei es eine einfache Erkältung oder gar eine Krebserkrankung.

Eine langfristige Belastung durch emotionalen Stress greift das Immunsystem an und stört das Wohlbefinden. Herz und Gehirn werden toxisch und inkohärent, was zu psychischen Krankheiten wie Depressionen, Burnout, Angst- und Panikstörungen oder Psychosen führen kann. Aus persönlicher Erfahrung kann ich sagen, dass es möglich ist, übermäßigen emotionalem Schmerz und Traumastress zu heilen und dass sich die Mühe lohnt.

Hier einige Fragen für dich aus meinem Herz-Gehirn-Heilungsprozess:

- Wie wäre es für dich, wenn du nach einem schweren Trauma und Verlust wieder Liebe, Sinn und Freude in deinem Alltag erleben könntest?

- Wenn du wieder Vitalität, Gesundheit und Resilienz spüren könntest und dein Verhalten, deine Gedanken und Gefühle positiv wären?
- Wie wäre es für dich, wenn du wüsstest, wie du dein Leben wieder in die Hand nehmen kannst, weil du selbst am Steuer deines emotionalen, mentalen und physischen Selbst stehst?

Erkenne, dass du ein spirituelles Wesen in einem Körper bist: Du bist keine zufällige Ansammlung von Fleisch und Knochen. Dein Leben hat eine Bedeutung. Herz und Gehirn mögen ein Leben in Liebe, Balance und Harmonie, in Verbindung mit anderen Menschen.

Die Stressreaktion – Kampf, Flucht oder Erstarren –, die auf ein unangenehmes, schmerzhaftes Erlebnis folgt, ist der naturgegebene Versuch des Körpers, zurück ins Gleichgewicht zu finden. Diese Überlebensmechanismen sind, auf kurze Zeit ausgelegt, äußerst effektiv und halfen unseren frühen Vorfahren zu überleben. Wenn wir die Stressreaktion allerdings nicht mehr ausschalten können, wird es gefährlich und wir steuern auf einen chemischen, hormonellen, emotionalen und physischen Zusammenbruch zu, in dessen Folge Krankheiten entstehen. Wenn wir lange im Stress leben, wird dies oft zu unserer ›normalen‹ Lebensart. Wir haben uns daran gewöhnt und das Überleben im Schmerz ist zu unserer alltäglichen Wirklichkeit geworden.

Während ich mit den Auswirkungen von Trauma und emotionalem Stress rang, entdeckte ich, dass die Heilung von emotionalem Schmerz kein linearer Prozess ist. Er verläuft nicht in einer logischen Reihenfolge von Schritt 1 bis Schritt 5, sondern ist gemeinsame Angelegenheit von Herz, Gehirn und Körper. Dabei spielt das körperliche Herz bei der Verarbeitung von Emotionen eine größere Rolle, als wir bisher angenommen haben.

Das Herz besitzt ein eigenes neuronales Netzwerk und seine eigene Intelligenz. Es steht direkt mit unserem Gehirn und dem Rest unseres Körpers in Verbindung. Mitunter wird das Herz auch ›das kleine Gehirn‹ genannt. 1991 entdeckte die Medizinische Biologie, dass wir etwa 40.000 Gehirnzellen (Dr. Andrew Amour, Montreal 1991), sensorische Neuronen, im Herzen haben. Was bedeutet das? Diese Neuronen arbeiten ähnlich den Nervenzellen im Gehirn und sind dafür verantwortlich, äußere Reize in interne elektrische Impulse umzuwandeln. Die Forscher schrieben über das Vorhandensein eines ›kleinen Gehirns‹ im Herzen, das in enger Verbindung mit dem Gehirn in unserem Kopf steht. Die beiden Organe schicken Signale hin und her. Sie denken, fühlen und erinnern unabhängig voneinander, stehen aber miteinander in Verbindung. Emotionen werden im Herzen gefühlt und im Körper und im Gehirn interpretiert. Dies ist von großer Bedeutung für die Heilung eines emotionalen Traumas.

Während meines Studiums und durch meine Arbeit als Psychologin und Beziehungs- und Familientherapeutin (Systemtherapeutin) hatte ich theoretisches Wissen über psychische Vorgänge nach Trauma und Verlust erworben. Im Gedankengut der modernen Psychologie und Psychiatrie fand ich allerdings zu wenig therapeutische Optionen, selbstregulierende oder kreative Behandlungsformen. Mir fehlten Empathie und ein grundlegendes Verständnis der Auswirkungen von überwältigenden Verlusterfahrungen auf Gesundheit und Wohlbefinden.

Was sollte ich mit all dem psychologischen Wissen anfangen, als mein eigenes Herz durch den Schmerz eines schweren Verlustes, dem Suizid meines Mannes, explodierte? Durch einen Schmerz, der bis in die Tiefen meiner DNA vordrang und der mein Herz, mein Gehirn und auch meinen Körper ernsthaft verletzte?

Um nach vorne gerichtet leben und die Verletzungen in meinem Herz, meinem Gehirn und meinen Körper heilen zu können, erwiesen sich mein psychologisches Wissen und meine Erfahrungen als Therapeutin als unzureichend. Ich machte mich auf die Suche nach einem positiven Ansatz für die Heilung von Trauma und Verlust. Das scheint vielen Kollegen in meinem Fachgebiet ein Widerspruch in sich zu sein, da sie sich kaum vorstellen können, wie positive Psychologie mit den unangenehmen Folgen eines emotionalen und psychischen Traumas umgehen soll. Meine Antwort lautet, dass die Heilung von Traumata und emotionalem Stress geradezu danach verlangt, gezielt die andere Seite der menschlichen Existenz zu betrachten: Liebe, Wohlbefinden, Durchhaltevermögen, Selbstheilung und Resilienz.

Aus dieser verbindenden Perspektive heraus versuche ich, in diesem Buch eine Antwort auf Fragen zu geben wie:

- Wie überwinden Menschen stressbeladene Lebensereignisse?
- Wie verändert Trauma die Persönlichkeit?

- Wie geben traumatisierte Menschen ihrem Leben einen neuen Sinn?
- Was hilft ihnen bei der Transformation zu einem neuen Selbst?
- Wie konditionieren wir den verletzten Körper und Geist neu?

Wenn wir die Spuren von Trauma und Verlusterfahrungen und dadurch auch den emotionalen Schmerz und Stress heilen wollen, sind in meiner Herangehensweise vier Bereiche von Bedeutung. Sie ziehen sich als roter Faden durch dieses Buch und ich stelle sie hier kurz vor.

Der erste Bereich: die Kraft der eigenen inneren Psychologie kennenlernen

Sich selbst zu beobachten wird in den Neurowissenschaften ›Metakognition‹ genannt. Der Ausgangspunkt dafür ist, dass du wahrnehmen kannst, was du denkst und fühlst und wie du handelst. Diese innere Architektur von Denken, Handeln und Fühlen ist bei jedem von uns einzigartig, auch wenn du in derselben Familie, im selben Land, in derselben Gesellschaftsschicht oder Kultur aufgewachsen bist.

Genau wie die physische DNA hat auch die Psyche eine unverwechselbare Blaupause und diese bestimmt deine Persönlichkeit. Indem du deine Gedanken, Emotionen und Handlungen untersuchst, lernst du dich selber besser kennen und verstehen, und es kann zu einer Transformation kommen, im Zuge derer du andere Entscheidungen triffst, die neue Ergebnisse liefern. Wie dieser innere Prozess wirkt, beschreibe ich anhand von Erkenntnissen aus der Neurowissenschaft und den Verhaltenswissenschaften. Damit biete ich Hilfestellungen, mit denen bleibende Veränderungen möglich sind und die im täglichen Leben anwendbar sind.

Im Grunde geht es hier um die Aktivierung der Neuroplastizität im Sinne einer Neuverschaltung im Gehirn. Da du mit deinem Denken und deinen Emotionen deine eigene Realität erschaffst, den Körper und das Gehirn programmierst, bedeutet das, dass du lernen musst, bewusste Entscheidungen zu treffen, ohne von vornherein einen klaren Plan zu haben. Du musst ins Unbekannte eintreten und gleichzeitig das Bekannte und alles, was du je gelernt hast, loslassen. Das ist keine Magie, sondern ein Lernprozess.

Der zweite Bereich: der intelligente Körper

Dein Körper hat eine eigene Intelligenz und die Auswirkungen von Stress auf den Körper sind beträchtlich. Es ist daher von entscheidender Bedeutung, Wissen und Verständnis in diesem Bereich aufzubauen.

Der Körper hält dich oft in den Erfahrungen der Vergangenheit gefangen, während das Gehirn mit aller Kraft versucht, die Auswirkungen und Spuren eines Traumas hinter sich zu lassen. Das führt zu einer inneren Spaltung von Denken und Fühlen und damit zum Verlust der Verbindung zwischen den beiden Bereichen. Du erschaffst hierdurch unbewusst destruktive Muster, die sich tief in deinem Körper festsetzen und deine Realität tagein, tagaus beeinflusst. Der Körper wird zum Gehirn. Diese innere Spaltung kann für die Beziehungen zu den Menschen in deiner Umgebung und zu deiner Familie katastrophale Folgen haben.

Der nächste Schritt besteht also darin, deinen Körper in diesen Heilungsprozess einzubeziehen. Wie arbeiten Gehirn, Herz und der Rest des Körpers zusammen? Was kannst du selbst tun, um Stress zu reduzieren, deinen Schmerz zu heilen und diese Heilung zu verkörpern? Wie verbindest du Denken und Fühlen und wie wirken deine selbstheilenden, selbstregulierenden Kräfte? Wie erschaffst du aus Herz und Gehirn ein starkes zusammenwirkendes System?

Im zweiten Bereich lernst du, selbst aktiv zu werden und deinen Körper, dein Herz und Gehirn zur Kooperation zu bewegen und neue, gesunde Muster zu entwickeln. Du lernst, neue neuronale Wege und Verbindungen anzulegen.

Der dritte Bereich: die externe Umgebung und unser Leben zurückfordern

Verlusterfahrungen und emotionale Verletzungen erschüttern nicht nur den direkt davon betroffenen Menschen, sondern oftmals auch sein soziales Umfeld. Wie wirkt sich das auf den Umgang miteinander aus?

Die Wirklichkeit, wie sie einmal war, existiert plötzlich nicht mehr für die Familie, die erweiterte Verwandtschaft oder den Freundeskreis. Ich nenne das ein existenzielles Erdbeben. Nichts bleibt stehen, alles liegt wirr durcheinander, im Inneren wie im Äußeren. Hier zeigt sich eine wichtige Ursache für kulturelle, soziale und individuelle Verletzung. Es bestehen allerdings große Unterschiede darin, wie Menschen mit diesen Traumata umgehen und einander beeinflussen.

Wenn du für deine Veränderung immer wieder die gleichen Gedanken und Gefühle benutzt, konditionierst du dich immer wieder auf dieselbe Art und Weise. Du machst dir oft nicht bewusst, wie die Umgebung (Menschen, Organisationen, Ereignisse) dich an verschiedenen Orten und zu verschiedenen Zeiten negativ oder auch positiv beeinflusst. Insbesondere bei emotionalen Verletzungen suchst du nur allzu oft Bestätigung bei anderen und wiederholst immer wieder aufs Neue unbewusst dieselben Dinge.

In diesem Bereich untersuche ich, wie unsere externe Umgebung unsere Realität erschafft und unsere Persönlichkeit definiert. Du lernst, eine Bestandsaufnahme dieser externen Umgebung zu machen und dich darin zu behaupten.

Der vierte Bereich: Spiritualität und die Wiederherstellung der inneren Verbindung

Hier geht es um die Entscheidung für neue Werte und Normen im Rahmen des persönlichen und spirituellen Wachstums. »Das Leben wird vorwärts gelebt und rückwärts verstanden«, sagte der dänische Philosoph Kierkegaard (1813-1855). Das gilt besonders, wenn es um traumatische Lebensereignisse geht. Wir verstehen erst viel später, was diese mit unserem Leben und uns selbst gemacht haben: wie sie unsere Perspektive auf das Leben verändert, welche Verschiebungen sie in unserer Psyche verursacht haben.

Was ich den spirituellen Bereich nenne, ist Teil einer Reihe von höherdimensionalen Energiesystemen, die direkt in unser Gehirn und unseren Körper führen. Die landläufige Wissenschaft erkennt die Wirkung dieser höheren energetischen Anatomie erst nach und nach. Sie steht in starkem Kontrast zu traditionellen und östlichen Weisheiten und Praktiken auf dem Gebiet der Heilung und Medizin, die diese multidimensionale Anatomie des Menschen ausführlich beschrieben haben.

In diesem vierten Bereich geht es um wirkliche Veränderung, um Transformation und Bewusstseinsentwicklung, sodass du dich bewusst aus dem Überlebensmodus in den Schöpfungsmodus begibst. Du lernst, verschiedene Wahlmöglichkeiten zu erkennen und neue Erfahrungen zu kreieren. Dies geschieht beispielsweise, indem du die Vergangenheit loslässt, dein Gehirn neu ›verdrahtest‹, Verantwortung für dich selbst übernimmst, den Körper emotional im Hinblick auf eine neue Zukunft instruierst, persönliche Führungsstärke entwickelst und deine Resilienz stärkst, um schließlich ein Leben voller Liebe und Inspiration führen zu können.

In der Darlegung dieser vier Bereiche dient mein persönlicher Lernprozess als roter Faden. Für mich ist die Heilung meines Traumas und meines emotionalen Schmerzes und Stresses ein Spiegel geworden, der den Sinn meines Lebens reflektiert.

Ich habe gelernt, dass ich keinen Einfluss auf Verlusterfahrungen, Traumata oder andere plötzliche Veränderungen meiner Wirklichkeit habe, wohl aber darauf, wie ich damit umgehe. Ich habe aber sehr wohl Einfluss auf meine innere Wirklichkeit und auf die Welt, die in meinem Gehirn, meinem Herzen und meinem Körper existiert. Dadurch bekomme ich meine emotionalen Verletzungen zu fassen. Ich wiederhole: Ich bin davon überzeugt, dass emotionaler Schmerz dauerhaft geheilt werden kann und dass die Kräfte der Liebe und des Bewusstseins diese Heilung ermöglichen.

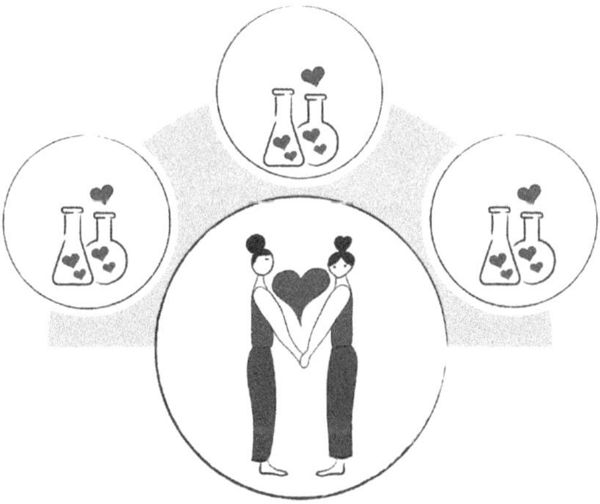

ERSTER BEREICH

Die Kraft deiner inneren Psychologie kennenlernen

Es ist notwendig, ein beobachtendes Bewusstsein zu entwickeln, um die innere Psychologie kennenzulernen und zu verstehen.

Deine innere Architektur aus Denken, Fühlen, Handeln hat Auswirkungen. Wie du im Hier und Jetzt denkst, fühlst und handelst, ist das Ergebnis früherer und heutiger Erfahrungen.

Alle Lebenserfahrungen von unserer Geburt bis heute haben Auswirkungen. Sie haben unsere innere Architektur geformt.

Wer bist du?
Was ist deine Lebensgeschichte?
Wo willst du hin?

I. Im Trauma gefangen

*Der buddhistischen Lehre zufolge bereitet uns
das Leben selbst auf Leben und Tod vor.
Sie besagt, dass wir nicht auf den schmerzhaften Tod
eines Menschen warten müssen, um unser eigenes
Leben zu betrachten.*

*Auch müssen wir nicht auf eine Krise oder ein
traumatisches Erlebnis warten.*

*Sie sagt außerdem, dass wir,
je bewusster wir leben, dem Schmerz des Verlustes
nicht mit leeren Händen gegenüberstehen müssen.*[1]

Wir alle können hier und jetzt den Sinn des Lebens finden! Nach jenem Tag, an dem mein Liebster sich das Leben nahm, stand ich leider doch mit leeren Händen da. Ich verlor den Sinn meines Lebens ganz und gar und fand keinen Ansatz, um mit dieser überwältigenden Erfahrung, mit dem emotionalen Schmerz umgehen zu können. Das Erlebnis warf mich um und versetzte mich in eine vollkommen neue, entsetzliche und sehr schmerzhafte Realität.

Seit über 25 Jahren arbeite ich mit traumatisierten Menschen und Familien und weiß, dass viele geistige und körperliche Beschwerden aus traumatischen Erfahrungen entstehen. Die Spuren, die diese hinterlassen, liegen oft im Unbewussten verborgen. Im Kern eines jeden Traumas stecken Isolation und Angst. Beide verursachen starke Veränderungen in Gehirn und Körper.

Mein Leben lang war ich auf der Suche nach einem Ausweg aus einer mir unverständlichen Angst, einer Angst, die ich immer bei mir trug. Sie äußerte sich in Form von körperlicher und emotionaler Taubheit und dem Unvermögen, mich an Begebenheiten aus meiner Kindheit zu erinnern. Es fiel mir schwer, Vertrauensverhältnisse aufzubauen, mich in meinem Körper zu Hause zu fühlen und ein Gefühl der Kontrolle über mich selbst zu haben.

Weil ich meine eigenen inneren Kämpfe besser verstehen wollte, beschloss ich, nach meiner Pflegeausbildung Verhaltenswissenschaften und Psychologie zu studieren. Den Schlüssel zu meinen versteckten Kammern der Angst und Unsicherheit fand ich allerdings nicht während der verschiedenen Therapien, die ich im Zuge meiner Ausbildung machte, ich entdeckte ihn erst nach der traumatischsten Erfahrung meines Lebens. Nach dem Suizid meines zweiten Mannes lernte ich, mich aus dem Gefängnis meiner Vergangenheit zu befreien.

Als professionell arbeitende Therapeuten erzählen wir unsere eigene Geschichte meist nicht. Das sei unprofessionell, heißt es. Meiner Meinung nach ist das falsch. Ich wäre beruflich niemals zu dem Punkt gelangt, an dem ich jetzt stehe, wenn ich nicht selbst die zerstörerischen Auswirkungen traumatischer Erlebnisse kennengelernt hätte. Immer wieder suchte ich nach erhellenden Erkenntnissen über Ursachen und Folgen der Verletzungen, die ich selbst erlebt hatte. Als Mensch und als Therapeutin forschte ich solange, bis ich neue Spuren entdeckte, ihnen folgte und Wege zur Heilung fand. Meine Suche als Individuum verlief daher zu einem großen Teil parallel zu meiner Suche als Therapeutin und meine persönlichen Erfahrungen und Erkenntnisse trugen wesentlich zu meiner Entwicklung als Therapeutin bei. Darum nehme ich den Leser zunächst mit in meine eigene Geschichte, zu dem Augenblick, an dem für mich ein neuer Weg begann. So zeige ich, wie ich neue Erkenntnisse aus der Neurowissenschaft mit körperorientierter Psychotherapie und Meditation verbunden habe und wie ich das Ganze in mein persönliches Leben und in meine therapeutische Praxis integriert habe. Ich sehe mich in erster Linie als (Mit-)Mensch und erst danach als Therapeutin.

Es ist Sonntag, der 10. Juni 2007. Ein sonniger, warmer Tag. Ich sitze in meinem roten Ledersessel im Wohnzimmer und versuche, einen Artikel zur Weiterbildung zu lesen. Ich bin nicht wirklich bei der Sache.

Die Terrassentüren stehen offen, die Gardinen wehen leise im Wind. Draußen zwitschern die Vögel, Kinder spielen und lachen. Ich höre das spritzende Wasser in einem Pool im Nachbargarten. Fröhliche, entspannte Geräusche eines schönen Frühlingstages. Mein zwölfjähriger Sohn liegt auf dem Sofa und liest ein Buch, während meine elfjährige Tochter oben spielt und singt.

Ich frage mich, wo mein Mann ist. Ich habe ihn schon mehrfach auf dem Handy angerufen. Heute Morgen um 9:00 Uhr hat er das Haus verlassen, ohne zu sagen, wo er hinwollte. Als er ging, stand ich unter der Dusche, die Kinder schauten im Wohnzimmer einen Film. Er hatte sich aus dem Haus geschlichen, obwohl wir abgesprochen hatten, dass er warten würde, bis ich im Bad fertig bin. Wir hatten eigentlich vor, gemeinsam mit den Kindern und dem Hund im Wald spazieren zu gehen, damit der ruhelose, sich ständig drehende Geist meines Mannes in der Natur zur Ruhe kommen konnte. Das half ihm immer.

Während ich duschte, hörte ich, wie sich die Haustür schloss. Das Badfenster liegt direkt über dem Eingang und ich schaute umgehend nach draußen. Ich sah ihn mit seinem schwarzen Lederrucksack in der Hand zum Auto gehen. Er öffnete die hintere Autotür und legte den Rucksack auf die Rückbank. Ich öffnete das Badfenster und rief ihn, doch er drehte sich nicht um. Ich rief noch einmal, lauter. Er schaute nicht auf, blickte sich nicht um. Als er die Fahrertür öffnete, schrie ich regelrecht seinen Namen. Bewusst vermied er meinen Blick und ignorierte meine Rufe, als er einstieg. Er legte den Rückwärtsgang ein und wendete – jetzt schaute er mich im Wegfahren kurz an. Ich sah ein aschgraues Gesicht und einen leeren Blick. Voller Unruhe darüber, was gerade passiert war, zog ich mich an und lief, so schnell ich konnte, nach unten zu den Kindern. Sie erzählten mir, er habe ihnen gesagt, dass er nach Amsterdam zu einer Lesung fahren wollte. Sie wussten weiter nichts und ich wurde immer nervöser.

Um 11.00 Uhr rief ich dann vom Schlafzimmer aus in Panik meine Mutter an, weil ich meinen Mann nicht am Handy erreichen konnte. Ich schilderte ihr meine sorgenvollen Gedanken über die seltsame Situation, über sein plötzliches Wegfahren, sein Nicht-Beachten meiner Rufe. Ich erzählte ihr auch von meiner beängstigenden Vorahnung und meinen Gefühlen des Verlassen-Seins und der Einsamkeit. Die Angst fraß sich durch meinen Körper. Meine Mutter versuchte vergeblich, mich zu beruhigen. Im Anschluss rief ich meine Schwägerin an, die in Haamstede auf einer Familienfeier war, und dann noch eine Freundin.

Ich esse mit den Kindern zu Mittag. Immer wieder rufe ich meinen Mann an. Keine Reaktion! Die Zeit vergeht und es wird 15.00 Uhr. Er war seit morgens um 9.00 Uhr weg und hatte seit Stunden nichts von sich hören lassen.

Um 15.30 Uhr klingelt es. Ich gehe zur Haustür und sehe zwei Polizeibeamte davor stehen, einen Mann und eine Frau. Sehr höflich fragen sie, ob sie hereinkommen dürfen. Ich sehe an ihren Gesichtern, dass sie keine guten Nachrichten dabeihaben. Ich lasse sie ins Haus. In der Tat bringen sie sehr schlechte Neuigkeiten für mich und meine Kinder. Sie teilen uns mit, dass mein Mann, ihr Vater, um etwa 10.00 Uhr an diesem Vormittag Suizid begangen hatte, indem er vom Dach des Parkhauses am Bijenkorf sprang. Er war tatsächlich nach Amsterdam gefahren … aber nicht zu einer Lesung!

Die grausame Realität

Bis heute spüre ich den Augenblick, in dem ich die Nachricht erhielt. Ich habe die Bilder sofort vor Augen, wenn ich meine Gedanken zurückhole. Die Erinnerung ist so stark, dass ich immer noch spüre, wie mir der Atem in der Kehle stecken bleibt.

Als ich vom Tod meines Mannes erfuhr, begann ich zu zittern und fühlte eine riesige Stresslawine durch meinen Körper fließen. Ich versuchte, dies vor meinen Kindern zu verbergen. Auf der Stelle bekam ich pochende Kopfschmerzen, mein Hals und meine Schultern wurden steif. Meine Gedanken begannen zu rasen und wurden chaotisch. Die Kinder erlebten ähnliche Reaktionen im Körper, wie ich später von ihnen erfuhr.

Jetzt, da ich ›rückwärts verstehe‹, kann ich sagen, dass dies die Stressreaktion war, die uns in den Überlebensmodus versetzte. Mit allen Tricks nahm ich mich, um meiner Kinder willen, zusammen. Ich fühlte mich machtlos und zugleich in meinem innersten Kern irreparabel beschädigt, verlassen und verraten. Das Schlimmste war meine Furcht, dass es den Kindern genauso gehen könnte.

Neun Monate später, es war Karfreitag, der 21. März 2008: Ich liege mit gelähmten Beinen in einem Krankenhausbett, neben mir steht ein Rollstuhl. Eine Autoimmunreaktion hat mein Nervensystem angegriffen, im sogenannten Caudabereich, von der Mitte meines Körpers aus abwärts – in der Fachsprache wird dies Neuritis genannt. »Ursache unbekannt«, sagen die Neurologen und behandeln die Symptome intravenös mit einer hohen Dosis Corticosteroide. Das ist offensichtlich die Behandlungsleitlinie für dieses Krankheitsbild.

Kurze Zeit später ergreift ein unangenehmes Bakterium Besitz von meinem Körper und ich muss über einen langen

Zeitraum erneut intravenös behandelt werden, diesmal mit Antibiotika. Als ich nach mehreren Wochen das Krankenhaus verlasse, ist das Gefühl in eins meiner Beine zurückgekehrt, in das andere noch nicht ganz. Ohne Krücken kann ich mich nicht fortbewegen. Ich fühle mich in jeder Hinsicht wie ein Wrack – emotional, geistig und körperlich.

Über ein Jahr werde ich mit Corticosteroiden und Antibiotika behandelt. An mehreren Stellen in meinem Beckenboden habe ich kein Gefühl mehr und kann daher den Urin nicht gut einhalten. Ich bin nicht in der Lage zu arbeiten, da ich keine Energie dazu habe. Das Konzentrieren fällt mir schwer, vergesse bestimmte Dinge ständig – ich leide an einer kognitiven Störung. Trotz Behandlung mit den besten Medikamenten wird es nicht besser. Anfang 2009 beschließe ich, einen Psychiater hinzuzuziehen und eine Therapie zu beginnen. Er diagnostiziert eine Depression infolge einer ›aufgeschobenen Trauerreaktion‹ und gibt mir ein weiteres Medikament, ein Antidepressivum.

Die ganze Zeit über bleibt mein Denken negativ und kreist immer in denselben Gedankenspuren:

- »Er hätte sich nicht umbringen dürfen.«
- »Er hätte seine Kinder nicht einfach ohne Vater zurücklassen dürfen.«
- »Er hätte mich nicht mit diesem finanziellen Durcheinander sitzen lassen dürfen.«
- »Wie konnte er einfach so gehen und mich und die Kinder ohne eine Nachricht zurücklassen?«
- »Was für ein Schuft, mich einfach so zu verlassen, sodass ich die Kinder alleine erziehen muss.«

- »Ich hasse ihn, weil er keine Nachricht zurückgelassen hat.«
- »Ich vermisse ihn.«
- »Ich fühle mich einsam ohne ihn.«
- »Ich will mit ihm sprechen und ich will eine Erklärung. So kann es nicht weitergehen.«

Das Antidepressivum macht mich schlapp und lustlos und ich verliere noch mehr von mir.

Erkennst du dich wieder?

Es erfordert extrem viel Energie, nach einer solchen überwältigenden Erfahrung weiter zu funktionieren. Mir war nicht klar, dass ich die Erinnerung an diesen Schmerz immer so weit wie möglich aus meinen Gedanken halten wollte. Das war eine große Anstrengung, vergleichbar mit einem Vollzeitjob.

Lange Zeit tat ich so, als ob nichts geschehen wäre. Ich nahm mein Leben kurz nach der Beerdigung wieder auf und ging bald wieder arbeiten. Während ich innerlich immer noch sehr erregt, verwundbar und vor allem vollkommen wehrlos war, fand ich mitten in meinem Krankheitsprozess eine neue Beziehung, verkaufte mein Haus und zog ans andere Ende des Landes. Ich gab alles auf, um mit diesem neuen Mann zusammenzuleben!

Es ist bekannt, dass traumatisierte Menschen oft Schwierigkeiten haben, intime Beziehungen einzugehen, und dass es ihnen sehr schwerfällt, wieder zu vertrauen. Ironischerweise geraten sie oft in eine neue traumatische Beziehung. Das war auch bei mir der Fall. Die Dynamik in meiner neuen Beziehung sah so aus, dass meine Angst vor dem Verlassenwerden, vor Verrat und intensiven Einsamkeitsgefühlen immer wieder getriggert wurde. Dadurch wurden in meinem Gehirn immer wieder dieselben Schaltkreise aktiviert und riesige Mengen von Stresshormonen ausgeschüttet. Die Folge waren unangenehme Gefühle und intensive körperliche Empfindungen, die mich überwältigten, sodass meine Gesundheit sich nicht verbesserte. Mit einem Fachbegriff ausgedrückt: Ich geriet in einen Kreislauf der Retraumatisierung.

Meine Emotionen schossen zwischen Scham, Schuld, Wut, Angst, Trauer, Hoffnungslosigkeit, tiefer Verlassenheit und Einsamkeit hin und her. Mein Verhalten war von Wut geprägt. Ich kämpfte gegen alle, die mir lieb waren und das Beste für mich wollten, stieß Menschen zurück. Dazu steckte ich in einer Beziehung mit einem Mann, der sich genauso verhielt und der – wie sich später herausstellte – selbst schwer traumatisiert war.

Im Lauf des Jahres 2009 bekam ich noch mehr körperliche Probleme. Meine Mundschleimhäute entzündeten sich und es bildeten sich Geschwüre in meinem Mund. Eine weitere Autoimmunerkrankung wurde festgestellt: erosiver Lichen planus, eine Plattenepithelkrankheit. Dagegen bekam ich noch mehr Corticosteroide in Form von Salben und Pillen. Diese Medikamente störten meine Speichelproduktion. Eine schmerzhafte Erfahrung.

2010 steigerten sich meine Gesundheits- und Beziehungsprobleme weiter. Allmählich wurde mir bewusst, dass ich in einer Abhängigkeitsbeziehung zu einem Mann steckte, der mich und meine Kinder weiter traumatisierte. Er verstand sich nicht mit den Kindern und gab ihnen ständig das Gefühl, dass es sie nicht geben sollte. Wir waren schließlich in sein Haus gezogen! Es wurde nie unser Zuhause. Im Mai jenes Jahres verlor ich meinen Arbeitsplatz, meinen einzigen noch sicheren, wiedererkennbaren Ort. Ein weiterer Verlust.

Im Verlauf des Jahres litt ich immer stärker unter der Erosion der Schleimhäute in meinem Körper (Mund, Vagina, Anus, Speiseröhre). Mein Immunsystem war mittlerweile fast zusammengebrochen und neben Hautproblemen bekam ich es auch mit allerlei Allergien zu tun.

Infolge der Spannungen in meiner Beziehung und meiner gesundheitlichen Probleme war ich emotional sehr angeschlagen und lebte in ständigem Stress. Es blieb mir immer weniger Vitalität und Energie zum Leben. Ich ging durch die dunkelste Nacht meiner Seele. Damals konnte ich es nachvollziehen, warum jemand seinem Leben ein Ende setzen wollte. Ich ertappte mich bei Gedanken, die in diese Richtung gingen.

Das Antidepressivum half mir in diesem Kampf mit mir selbst nicht. Ich trank mehr, als mir lieb war, nahm regelmäßig Drogen (Cannabis) und verlor die Kontrolle über meine Kinder und die Verbindung zu ihnen. Nach außen hin hielt ich mich aufrecht. Meine mentale Flexibilität nahm jedoch drastisch ab, ebenso meine Hoffnung auf eine bessere Zukunft.

Geht es noch schlimmer?

Im Januar 2011 war ich dann zur Gastroskopie im Krankenhaus. Seit etwa drei Monaten litt ich unter Magensäurereflux. Wenn ich aß, hatte ich das Gefühl, dass das Essen stecken blieb und nicht richtig nach unten rutschte. Bei dieser Gastroskopie war zu sehen, dass ein beginnender Tumor am Übergang zwischen Speiseröhre und Magen saß. Dadurch konnte die Nahrung tatsächlich nicht weitertransportiert werden und blieb auf dem Weg zum Magen stecken. Das war ein weiterer, schwerwiegender körperlicher, geistiger und emotionaler Anschlag auf mein System. Das dünne Eis unter meinen Füßen brach und ich war am Ertrinken.

Ich war ganz allein, als ich die endgültige Diagnose bekam. Der Mann, in dessen Haus ich gezogen war, ließ sich buchstäblich nirgends blicken. Er hielt sich in Südamerika auf. Wir hatten im Grunde schon lange Zeit nebeneinander hergelebt und ich hatte mich in dieser Beziehung im Laufe der Zeit immer einsamer gefühlt. Allein gelassen begann ich die Chemotherapie und überlegte, ihn zu verlassen.

2011, an einem Februarmorgen, fand ich mich im Haus des Mannes, zu dem ich gezogen war, auf dem Fußboden wieder. Mein Herz raste, ich schwitzte und aus meinen Muskeln schien alle Energie zu entweichen. Ich fing unkontrolliert an zu weinen, kroch über den Boden und stöhnte voller Verzweiflung. Ich ging auf die Knie und begann zu beten.

In diesem Jahr würde ich 50 Jahre alt werden: Wollte ich mit meinem Leben, meinen Kindern und meiner Gesundheit so weitermachen? Ich betete um eine Lösung. Wenn sie käme, würde ich den Rest meines Lebens dankbar sein und jeden Tag genießen. Ich bat um Führung und Unterstützung.

Wie konnte ich die Abwärtsspirale wenden? Dieser Augenblick der Verzweiflung wurde zum Wendepunkt in meinem Leben.

Als erstes beschloss ich, mit den konventionellen Behandlungen aufzuhören. Ich bekam eine Diagnose nach der anderen, aber keine Lösungen. Niemand betrachtete das größere Bild. Alle blieben bei ihrem Fachgebiet und inzwischen war ich Patientin bei einem Internisten, einem Neurologen, einem Dermatologen, einem Arzt für Mundheilkunde und einem Psychiater. Sie verteilten alle reichlich Medikamente, aber im Grunde fühlte ich mich von keinem von ihnen verstanden, ja, nicht einmal gesehen oder gehört. Ich teilte meine Entscheidung, die Medikamente abzusetzen, den Ärzten bewusst nicht mit, sondern ging einfach nicht mehr hin. Mein Hausarzt nannte mich naiv. Übrigens hat mich weder einer der Spezialisten noch eine Krankenhausabteilung je danach angerufen oder Fragen gestellt. Dieser bewusste Augenblick im Februar 2011, am Boden, betend und um Hilfe flehend, gab mir die Kraft, neue Entscheidungen zu treffen. Ich begann meine Suche nach einer eigenen Wohnung und nach alternativen Behandlungsmethoden.

Zwei Monate, nachdem ich für mich beschlossen hatte, dass es so nicht weitergehen konnte und sich etwas ändern musste, ging ich auf Einladung einer Freundin und Kollegin zu einem Vortrag von Joe Dispenza. Seine Herangehensweise an Heilung sprach mein Psychologengehirn direkt an, vor allem, weil er theoretisches Wissen (das Warum) mit einem praktischen Ansatz (das Was und das Wie) kombinierte. Meine Neugier wurde vor allem durch seine Aussage geweckt, dass wir uns in einer Zeit von Schmerz und Leid verändern können, aber auch in Zeiten von Inspiration und Freude. In unserem Leben gehe es um Veränderung, erklärte er, und um in unserem privaten und beruflichen Leben zu überleben und aufzublühen, müssten wir uns immer wieder an neue Situationen anpassen.

Das war leichter gesagt als getan. Weil ich mich von dieser positiven, praktischen Vision sehr angezogen fühlte, begann ich sofort eine intensive Selbsterforschung. Außerdem suchte ich nach weiteren Quellen für diesen Ansatz. In dieser Zeit hatte ich ständig Schmerzen und steckte in meinem Leid fest, war gefangen in meinem Trauma. Ich war am Ende und sah keinen Ausweg. Wenn ich mit jemandem darüber sprach – sei es mit Laien oder Fachleuten – bekam ich meist die Bestätigung, dass mein Leiden eine normale Reaktion auf all das wäre, was ich erlebt hatte.

Joe Dispenza sagte etwas anderes. An diesem ersten Abend nahm ich von seinem Vortrag mit, dass sich meine Persönlichkeit aus dem zusammensetzt, wie ich denke, wie ich handle und wie ich fühle, und dass ich dadurch meine persönliche Wirklichkeit erschaffe … Was hatte ich also durch meine Art zu denken, zu handeln und zu fühlen damals selbst geschaffen? Wie hatte ich das in meinem Körper emotional konditioniert und welche Programme ließ ich daher ablaufen? Wer ich heute bin, ist das Ergebnis meines früheren und heutigen Denkens, Handelns und Fühlens.

Mir wurde zum ersten Mal bewusst, dass zu den Veränderungen meiner persönlichen Realität auch Veränderungen im Herzen und im Gehirn gehörten und dass diese beiden Organe großen Einfluss auf meinen Körper hatten. Damals wusste ich allerdings noch nicht, dass die Auswirkungen des selbst gewählten Todes meines Mannes sich mit einem Trauma aus meiner Jugend verbunden hatten. ›Sekundäre Traumatisierung‹ nennt man das in Fachkreisen.

Im Juni 2011 beendete ich meine negative Beziehung endgültig, fand eine Wohnung für mich und meine Kinder und ging meinen eigenen Weg. Im Rückblick kann ich sagen, dass damals mein Herz-Gehirn-Heilungsprozess begann.

2. Überleben und das Gehirn

Inzwischen bin ich nicht mehr im Trauma gefangen
und stecke nicht mehr im Überlebensmodus fest.

Die schmerzhafteren Verluste in meinem Leben sind zur
wertvollen Etappe eines besonderen Weges geworden.
Sie haben mich gelehrt, den Sinn meines Lebens zu finden
und meine Traumata, meinen Schmerz,
meine Wunden zu heilen.

Für mich ist das die Bestätigung dafür, dass emotionaler
Schmerz eine wichtige Informationsquelle ist,
mit der wir aufgeklärter und menschlicher umgehen
können, als die meisten von uns bisher gelernt haben.

Um dies in der Praxis umzusetzen, muss zuerst
das Unbewusste bewusst werden. Wenn wir in den ersten
Lebensjahren unangenehme Dinge erlebt haben,
ist das schwieriger.

Inzwischen bin ich davon überzeugt,
dass auch frühkindliche Traumatisierung
im Hier und Jetzt geheilt werden kann.

Als acht Monate altes Baby lag ich mit einer Typhusinfektion todkrank im Krankenhaus. Fünf Monate war ich dort isoliert. Was geschieht in dieser Situation mit einem so kleinen Kind? Diese Frage habe ich mir erst 2011 gestellt.

Was geschieht mit dir, als Kind von acht Monaten, wenn deine Eltern dich nur hinter Glas sehen, dich nicht berühren dürfen? Wenn du ganz allein medizinische Eingriffe über dich ergehen lassen musst? Wenn du nur von medizinischem Personal berührt wirst?

Vor über 50 Jahren war diese Praxis noch völlig normal. Niemand beachtete damals die Auswirkungen auf die persönliche Entwicklung eines Kindes. Die Entwicklungspsychologie steckte noch in den Kinderschuhen. Es fehlte an der Erkenntnis, dass für die Entwicklung eines Kindes das Erleben von Vertrauen und Sicherheit im ersten Lebensjahr entscheidend ist. Von psychischem Trauma war keine Rede, schon gar nicht von einer (chronischen) Stressreaktion.

Die Ärzte sagten meiner Mutter, dass ich mich später an nichts mehr erinnern würde! Babys denken schließlich nicht nach und haben keine bewusste Erinnerung an Schmerzen. Das wurde damals zwar behauptet, aber heute wissen wir, dass durch frühe Erfahrungen wie diese das Nervensystem anders ausgerichtet wird. Das Baby, das ich vorher war, existierte nach diesem Krankenhausaufenthalt nicht mehr. Alle Erfahrungen und Erinnerungen an diesen Zeitraum sind allerdings erhalten geblieben: in meinem limbischen Gehirn – dem wortlosen Teil –, in meinem Herzen und in meinem Körper.

Trotz der Erkenntnisse, die ich im Lauf meines Lebens über mein erstes Lebensjahr gewann, merkte ich nach dem Verlust meines zweiten Mannes, dass mein rationales Gehirn nicht in der Lage war, meine Emotionen und meine chaotischen Gedanken anzuhalten. Die Essenz dessen, was mit mir los war, konnte ich nicht in Worte fassen. Es schien, als ob ich in einer Wirklichkeit lebte, die nicht zum tatsächlichen, alltäglichen Leben passte. Ich entfremdete mich von mir und meiner Umgebung. Es schien, als ob ich ›irgendwo‹ feststeckte und nicht wusste, wie ich ›dort‹ wieder wegkonnte. Dieser Zustand verzehrte viel Energie und das ging auf Kosten meines täglichen Lebens.

Im Nachhinein weiß ich, dass das Alarmsystem, das ich in meinem ersten Lebensjahr angelegt hatte, weiterhin scharfgeschaltet war und ich es nicht einfach ausschalten konnte. Es gelang mir nicht, mich in Sicherheit zu bringen. Die Situation war vor langer Zeit entstanden. Das Unterbewusste wurde jetzt bewusst.

Die wichtigste Aufgabe des Gehirns besteht darin, für unser Überleben zu sorgen. Unser Gehirn besteht aus einem komplexen Netzwerk miteinander verbundener Teile, die uns helfen zu überleben und zu wachsen. Sie sind so programmiert, dass sie hervorragend zusammenarbeiten. Traumatischer Stress kann jeden dieser Teile beeinflussen und dazu führen, dass Emotionen das rational denkende Gehirn vollkommen übernehmen. Wir können dann zwar rufen: »Jetzt sei doch mal normal!«, aber das funktioniert nicht. Im Gegenteil, das Alarmsystem schaltet dann eher noch einen Gang höher. Das ist vergleichbar mit einem Autofahrer, der seinen Sicherheitsgurt nicht angelegt hat und trotz ohrenbetäubendem Warnsignal einfach weiterfährt, ohne sich anzuschnallen.

Es gibt drei Arten von Stress, die den Körper aus dem Gleichgewicht bringen können.

1. Körperlicher Stress: Unfälle, Verletzungen, Zerrungen, Stürze, Knochenbrüche, Erschöpfung, Schusswunden, Vergewaltigung, Misshandlung

2. Chemischer Stress: Verschmutzung, Viren und Bakterien, Gifte, Pestizide, Schwermetalle, Schadstoffe wie Asbest, Aspartam oder Hormone in der Nahrung

3. Emotionaler Stress: Verlust von Angehörigen, Gesundheit oder Arbeitsplatz, häusliche Gewalt, schlechte Beziehungen, kranke Kinder, Familientragödien, Vergewaltigung

DREI ARTEN VON STRESS

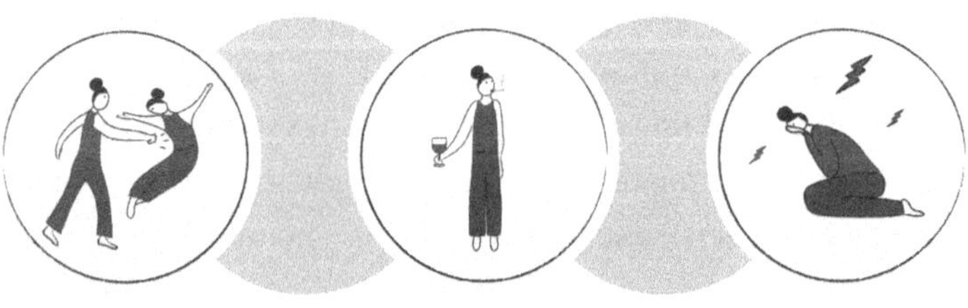

körperlicher Stress | chemischer Stress | emotionaler Stress

Die Evolution hat uns Menschen ein besonderes Geschenk gemacht: ein Alarmsystem, das automatisch darauf programmiert ist, zu kämpfen, zu flüchten oder zu erstarren.

Die Nerven und chemischen Botenstoffe des Gehirns stehen in direkter Verbindung mit dem Körper. Um zu verstehen, wie das funktioniert, muss man wissen, dass das Gehirn aus drei Teilen besteht, die als großes Ganzes zusammenarbeiten. Man könnte sagen, das Gehirn funktioniert wie ein Orchester. Wir haben nicht drei separate, unabhängige Kontrollzentren (Neocortex, limbisches System, Kleinhirn), sondern ein fest miteinander verbundenes, voneinander abhängiges System.

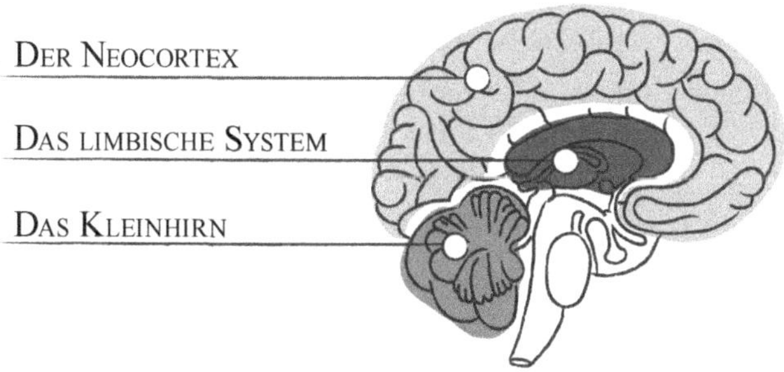

Das primitive Gehirn (auch **Reptiliengehirn oder Kleinhirn** genannt) ist im evolutionären Sinn der älteste Teil. Es entwickelt sich im fötalen Stadium und ist schon bei der Geburt aktiv. Angesiedelt ist es im Hirnstamm, dicht über der Stelle, wo das Rückgrat beginnt und mit dem Schädel verbunden ist. Es versetzt das Baby in die Lage zu atmen, zu weinen, zu essen, zu schlafen und aufzuwachen, Kälte und Wärme wahrzunehmen, zu verdauen und auszuscheiden.

Dicht über dem Reptiliengehirn liegt der Hypothalamus. Beide zusammen nennt man das Kleinhirn und sie regeln das Energieniveau im Körper. Die Funktion von Herz und Lungen, das Hormonsystem und das Immunsystem werden durch diese Zusammenarbeit koordiniert. Gemeinsam sorgen sie für das Gleichgewicht in unserem Körper. Der medizinische Fachbegriff dafür heißt Homöostase. Alles, was von außen oder innen dieses Gleichgewicht stört, beeinflusst damit direkt dieses System.

Viele psychische Probleme sind mit körperlichen Beschwerden verbunden, die mit Schlafen, Essen und Berühren zusammenhängen. Dazu gehören zum Beispiel ein gestörter Tag-Nacht-Rhythmus, Schlaflosigkeit oder übermäßiger Schlaf, eine zu träge oder zu schnelle Verdauung, ein unveränderliches Hunger- oder Sättigungsgefühl, die Abwehr von körperlicher Berührung oder ein fehlendes Empfinden für Intimität oder Zärtlichkeit.

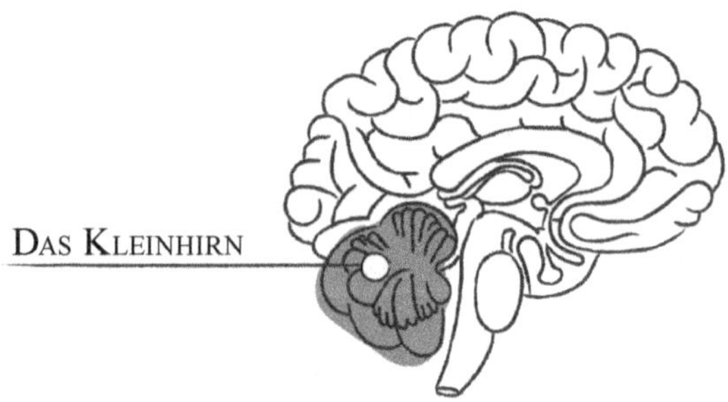

Das limbische Gehirn liegt direkt über dem Reptiliengehirn. Diesen Teil nennt man das Säugetiergehirn. Alle Wesen auf der Erde, die ihre Jungen säugen und versorgen und in Gruppen leben, haben dieses Gehirn.

Die Entwicklung des limbischen Gehirns beginnt bei der Geburt und setzt sich bis zum sechsten Lebensjahr fort. Danach entwickelt es sich auf eine Art und Weise, die wir ›gebrauchsabhängig‹ nennen können. Dieses Gehirn ist der

Sitz der Emotionen und des Messinstruments, das Gefahren wahrnimmt, Erfahrungen als angenehm oder unangenehm einordnet und bestimmt, ob wir ängstlich oder nervös werden. Auch, wie wir mit unserer Umgebung umgehen, mit wichtigen Bezugspersonen und dem, was für unser Überleben wichtig ist, wird hier festgelegt.

Das limbische System bildet einen Teil der Persönlichkeit. Es wird auf der Basis von genetischer Veranlagung geformt, aber auch in Reaktion auf unsere Erlebnisse. Unsere Erfahrungen als Fötus, Baby und Kleinkind schaffen gemeinsam die Basis für unsere Wahrnehmung der Welt.

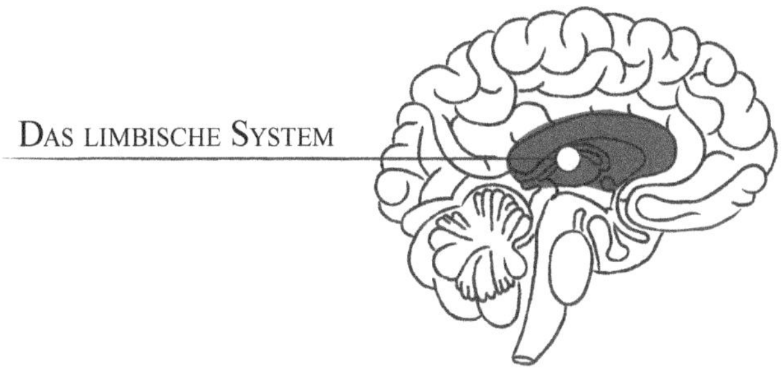

Wie funktioniert dieses limbische Gehirn? Bessel van der Kolk beschreibt in seinem Buch *Verkörperter Schrecken: Traumaspuren in Gehirn, Geist und Körper und wie man sie heilen kann*[2], dass Neuronen (Nervenzellen), die gemeinsam feuern, sich miteinander zu neuronalen Netzwerken verbinden. So entsteht ein Schaltkreis, ein Muster von Leitungen. Wenn dieser Kreislauf wiederholt aktiviert wird, wächst ein emotionales Reaktionsmuster, das zu unserer ›Standardeinstellung‹ wird. Es ist die Verdrahtung für unser Leben.

Seit meinem Krankenhausaufenthalt als Baby war meine Standardeinstellung Angst und Unsicherheit, und das machte aus mir später ein unsicheres, ängstliches Kind.

Um es konkreter auszudrücken: Wenn wir uns geliebt und sicher fühlen, entstehen neuronale Schaltkreise, die uns genau das empfinden lassen, und so entwickeln wir Neugier und Lerneifer. Fühlen wir uns dagegen ängstlich und allein, bilden sich Schaltkreise und Netzwerke, die uns ständig Gefühle von Angst und Einsamkeit verschaffen. Als Baby und Kleinkind lernen wir von der Welt um uns herum: Wir ahmen sie nach. Hier bilden sich die limbischen Strukturen heraus, die mit Emotionen und Gedächtnis zu tun haben. Diese Strukturen verändern sich während des ganzen Lebens infolge von – guten oder schlechten – einschneidenden Erlebnissen und Erfahrungen.

Unser emotionales Gehirn, das limbische System, liegt im Herzen des Nervensystems und hat die wichtige Aufgabe, für unser Wohlbefinden zu sorgen. Wenn Gefahr droht, aber auch, wenn vielleicht die Liebe unseres Lebens vor uns steht, bilden wir in Bruchteilen von Sekunden Hormone. Diese Substanzen bringen uns dazu, wegzulaufen, anzugreifen oder zu erstarren, oder – im Fall der großen Liebe – sexuelle Erregung zu empfinden und dem anderen ganz nah sein zu wollen. Bis vor Kurzem wusste man nicht, dass diese Stoffe höchst süchtig machen können.

Wie bereits erwähnt, merkt sich der Körper alles, die negativen wie auch die positiven Erfahrungen. Die dabei entstehenden Hormone lösen innere Empfindungen aus und sorgen dafür, dass unsere Aufmerksamkeit sofort zur betreffenden Stelle gelenkt wird. Es gibt kein Entkommen. Körperlich und geistig können wir also von einem Augenblick zum anderen in eine komplett andere Richtung geschickt werden und völlig falsche oder auch wunderbar gute Entscheidungen treffen.

Das emotionale Gehirn zieht leider oft übereilte Schlüsse. Das liegt daran, dass die ankommenden Informationen undifferenziert beurteilt werden: Das vorprogrammierte Netzwerk aus Fliehen, Kämpfen oder Erstarren ist der einzige Weg aus der Situation. Diese automatischen, unbewusste Reaktionen unseres Körpers werden ohne Überlegung oder Planung aktiviert. Das limbische Gehirn arbeitet schneller als das rationale, kognitive Gehirn – der Neocortex –, der jüngste Teil in der Evolution des Menschen.

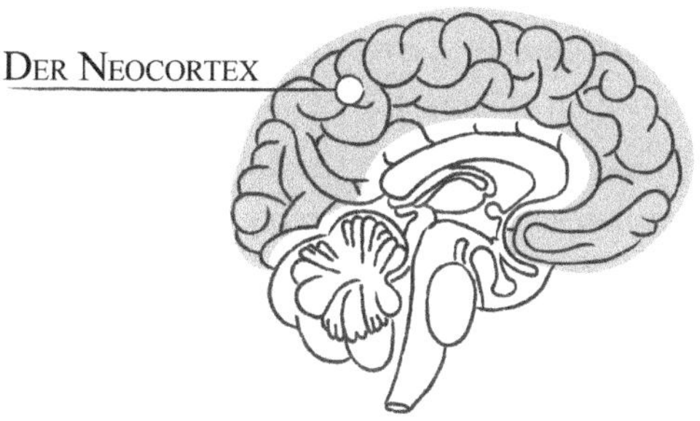

Der Neocortex ist unser ›Office Manager‹ und vor allem mit unserer Umwelt beschäftigt. Er will verstehen, wie die Dinge funktionieren, legt die Reihenfolge unserer Handlungen fest, weiß, wo wir hinmüssen und wie wir dorthin kommen.

Dieser Teil ist darauf programmiert, komplexe Handlungen auszuführen und zu beurteilen. Von unserem zweiten Lebensjahr an entwickeln sich die Stirnlappen, der präfrontale Cortex, die den größten Teil des Neocortex ausmachen. Erst nach dem 26. Lebensjahr sind sie voll entwickelt. Diese Stirnlappen unterscheiden uns vom Tierreich. Sie ermöglichen es uns, abstrakt zu denken, Sprache und Symbole zu verwenden, Informationen aufzunehmen, zu verarbeiten und zu deuten, aber auch, Zusammenhänge herzustellen – dies macht unser Leben als Mensch so einzigartig. Neurowissenschaftler sprechen vom ›Sitz der Seele‹, oder auch vom ›Regisseur unseres Lebens‹. Die Stirnlappen versetzen uns in die Lage, uns ein Bild von der Zukunft zu machen, von dem aus wir die Wirklichkeit lenken und beeinflussen können. Sie sorgen für einen Überblick über unser Denken, Tun und Fühlen und dafür, dass wir uns ihrer bewusst sind und sie reflektieren können. Hier sitzen der Ursprung der Kreativität und auch die Empathiefähigkeit.

In den Stirnlappen befinden sich die Zellen, die unsere Spiegelneuronen bilden. Ein Spiegelneuron ist eine Nervenzelle, die das Verhalten, den Gemütszustand und die Absichten anderer Menschen wahrnimmt, speichert und bei Bedarf wiedergibt oder imitiert. Gut funktionierende Stirnlappen sind daher entscheidend, wenn wir intime und harmonische Beziehungen führen wollen.

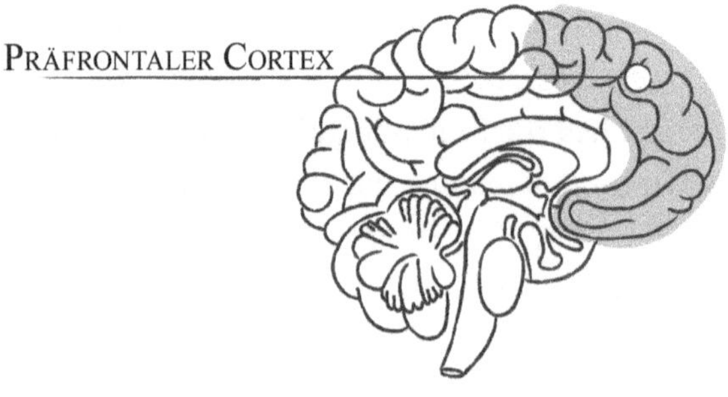

Bei einer traumatischen Erfahrung wird der Stirnlappen, der präfrontale Cortex, als Reaktion auf eine Gefahr ausgeschaltet. Dadurch verliert er die Fähigkeit, relevante Informationen von irrelevanten zu unterscheiden. Je stärker das emotionale Gehirn reagiert, desto schwerer fällt es dem rationalen Gehirn, diesen Vorgang zu steuern. Das Gehirn ist ständig damit beschäftigt, eine angemessene Reaktion auf die Gefahr zu organisieren. Die fünf Sinne verschaffen ihm dabei die nötigen Informationen. Die Augen sehen, die Ohren hören, die Nase riecht, der Mund schmeckt, die Haut fühlt.

Diese Informationen gelangen über den Thalamus in das limbische System. Der Thalamus vermischt sie und gibt die Wahrnehmungen in zwei Richtungen weiter: an die Amygdala (die Alarmzentrale) tief im limbischen Gehirn und an den Stirnlappen. Der Weg zur Amygdala ist der schnellere, der Weg zum Stirnlappen dauert etwas länger.

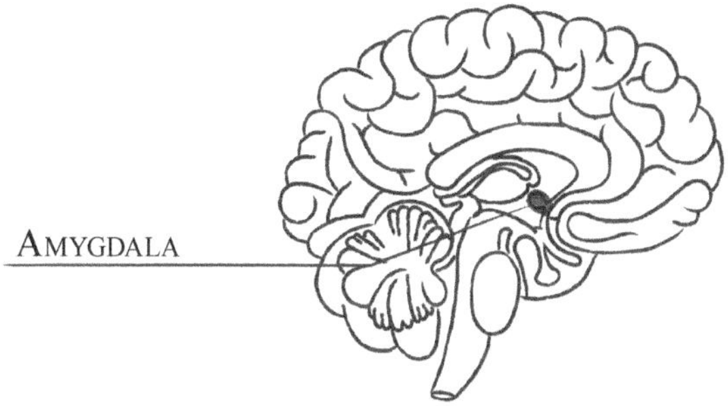

Es geht dabei lediglich um einen Unterschied von Millisekunden, dennoch ist die Amygdala das erste Warnsystem. Ihre primäre Funktion besteht darin, festzustellen, ob eine Information Gefahr bedeutet oder nicht. Werden wir diese

Situation überleben oder nicht? Nimmt die Amygdala eine drohende Gefahr wahr, sendet sie sofort ein Signal an den Hypothalamus und den Hirnstamm.

Das Stresshormonsystem und das autonome Nervensystem werden aufgefordert, körperliche Reaktionen in Gang zu setzen. Da die Amygdala die Informationen schneller verarbeitet als die Stirnlappen, trifft sie eine Entscheidung, bevor uns bewusst wird, was tatsächlich vorgeht. Es kann sogar sein, dass der Körper schon voll in Aktion ist, bevor wir richtig verstehen, was los ist. Die Signale der Amygdala sorgen für einen erhöhten Ausstoß der starken Stresshormone Cortisol und Adrenalin. Diese beeinflussen die Geschwindigkeit von Atmung und Herzschlag ebenso wie den Blutdruck. Dies geschieht zur Vorbereitung des Körpers auf Kampf oder Flucht.

STRESSREAKTION

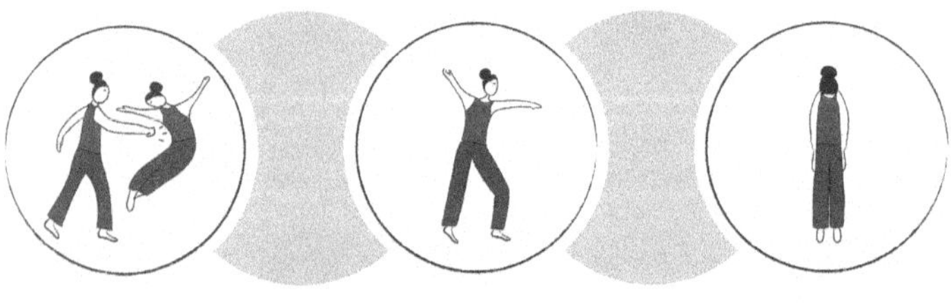

kämpfen fliehen erstarren

Wenn sich zeigt, dass doch keine Gefahr besteht oder die Gefahr vorüber ist, kehrt der Körper schnell in seinen normalen Zustand zurück. Ist das nicht der Fall, arbeitet er in diesem Modus Operandi weiter, was sehr ermüdend und energieaufwendig ist. Letzten Endes kann der Körper dadurch ausbrennen. Das nennen wir dann Burnout.

Traumatische Ereignisse können unsere Fähigkeit, Gefahr und Sicherheit richtig einzuschätzen, schwer stören. Es kommt gewissermaßen zu einem Defekt im Überwachungssystem. Der Alarm schaltet sich zum falschen Zeitpunkt ein, meist viel zu früh. Das kann zu heiklen Situationen führen. So werden beispielsweise harmlose Ereignisse mächtig aufgeblasen, Scherze oder bestimmte Gesichtsausdrücke völlig falsch interpretiert, worauf Wutausbrüche und Weinkrämpfe folgen können. All das kann zu Isolation und Entfremdung führen. Stresshormone schaffen negative Emotionen, darunter Scham, Machtlosigkeit, Wut, Frustration, Unsicherheit, Schmerz, Hass, Trauer, Leid, Depression, Schuldgefühle und Hoffnungslosigkeit.

Traumatische Erinnerungen werden anders gebildet und gespeichert als alltägliche Erinnerungen. Was geschieht eigentlich, wenn wir ein Trauma erleben und das Gehirn es nicht verarbeiten kann?

Einfach ausgedrückt, kann der Thalamus nicht alle Informationen annehmen und das Gehirn speichert nur einen Teil dessen, was geschehen ist. Traumatisierte Menschen erinnern sich meist nicht an das vollständige Erlebnis, sondern nur an spezifische Bilder, Geräusche und körperliche Empfindungen ohne Kontext. Bestimmte Gefühle wirken, durch die Funktion des impliziten Erinnerungssystems im Gehirn, als Trigger aus der Vergangenheit. Schließlich ist das Gehirn so verdrahtet, dass es anzeigt, was sicher und was gefährlich ist. In meinem impliziten Erinnerungssystem war die Verdrahtung auf Angst, Gefahr und Unsicherheit ausgerichtet.

Dieser Mechanismus kann zur Folge haben, dass ein bestimmter traumatischer Zwischenfall möglicherweise nicht als Geschichte, sondern als Sinneseindruck gespeichert wurde. Das kann ein bestimmter Geruch sein, ein Bild, ein Geräusch oder eine Berührung. Diese können alle plötzlich auftauchen und mit einem Schlag, vollkommen unerwartet und direkt den emotionalen Zustand aufrufen, der zu dem damit assoziierten traumatischen Vorfall gehört. Die so hervorgerufene Angst oder Unsicherheit liegt auf einer viel tieferen biologischen Ebene. So bringt der Geruch nach Krankenhaus – unser Riechorgan ist die kürzeste Verbindung zwischen dem Gehirn und der externen Welt – mich unmittelbar zurück zu meinem langwierigen Krankenhausaufenthalt als Baby.

Was bedeutet die Erkenntnis, dass eine traumatische Erinnerung ohne Zusammenhang codiert ist, für den Heilungsprozess? Wichtig ist hierbei, dass es bei posttraumatischem Stress nicht um die Vergangenheit geht, sondern vielmehr um einen Körper, der sich verhält und organisiert, als ob diese Erfahrung jetzt geschähe. Wenn ich mit Menschen arbeite, die traumatisiert sind, ist es für mich von entscheidender Bedeutung, dass sie lernen, wie ihr Körper heute reagiert. Die Vergangenheit ist nur so weit relevant, wie sie die heutigen Empfindungen, Gefühle, Emotionen und Gedanken hervorruft. In der Schilderung der Vergangenheit wollen wir einfach loswerden, wie schlimm das Trauma war, oder erklären, warum wir bestimmte Verhaltensweisen zeigen. Das wahre Problem besteht darin, dass das Trauma uns verändert hat: Wir fühlen uns dadurch anders und erleben bestimmte Gefühle anders. Bei meiner Arbeit erforsche ich zusammen mit den Klienten, wie das Trauma bei ihnen gelagert ist.

Ich erinnere mich an einen besonderen Zwischenfall bei einem Aufenthalt in den Tropen, als ich 19 Jahre alt war.

Wir wurden vor großen schwarzen Skorpionen gewarnt, die nachts gern in Blusenärmel oder Hosenbeine kriechen. Eine ängstlich programmierte Person wie ich hörte diese Information besonders deutlich. Wir saßen gemütlich auf dem Balkon, mir wurde kühl und ich ging im Dunkeln in unsere Hütte, um meinen Pullover anzuziehen. Erst schob ich den linken Arm in den Ärmel, dann folgte der rechte Arm und als ich den Pullover über den Kopf ziehen wollte, fühlte ich etwas Weiches. Einen Sekundenbruchteil später schrie ich laut auf. Ein Skorpion!! Ich schrie und schrie und konnte meinen Pullover nicht mehr ausziehen. In Panik sprang ich hin und her und versuchte so, meine Arme aus den Ärmeln zu befreien.

Meine Reisebegleiterin kam herein, schaltete das Licht ein und half mir aus dem Pullover. Dabei kam ein schwarzes Frotteehaarband zum Vorschein, das am Tag zuvor offensichtlich in dem Ärmel stecken geblieben war. Kein Skorpion war zu finden. Mein Körper hatte allerdings sofort reagiert, mit erhöhter Atemfrequenz und schnellerem Puls. Mir schlug das Herz bis zum Hals, ich zitterte am ganzen Körper und hatte Schweißausbrüche. Klar denken war mir nicht möglich. In dieser Nacht konnte ich nicht schlafen, ich blieb ängstlich und nervös. Erst am nächsten Tag flaute das Ganze ab. Meine Reisegefährtin gab mir die Rückmeldung, dass ich doch sehr übertrieben reagiert hätte. Sie fragte mich, ob ich da nicht etwas unternehmen müsste.

Im Rückblick auf diesen Vorfall weiß ich jetzt, dass wir nicht nur unbewusst reagieren, sondern auch, dass wir allein durch unser Denken eine Stressreaktion auslösen können. Der Gedanke an den möglicherweise vorhandenen Skorpion setzte meine Reaktion in Gang. Was danach geschah, hatte ich nicht mehr unter Kontrolle, ebenso wenig die Dauer der Stressreaktion. Wenn man den schlimmstmöglichen Fall antizipiert oder eine vergleichbare und daher einigermaßen vorhersagbare Erfahrung im Leben gemacht hat, an die man sofort zurückdenkt, übernimmt der Körper die Regie. In meinem Fall mit dem Skorpion war ich wieder einmal nicht in der Lage gewesen, meine Emotionen zu zügeln.

Übertragen auf die Arbeitsweise des Gehirns bedeutet dies: Die Amygdala funktionierte als Alarmsystem und der Stirnlappen als Kamera. Die Kamera überwachte die Situation und warf die rationale Frage auf, ob wirklich ein giftiger Skorpion in meinem Ärmel steckte und ich Gefahr lief, gebissen zu werden. Die Amygdala fragte sich das leider nicht. Bevor der Stirnlappen aber auch nur die Chance hatte, die Situation richtig zu beurteilen und einen Entschluss zu fassen, war mein Körper schon in höchster Alarmbereitschaft. Das ist das Unterbewusstsein in Aktion. Als ich im Nachhinein, auch dank der Hilfe meiner Freundin, keine Angst mehr spürte und erkannte, dass es sich um falschen Alarm gehandelt hatte, half der Stirnlappen, die Homöostase wieder herzustellen, und ich beruhigte mich nach und nach. Das ist ein Beispiel für das Unterbewusstsein in Aktion.

Wenn das Alarmsystem defekt ist, durch einen schwerwiegenden Verlust oder ein überwältigendes Erlebnis wie Vergewaltigung, Misshandlung, Vernachlässigung, einen schweren Unfall, Krieg, Krankheiten oder Verletzungen, dann sind wir unserem Reptiliengehirn und unserem limbischen Gehirn ausgeliefert. In dem Augenblick, in dem wir glauben, auch nur ein Anzeichen von Gefahr wahrzunehmen, wenn wir bestimmte Empfindungen spüren oder einen missbilligenden

Gesichtsausdruck zu sehen glauben, geraten wir automatisch in den Kampf- oder Fluchtreflex. Die Fähigkeit, Emotionen zu regulieren und Impulse zu beherrschen, wird dadurch ausgeschaltet. Die Emotionen übernehmen unkontrolliert die Regie und bestimmen unser Handeln, weil der Körper in derselben Realität lebt, in der das tatsächliche Ereignis damals stattgefunden hat. Hierauf gehe ich später im dritten Bereich ausführlicher ein.

Wenn meine Reisebegleiterin damals ebenso ängstlich gewesen wäre wie ich, hätten wir wahrscheinlich miteinander um die Wette geschrien. Weil sie so ruhig blieb, konnte ich den Zwischenfall besser und schneller verarbeiten. Ich habe allerdings auch Situationen erlebt, in denen ich andere mit in meine Ängste zog. Meist hatten sie selbst in der Vergangenheit eine vergleichbare unangenehme Erfahrung gemacht. Auf der Beziehungsebene ist dies eine Quelle von Problemen und Missverständnissen.

Emotionen sind wichtig, weil sie unseren Erfahrungen Bedeutung geben. Sie bilden das Fundament unseres Denkens. Unser rationales Gehirn, mit dem wir denken, und das limbische Gehirn, mit dem wir fühlen, erzeugen gemeinsam das Fundament unserer Persönlichkeit. Anschließend erschafft dann unsere Persönlichkeit unsere Realität. Wenn die beiden Gehirne miteinander im Gleichgewicht sind, spüren wir unseren inneren Kern und sind ruhig und entspannt, zufrieden mit unserer Persönlichkeit.

Wenn wir von Emotionen überflutet werden, wissen wir, dass ihr Ursprung in den Spannungen in den tieferen Gehirnschichten liegt, die unsere Wahrnehmung und das Bewusstsein steuern. Wenn das Alarmsystem im limbischen Gehirn ständig anschlägt und sich das für uns jedes Mal wie eine Gefahr anfühlt, dann haben die Versuche anderer Menschen, uns zur Einsicht zu bringen oder mit uns darüber zu sprechen, keine Chance. Der Empfang verläuft ausschließlich über das Fühlen und das Sammeln neuer Erfahrungen, denn der Körper ist zum Gehirn geworden!

Mein Leben lang musste ich lernen, mit dieser emotionalen Struktur und den neuronalen Netzwerken umzugehen, mit meiner ›Verdrahtung‹ sozusagen. Ich hatte keinerlei Vorstellung davon, wo meine Ängste herkamen, ebenso wenig, warum ich so überwachsam und angespannt war, warum ich kaum jemanden vertraute, warum mir Freundschaften schwerfielen und warum ich manchmal explodierte oder ungeduldig wurde. Mithilfe der Erkenntnisse aus den Neurowissenschaften verstehe ich jetzt besser, wie das Gehirn auf traumatische Erfahrungen reagiert. Es ist ein Kampf, der größtenteils im Körper ausgetragen wird: in den Organen, den Muskeln und im Nervensystem.

3. Emotionen: Herz und Gehirn in Aktion

In jahrelanger Selbsterforschung entdeckte ich, dass unser Gefühl von Wohlbefinden größtenteils durch unsere Beziehungen und unsere Fähigkeit bestimmt wird, diese Beziehungen, wenn nötig, wiederherzustellen.

Das Potenzial, eine andere Person oder uns selbst zu zerstören, ist genauso groß wie das, uns oder jemand anders zu heilen.

Wir haben die Möglichkeit, den Körper zu regulieren und Veränderungen in unserer äußeren Umgebung vorzunehmen.

Wir sind aktiv an unserer Heilung beteiligt. Die Frage ist jedoch: Sind wir bereit, unsere eigene Kraft kennenzulernen?

Wie ich im vorhergehenden Kapitel beschrieben habe, geben Emotionen allem, was wir tun, Form und Richtung. Das Wort ›Emotion‹ kommt vom lateinischen ›emovere‹, was ›nach außen bringen‹ bedeutet. Emotionen werden durch unseren Körper ausgedrückt: mit Hilfe unserer Muskeln (z.B. Kopf-, Arm- und Beinhaltung) und dabei insbesondere durch unsere Gesichtsmuskulatur. Gesichtsausdruck und Körperbewegung geben anderen Menschen Einblick in unseren mentalen Zustand und unsere Absichten. Wenn wir böse schauen und uns erregt verhalten, reagiert die andere Person darauf möglicherweise, indem sie sich zurückzieht. Sind wir bedrückt, lädt das oft zu Fürsorge und Aufmerksamkeit ein. Angst warnt vor Gefahr.

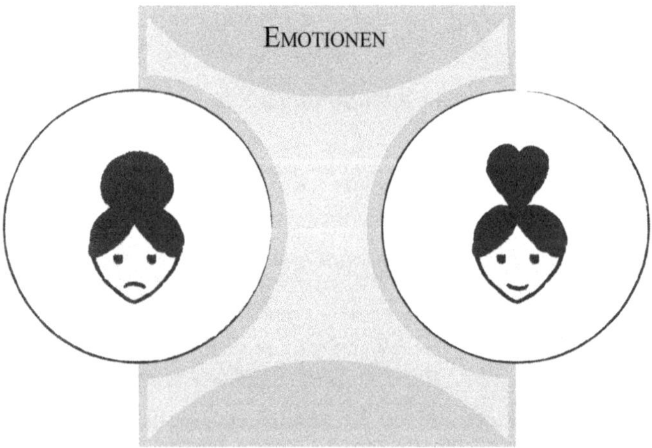

Normalerweise sind wir intuitiv in der Lage, die Emotionen und die Haltung einer anderen Person zu ›lesen‹. Das tun wir, indem wir wahrnehmen, ob jemand angespannt oder entspannt ist und wie er sich verhält. Auch Ton und Klangfarbe der Stimme spielen hierbei eine Rolle. All dies gehört zur nonverbalen Kommunikation, zum Austausch von zwischenmenschlichen Botschaften mit Hilfe von nichtsprachlichen Signalen und Zeichen. Ohne Worte. Auch wer nichts sagt, kommuniziert ständig, weil unsere Gefühle permanent eingeschaltet sind.

Gefühle sind die Sprache des Körpers. Über die Körpersprache senden wir – zumeist vollkommen unbewusst – fortwährend Nachrichten aus. Zur nonverbalen Kommunikation gehören Haltung, Gestik, Mimik, Intonation, Blickkontakt und Atmung. Es geht dabei nie um richtig oder falsch, sondern vor allem darum, uns bewusst zu machen, dass wir immer etwas ausstrahlen, auch wenn wir nichts sagen – sei es beabsichtigt oder nicht.

Emotionen regen zum Handeln an. In der Evolutionsgeschichte sollte dieses Handeln Gefahren vermeiden, ihnen entkommen und eine Überlebenschance sichern. Wenn unser Körper im Überlebensmodus feststeckt und alle Energie auf den Kampf gegen unbewusste Feinde gerichtet ist, bleibt jedoch kein Raum mehr für Kreativität. Emotionen übernehmen dann die Regie und bestimmen unser Handeln, weil der Körper in derselben Wirklichkeit lebt wie das tatsächliche, belastende Erlebnis von früher.

Emotionen berühren das physische Herz, das über einen wichtigen Nerv reagiert: den Nervus vagus. Diese ›Leitbahn‹ ist direkt mit der Magengegend, dem Darm, dem Herzen und der Lunge verbunden. Er spielt eine wichtige Rolle bei Steuerung und Ausdruck von Emotionen. Die folgenden Sätze illustrieren den Zusammenhang von Körper und Emotionen:

»Das schlägt mir auf den Magen«, »Es zerreißt mir das Herz« oder »Ich ersticke an meinen Gefühlen«.

Emotionen werden über das Herz im Körper gefühlt und anschließend im Kopf registriert. Solange wir die Emotionen im Kopf wahrnehmen können, ist alles in Ordnung, denn dann haben wir sie noch im Griff. Wenn allerdings das Herz nach einem Verlust gebrochen ist, wenn uns ein überwältigendes Ereignis einen Schlag in die Magengrube versetzt oder der Schreck uns bei einem ernsten Zwischenfall den Atem nimmt, wollen wir unbedingt alles unternehmen, um diese unangenehmen Gefühle zu beenden. Das ist nur logisch.

Nach dem Tod meines zweiten Mannes klammerte ich mich an eine neue Beziehung. Etwas später verstärkte ich mein Nicht-Fühlen-Können durch Alkohol und Drogen. In meiner Jugend hatte ich diesen Kreislauf schon einmal durchlaufen. Heute sehe ich dies als einen Versuch, dem unerträglichen körperlichen Schmerz der Emotionen zu widerstehen. Weil der Schmerz der Ereignisse nicht nur ein Trauma für Herz und Seele darstellt, sondern sich auch als Schmerz im Körper äußert, versuchen wir, den Körper zu betäuben.

Die Reaktionen Kampf, Flucht oder Erstarren stehen mit dem autonomen Nervensystem in Zusammenhang. Dieses besteht aus zwei Teilen, die eng zusammenarbeiten: das sympathische und das parasympathische Nervensystem.

Das sympathische Nervensystem reagiert auf Emotionen und ermöglicht schnelles Handeln, indem es Blut zu den Muskeln leitet, nachdem die Nebennieren das Signal erhalten haben, Adrenalin auszuschütten. Adrenalin erhöht den Blutdruck und den Puls, damit wir kämpfen oder fliehen können. Das parasympathische Nervensystem regt Funktionen an, die auf Selbsterhaltung gerichtet sind, zum Beispiel Wundheilung und Verdauung. Dieses System wirkt eigentlich ›gegen Emotionen‹. Man könnte das eine System das Gaspedal und das andere die Bremse nennen. Der Magen kann sich buchstäblich aufregen und daraufhin verschwindet der Appetit.

Das parasympathische Nervensystem sorgt dafür, dass wir den Neurotransmitter Acetylcholin herstellen. Dieser verlangsamt den Puls und bewirkt, dass die Muskeln sich entspannen. Bei jeder tiefen Einatmung aktivieren wir das sympathische Nervensystem, langsames Ausatmen wiederum stimuliert das parasympathische Nervensystem. Über die Atmung können wir unseren Puls verlangsamen oder beschleunigen – und die Stressreaktion beenden.

Gesunde Stressreaktion

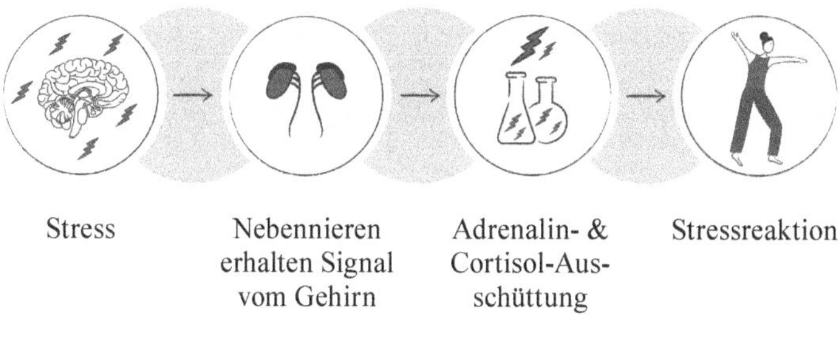

Interessant ist in diesem Zusammenhang eine Untersuchung des amerikanischen HeartMath Institute von 1991, die den Zusammenhang zwischen Emotionen und Herzratenvariabilität (HRV) bestätigt. Sie haben mithilfe von Messungen die HRV – die Zeitintervalle zwischen Herzschlägen – untersucht. Was kam dabei heraus? Unser Herzrhythmus verändert sich ständig und die HRV zeigt, wie hochempfindlich das Herz auf emotionale Veränderungen reagiert. Die HRV zeigt auch, ob ein kohärenter Herzrhythmus vorhanden ist, und liefert wichtige Informationen über unsere Resilienz und Vitalität.

Die Informationen zu der HRV lassen sich auf zwei Arten nutzen: zur Diagnostik und als Feedback. Die Diagnostik dient vor allem der wissenschaftlichen Forschung, das Feedback dagegen der jeweiligen Person selbst.

Wellenmuster

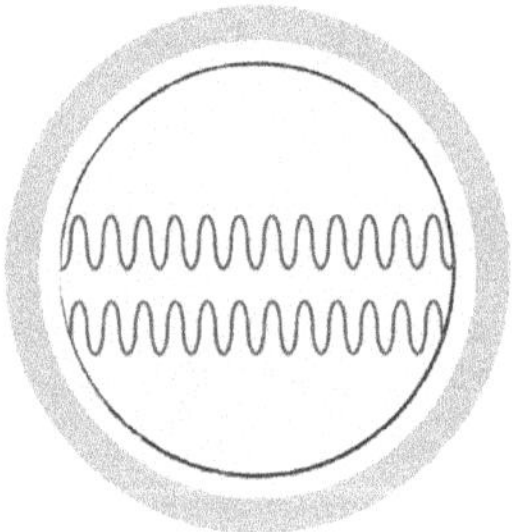

Kohärenz = gesund

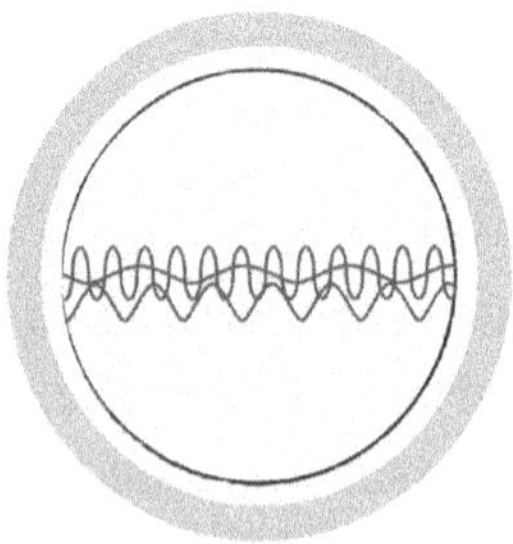

Inkohärenz = krank

Durch ruhiges Ein- und Ausatmen und beim Fühlen einer positiven Emotion zeigt die HRV ein harmonisches Muster. Das liegt daran, dass hier Atmung und Puls aufeinander abgestimmt sind. Atem, Emotionen und Gefühle wirken sich also auf den Herzrhythmus aus. Das Ausmaß, in dem das stattfindet, ist bei jedem Menschen anders. Dieses Feedback bringt uns schnell Erkenntnisse über unsere eigene Physiologie. Yogis in Indien haben gezeigt, dass sie beide Nervensysteme allein durch ihre Atmung beeinflussen können. Viele Meditationen beginnen damit, ein langsames Ausatmen zu üben. Darauf komme ich später, im Bereich über den intelligenten Körper, zurück.

Emotionen erzeugen einen Erregungszustand und damit eine erhöhte Wahrnehmung im Körper und lassen uns dadurch fühlen, dass wir leben. Es gibt zwei Arten von Emotionen: Die erste kostet uns Energie, die zweite schenkt uns Energie. Zur ersten Sorte von Emotionen gehören Wut, Angst, Ohnmacht, Scham, Schuld, Trauer, Hass, Misstrauen und Eifersucht. Sie alle sorgen für Erregung in unserem Körper. Zur zweiten Gruppe gehören Emotionen wie Dankbarkeit, Liebe, Mitgefühl, Empathie und Vergebung. Sie schenken uns körperliche Ruhe.

Es ist bekannt, dass Menschen weniger schnell von Schmerz und Trauma überwältigt werden, wenn sie gut in soziale Strukturen eingebettet sind und sich in ihren Beziehungen zu anderen stark verbunden, sicher und geliebt fühlen. Als traumatisierter Mensch war man in der Vergangenheit leider meist jemandem oder etwas ausgesetzt, der oder das schweren Schaden verursacht hat. Wir sind dann derart verletzt, dass wir nicht nur damals unmöglich entkommen konnten, sondern auch später nicht.

Wenn wir in einer überwältigenden, traumatischen Erfahrung gefangen wurden, in der wir nicht sofort etwas unternehmen konnten, wurde der natürliche Kampf- oder Fluchtreflex des emotionalen Gehirns behindert. Dass wir nicht den Weg aus diesem Trauma wählen, sondern stattdessen aufgeben, ist eine natürliche Überlebensreaktion. Dies kann zu Dissoziation führen und sorgt dafür, dass diese Erfahrungen abgespalten und im Lauf des Lebens zerkleinert werden. Bei frühkindlicher Traumatisierung äußert sich das häufig in Form von Entwicklungsverzögerungen oder Verhaltensschwierigkeiten in späteren Jahren. Wir bleiben oft unbewusst hängen, zum Beispiel in der Angst, die uns vertraut ist, und daher gehen wir in höherem Alter keine neuen Risiken mehr ein.

Ob jung oder alt, wir alle schütten bei Verletzungen mehr Stresshormone aus als üblich. Später kann dies zu extremer Unrast oder auch zum Zusammenbruch führen. Wir erzeugen diese Stresshormone nämlich weiter, auch wenn die Gefahr längst vorüber ist.

Normalerweise wechselt unser Stresshormonsystem nach einer superschnellen Reaktion auf eine Gefahr genauso geschwind zurück in seinen Normalzustand, sobald die stressbehaftete Situation wieder vorbei ist. Bei Menschen mit einer chronischen Stressstörung aufgrund eines traumatischen Erlebnisses wurde jedoch festgestellt, dass das Stresshormonsystem sein Gleichgewicht nicht mehr findet. Auf lange Sicht gerät somit der ganze Körper aus der Balance. Wir leben nicht mehr, sondern überleben nur noch, da die emotionalen Reaktionen immer wieder getriggert und durchlebt werden.

In den letzten Jahren zeigte die neuropsychiatrische Forschung immer klarer, dass chronischer Stress eine wichtige

Rolle bei der Entwicklung von Depressionen und möglicherweise sogar von Demenz spielt. Der Neurobiologe Paul Lucassen schreibt über die Auswirkungen auf das Gehirn: »Bei Depressionen, Demenz und auch bei Angststörungen und Schizophrenie beobachten wir Wissenschaftler eine Schrumpfung der präfrontalen Hirnrinde und des Hippocampus und dem gegenüber ein Wachstum der Amygdala. Außerdem zeigt sich eine Funktionsstörung dieser Gehirnbereiche.«[3]

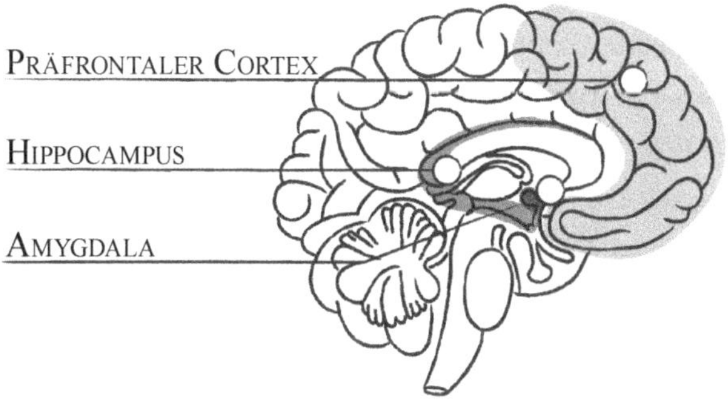

Vor allem drei Gehirnbereiche leiden stark unter Stress. Zunächst ist da der **präfrontale Cortex**, der Bereich hinter der Stirn, mit dem wir Regie über unser Leben führen. Er ist sozusagen der Regisseur unseres Gehirns. Unter chronischem Stress treten in diesem Bereich bei vielen ausführenden Funktionen Lücken auf, die uns behindern, wenn wir planen, Prioritäten setzen, Angst und Panik im Zaum halten und angemessen auf unerwartete Zwischenfälle reagieren wollen.

Lucassen ist der Ansicht, dass sich unter chronischem Stress in weiten Teilen des »präfrontalen Cortex die Ausläufer von Gehirnzellen, die sogenannten Dendriten, zurückziehen. Auch die Verzweigungen dieser Ausläufer werden kürzer oder verschwinden, und dadurch verlieren die Gehirnzellen den Kontakt miteinander.« Infolgedessen funktioniert dieser Gehirnbereich nicht mehr richtig, was unter anderem zu chaotischeren Plänen, nicht regulierten Emotionen und Konzentrationsmangel führt.

Ein zweiter Gehirnbereich, der **Hippocampus**, schrumpft bei langanhaltendem Stress. Er ist der Mittelpunkt unseres Gedächtnisses und reguliert unsere Stimmung und unsere Reaktion auf Stress. Versuchstiere und Menschen, die unter chronischem Schlafmangel oder Depressionen leiden, haben einen kleineren Hippocampus. Ein schwaches Gedächtnis ist die Folge, aber auch mangelhafte Erholung unseres Körpers nach einem stressigen Zwischenfall. Dieser Teil des Gehirns regelt nämlich auch das Absenken des in die Höhe geschossenen Stresslevels. Funktioniert er nicht richtig, entsteht ein alles untergrabender Teufelskreis.

Zum Schluss folgt als drittes die **Amygdala**, ein etwa mandelgroßer Gehirnbereich, mit dem wir Gefahr signalisieren und unser Verhalten entsprechend anpassen – meist in Form von Angst oder Aggression. Bei chronischem Stress reagiert die Amygdala genau umgekehrt im Vergleich zum Hippocampus: Es bilden sich mehr Ausläufer und Verzweigungen an den Gehirnzellen. Menschen und Tiere, bei denen dies geschieht, reagieren ängstlicher oder aggressiver. Bei Menschen mit einer Angststörung oder einer schweren Depression ist die Amygdala oft hyperaktiv und nimmt an Umfang zu.

Insbesondere einschneidende Erlebnisse in der Jugend – zum Beispiel der Verlust eines Elternteils, schwere Vernachlässigung und Misshandlung oder Missbrauch –, machen

Menschen anfällig für Depressionen und Angststörungen. Das Durcheinander im Stresssystem ist in diesen Fällen schwerwiegend und hartnäckig. Etwas Spannung gehört zum Leben, aber chronischer Stress kann das Gehirn stark in Unordnung versetzen und es gelingt dann nicht mehr, die Stresshormone auf ein Ruhelevel zu bringen.

Wenn immer neue unangenehme Erlebnisse in unser Leben dringen, bleibt zu wenig Zeit, damit die Stresshormone wieder auf ein normales Level sinken können. Hier handelt es sich um giftigen, unkontrollierbaren Stress, bei dem das Stresssystem entgleist.

Giftiger Stress

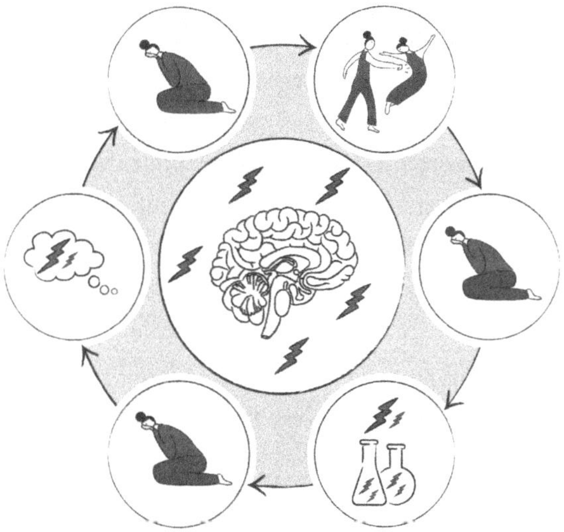

Starke Angst und großer Stress können sich so anfühlen, als ob wir unseren Körper kurz verlassen. Das stört wiederum die Funktion des Gedächtnisses. Wer sich in seinem Körper nicht wohlfühlt, erinnert sich schlecht und fühlt anders.

Wie findet man heraus, ob jemand nicht in seinem Körper zu Hause ist? Wie bereits beschrieben, kann es sein, dass Menschen sich bei einschneidenden emotionalen Erlebnissen der Wirklichkeit entziehen. Sie sind dann einfach mal weg und erinnern sich später nicht mehr an das, was geschehen ist. Der schwedische Gehirnforscher Henrik Ehrsson hat mit einem Versuch an Studenten gezeigt, dass Erinnerungen schlechter gespeichert werden, wenn sich jemand stärker von sich selbst losgelöst fühlt. Auf Gehirnscans war zu sehen, dass die Aktivität des Hippocampus – dort werden Erinnerungen an persönliche Ereignisse gespeichert – deutlich verändert war, wenn die Studenten Erinnerungen an Situationen hervorholten, die sie ›außerhalb ihres Körpers‹ erlebt hatten.

Mit einer speziellen 3D-Brille verschob Ehrsson das Ich-Gefühl seiner Testperson (129 Studenten) an einen Ort außerhalb ihres Körpers. Ein Professor unterhielt sich mit den Studenten, während sie sich entweder außerhalb ihres Körpers fühlten oder ganz normal in ihm anwesend waren. Diese Person stellte Fragen zu drei Themenbereichen, zu denen die Studenten vorher Texte zu lesen bekommen hatten: Poesie, Gehirnforschung und Mechanik. Zwischendurch wurde über Versagen oder über die Bedeutung von Wissen gesprochen. Auf diese Art hinterließ das Ereignis besonders viel Eindruck bei den Studenten.

Der Professor war ein Schauspieler, aber das wussten die Teilnehmer nicht. Der Schauspieler wiederum wusste nicht, ob die Testpersonen in ihrem Körper waren oder nicht. Eine Woche später mussten die Testpersonen so detailliert wie möglich erzählen, woran sie sich erinnern konnten. Wie der Raum aussah, was dort geschah, was der Professor sagte, wie sie sich fühlten.

An die Erlebnisse, die sie außerhalb ihres Körpers erfahren hatten, erinnerten sich die Studenten signifikant weniger (42 %). Das lag nicht daran, dass sie abgelenkt waren.

Unter Stress werden zwei Hormone ausgeschüttet, die sehr unterschiedlich auf das Gehirn Einfluss nehmen: Cortisol und Adrenalin. Der Hippocampus hat Rezeptoren, die auf Cortisol reagieren. Dies erschwert die Aufnahme und Integration einer Erinnerung. Wenn die Stressreaktion lange genug anhält, kann Cortisol sogar toxisch auf das Gehirn wirken und die Gedächtnisfunktion schwer schädigen. Adrenalin wiederum hat einen ähnlichen Einfluss auf die Funktion der Amygdala, sodass bestimmte Erinnerungen sogar verstärkt werden.

Die Kombination von Emotionen bei einem einschneidenden, überwältigenden Erlebnis sorgt dafür, dass wir uns ganz anders fühlen als zu ›normalen‹ Zeiten, da das innere chemische Gleichgewicht grob gestört wird. Hält diese Störung zu lange an, werden wir mitunter körperlich krank. Wann dieser Punkt erreicht ist, lässt sich nicht vorhersagen. Das Gehirn hat riesige Speicherkapazitäten und merkt sich bestimmte einfache Handlungen, Fertigkeiten, Haltungen, emotionale Reaktionen, unbewusste Reflexe und Verhaltensweisen. Alles wird abgespeichert: alle Arten von gelernter Information sowohl aus dem Denken (Neocortex) als auch aus dem Erleben (limbisches/emotionales Gehirn).

Gehirnforscher nennen dies das nicht-deklarative Gedächtnis. Wir haben etwas schon so oft getan, dass es zur zweiten Natur geworden ist. Wir brauchen nicht mehr darüber nachdenken, weil es vollständig mit uns verwoben ist.

Während der Dissoziation sind wir im wörtlichen und übertragenen Sinn für kurze Zeit an einem anderen Ort oder eine andere Person, ähnlich wie im Film *K-PAX* (2001) des Regisseurs Ian Softley mit Hauptdarsteller Kevin Spacey. In diesem Film behauptet der Protagonist, von einem anderen Planeten zu stammen, wo man äußerst liebevoll, respektvoll und gleichberechtigt miteinander umgeht. Als er in New York am Grand-Central-Bahnhof entdeckt wird, ist es allen ein Rätsel, was mit ihm los ist. Er erzählt, er heiße Prot und stamme vom Planeten K-Pax. Daraufhin wird er in eine psychiatrische Einrichtung gebracht, wo ein interessierter Psychiater die Frage zu untersuchen beginnt, ob er wirklich von einem anderen Planeten oder psychotisch ist. Während Prots Klinikaufenthalts geschehen seltsame Dinge mit den Menschen auf der Station und er inspiriert alle um ihn herum, das Beste aus sich zu machen.

Erst am Ende des Films erkennen die Zuschauer, dass der Protagonist aufgrund von Trauer innerlich völlig zerbrochen ist. Eines Tages war er von der Arbeit nach Hause gekommen und hatte seine Frau und seine beiden Töchter ermordet in ihrem Haus vorgefunden. Daraufhin verließ er diese Wirklichkeit.

Im Film ist gut zu sehen, wie Dissoziation funktioniert. Der Mann irrt umher und ist geistig und emotional nicht mehr anwesend. Er erzählt allen, er sei ein Wesen von einem anderen Planeten. Der Film zeigt außerdem, dass der Körper noch lange weiter normal atmet, verdaut und Zellen erneuert und einfach so tut, als ob nichts wäre. Und ebenso, dass die Umwelt oft vor einem Rätsel steht, wenn es um die Frage geht, was tatsächlich vorgeht.

Bei der Erstarrungsreaktion geschieht etwas Besonderes und zugleich für unser Bewusstsein sehr Komplexes und Verwirrendes. Der Körper reagiert dabei auf zwei Systeme, die gleichzeitig aktiviert werden. Wir bremsen sozusagen mit dem einen Fuß und geben mit dem anderen Gas. Wenn wir das im Auto tun, wissen wir, was die Folge ist: Der Motor brennt durch.

In der Erstarrungsreaktion werden das sympathische und das parasympathische Nervensystem gleichzeitig aktiviert. Das sympathische Nervensystem bereitet den Körper auf die Flucht vor, das parasympathische Nervensystem sorgt dafür, dass sich der Herzschlag verlangsamt, der Atem stockt, die Muskeln erschlaffen und der Stoffwechsel herunterfährt. Anschließend werden Endorphine freigesetzt, sodass wir keinen Schmerz spüren und uns sogar ganz ausschalten können. Wir sind damit aus dem Jetzt herausgetreten, die Dissoziation ist vollständig. In diesem Augenblick haben wir unsere Fähigkeit, ein Problem zu lösen, völlig verloren. Ein Kurzschluss ist aufgetreten.

Die beiden entgegengesetzten Bewegungen in unserem Inneren sorgen dafür, dass wenn wir aus der Erstarrung zurückkehren und das Bewusstsein wiedererlangen, langsam erkennen, was geschehen ist. Wir haben allerdings inzwischen einen großen Teil der Erinnerungen verloren. Wir wissen, dass etwas Schwerwiegendes geschehen ist, kommen aber nicht darauf, was genau. Verwirrung ist die Folge. Die Erstarrungsreaktion kommt oft bei Menschen vor, die schon in jungen Jahren traumatisiert wurden und in der Kindheit eine chaotische Bindung erlebt haben.

Stressreaktion

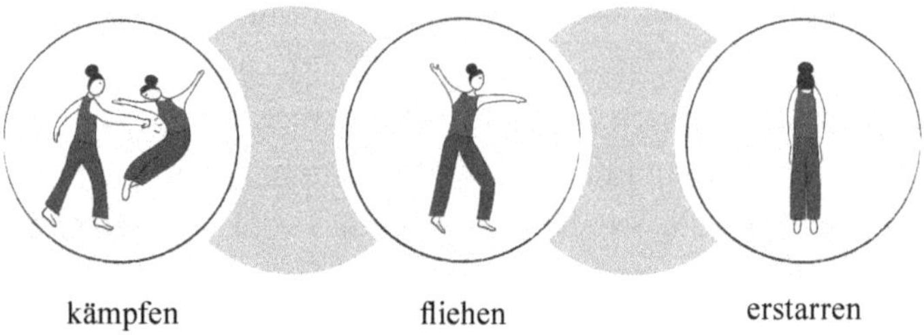

Der Adrenalinschub, den wir bekommen haben, kann allerdings auch umgekehrt wirken. Wir können danach süchtig werden, ohne uns dessen bewusst zu sein. Durch diesen Kick fühlen wir uns lebendig. Unbewusst beginnen wir, die Probleme in unserem Leben – nachteilige Umstände, negative Beziehungen und traumatische Erlebnisse, Abhängigkeit von Drogen, Alkohol, Medikamenten, Spielen, Zigaretten und Sex, ungesunde Ernährung, Schulden, Arbeitslosigkeit oder unangenehme Arbeit –, mit dem Adrenalinschub zu assoziieren. Nur er gibt uns schließlich das Gefühl, dass wir leben. Mit der Zeit gewöhnen wir uns so stark an die Stresssubstanzen und die negativen Emotionen, die sie hervorrufen, dass diese Bestandteil unseres Alltags werden. Fertig ist der Teufelskreis.

Der große Nachteil dabei ist, dass diese Substanzen stark süchtig machen und uns so in unseren nachteiligen Umständen festhalten. Das nennt man Übererregtheit. Immer wieder taucht ein neuer negativer, vernachlässigender Partner auf und wir schaffen es nicht, die Abhängigkeit von Drogen, Alkohol, Zigaretten, Glücksspiel oder Sex zu durchbrechen. Die Schwierigkeiten bleiben und die Geschichte scheint sich ständig zu wiederholen. Hier müssen wir wissen, dass unser Körper auf eine solche Zukunft konditioniert ist, basierend auf den Erfahrungen aus der Vergangenheit und den dazugehörenden Stress-Substanzen. Unser Körper lebt jedes Mal aufs Neue in derselben Realität.

Wenn wir von Stress-Substanzen gesteuert werden, haben uns unsere selbst geschaffenen Umstände fest im Griff und erhalten unsere volle Aufmerksamkeit. Wir werden egozentrisch, entwickeln Selbstmitleid oder werden genusssüchtig. Aus manchen Opfern werden dabei Täter. Wenn wir nach Emotionen süchtig sind, die uns eigentlich nur helfen zu überleben, ist der Entzug schwierig. Hier liegt in vielen Fällen die Ursache von Selbstvernichtung oder der Vernichtung anderer. Eine Sucht kann man nicht einfach ablegen.

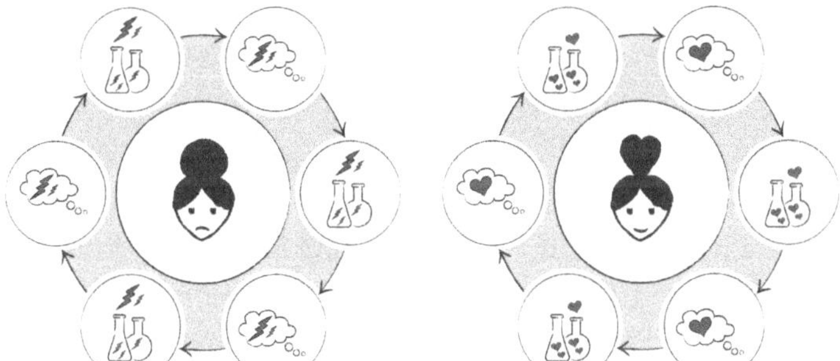

Negative Emotionen — Positive Emotionen

Emotionen setzen bestimmte Stoffe frei. Candace Pert zeigt in ihrem Buch *Moleküle der Gefühle*[5], wie unsere interne Chemie in Form von Neuropeptiden und ihren Rezeptoren die biologische Grundlage für unser Bewusstsein bildet und wie sie sich als Emotionen, Überzeugungen und Erwartungen manifestiert – und so unser Erleben und unsere Reaktion auf die Welt stark beeinflusst. Der Nachweis von Peptiden im Körper führte zu einem grundlegenden Richtungswechsel in der modernen Medizin. Bis zu dieser Entdeckung war man der Ansicht, dass diese Stoffe nur im Gehirn vorkämen und nannte sie daher ›Neuropeptide‹.

Perts Forschung zeigt, wie wichtig das Zusammenspiel von Immunologie, Endokrinologie, Neurophysiologie, Psychologie und Biologie ist. Sie entwickelte eine umfassende Theorie dazu, wie unsere Gedanken und Emotionen in der Lage sind, sowohl Krankheit als auch Gesundheit in unserem Körper zu erschaffen.

Perts Entdeckung, dass an allen Systemen im Körper Neuropeptide und Rezeptoren beteiligt sind, wurde zur Grundlage für einen neuen Zweig der Wissenschaft, der Psychoneuroimmunologie (PNI). Ausgangspunkt der PNI ist, dass alle unsere Organe und Organsysteme auf biochemischer Ebene mithilfe von Molekülen, die Informationen übertragen – den Neuropeptiden –, miteinander kommunizieren. Sie stehen also ständig in Kontakt. Das spielt eine bedeutende Rolle bei der Entstehung und Erhaltung von Krankheit oder Gesundheit. Pert trat für eine Veränderung der etablierten Theorien zu psychosomatischen Krankheiten ein – du bist ein Herz-und-Gehirn-Phänomen!

Wissenschaft und Medizin waren jahrhundertelang davon überzeugt, dass Gedanken und Emotionen ihren Ursprung ausschließlich im Gehirn haben und keine Auswirkung auf den Körper und seine Gesundheit haben. Pert zeigt, dass Emotionen und Gedanken unter dem Einfluss der Neuropeptide – den ›Gefühlsmolekülen‹ – aus dem Körper aufsteigen und durch den frontalen Cortex im Gehirn in Geschichten und Ideen umgesetzt werden, die zu unseren Erwartungen, Überzeugungen und anderen Filtern passen.

Ihre Theorie untermauert verschiedene westliche ›alternative‹ Therapiemethoden in ihrer Sicht auf Krankheit, Gesundheit und Heilung. Daneben weist sie überraschend viele Übereinstimmungen mit der östlichen Betrachtungsweise von Gesundheit und Krankheit auf, die besagt, dass der wichtigste Grund für Krankheiten im falschen Umgang mit Emotionen liegt. Im Jahrtausende alten Ayurveda zum Beispiel – einer traditionellen Heilmethode aus Indien – steht die in beide Richtungen funktionierende Verbindung zwischen Körper und Geist im Mittelpunkt.

Um 1980 kam ich über den niederländischen Psychiater Jan Foudraine (1929-2016) erstmals mit diesen anderen Erkenntnissen in Kontakt. Jan Foudraine war nicht nur Psychiater, sondern auch Psychotherapeut und Publizist und zudem unter dem Namen Swami Deva Amrito bekannt. Er gab an unserer Akademie eine Lesung aus seinem soeben erschienenen Buch *Wer ist aus Holz?*[6] Seine Vision berührte mich.

Foudraine war ein Schüler des indischen Philosophen Sri Mohendra Rajneesh (später Osho genannt) und betrachtete die Psychiatrie immer stärker aus einer mystischen, philosophischen Perspektive. Er trat schon damals für mehr Fühlen und Sprechen und weniger Medikamente ein, für stärkeres Hören auf den Körper und auf das Zuhören der wahren Geschichten. Foudraine brachte mich zum ersten Mal mit körperorientierten Therapien und Meditation in Kontakt.

Angst, Schmerz, Schuld und Wut führen zu spezifischen, erkennbaren Reaktionen und erschaffen verschiedene Seinszustände. Idealerweise hat eine emotionale Reaktion einen Anfang, eine Mitte und ein Ende. Nach einem schmerzhaften oder überwältigenden Erlebnis folgt ein Zeitraum, in dem diese Reaktion anhält, die so genannte Refraktärzeit. In dieser Refraktärzeit beginnt der Körper, chemisch zu reagieren.

Jede Emotion hat eine spezifische chemische Zusammensetzung im Körper. Emotionen können uns die Vorstellung geben, dass das, was wir fühlen, wahr ist. Ich war mir wirklich sicher, dass ein Skorpion in meinem Ärmel steckte (Kapitel 2, Seite 63) und dass ich das Tier gespürt hatte.

Bleibt solch eine emotionale Reaktion über kurze Zeit erhalten, nennt man das eine Stimmung. Die Stimmung kann schwanken zwischen Wut und Trauer, zwischen Hass und Eifersucht, zwischen Angst und Panik, oder zwischen Fröhlichkeit und Überschwang. Dauert eine Emotion allerdings lange, dann wird sie meist zum Teil unsere Persönlichkeit. Dann sagen wir zueinander: »Diese Person hat einen ausgesprochen wütenden oder ängstlichen Charakter.«

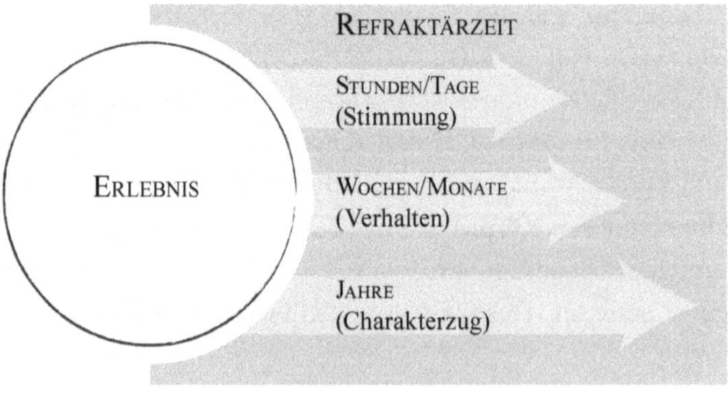

Solange etwas nicht verarbeitet ist, bleiben die Stresshormone, die der Körper ausschüttet, um sein Leben zu retten, infolge von anhaltenden emotionalen Reaktionen und Verteidigungsmechanismen im Kreislauf. Der Stirnlappen – die Kamera, die Ausschau hält –, schaltet auf ›schwarz‹. Bei schweren Traumata spalten sich Erfahrungen ab, sodass Emotionen, Gedanken, körperliche Wahrnehmungen, Bilder, Gerüche und Geräusche ein Eigenleben führen.

Wenn ich als Kind in ein Krankenhaus kam, nahm ich sofort einen bestimmten Geruch wahr und fühlte eine Empfindung, die ich nicht gleich einordnen konnte. Mir wurde auf der Stelle schlecht und ich bekam beklemmende Angst. Das Atmen fiel mir schwer und mein Bauch tat weh. Als ich acht Jahre alt war, wurde ich mit diesen Magenschmerzen sogar akut ins Krankenhaus aufgenommen, nachdem ich mit meinem Vater einen kranken Onkel besucht hatte.

Zehn Jahre später machte ich als Pflegeschülerin ein Praktikum auf einer Kinderstation. Während dieser Zeit wurde ich sehr traurig und ertrug es überhaupt nicht, die kranken Kinder stechen zu müssen oder sie auch nur zu sehen. Ich spürte, dass es einen Zusammenhang mit meinem eigenen, langwierigen Krankenhausaufenthalt als Baby gab. Viele Jahre später entdeckte ich, wie solch schmerzhafte und unangenehme Erfahrungen abgespaltet im Unterbewusstsein feststecken.

Kinder mit Verhaltensproblemen und Wutausbrüchen bekommen oft schon in jungen Jahren viel Aufmerksamkeit. Es gibt allerdings auch Kinder, die wie betäubt sind und die man kaum wahrnimmt. Man merkt bei diesen ›abwesenden‹ Kindern, dass die Trennung zwischen dem Gefühl und dem Selbst vollkommen verschwunden ist. So ein Kind war ich.

Ich schaltete ab. Kam zu nichts. Viele Behandlungsmethoden zielen leider darauf, jemanden weniger empfindsam für seine Vergangenheit zu machen. Aber was ist, wenn man sich sowieso an nichts erinnern kann?

Sinnliche Erinnerungen können sich uns bei jeder passenden und unpassenden Gelegenheit im Hier und Jetzt aufdrängen. Wir erleben sie dann so, als ob sie erneut stattfinden würden. Es sind Rückblenden in die Vergangenheit und damit eine Wiederholung des damaligen Erlebens. Die Gehirnstrukturen, die uns damals im Stich ließen, werden auch im Hier und Jetzt noch angesprochen, und wir haben keine Ahnung, warum wir auf etwas völlig ›Normales‹ wie einen Besuch im Krankenhaus so reagieren. Ähnliches erlebe ich seit dem Selbstmord meines Mannes, wenn ich einen Film sehe, in dem jemand von einem Gebäude springt. Andere Menschen sagen und denken: »Es ist nur ein Film.« Für Traumatisierte fühlt es sich dagegen echt an.

In mancher Hinsicht sind diese Rückblenden das Schlimmste. Die Ereignisse liegen schon lange zurück, aber es lässt sich leider nicht vorhersagen, wann sie wieder zuschlagen, weil sie uns nicht bewusst sind. Das Unangenehme daran ist, dass die negativen Emotionen und die dazugehörigen Stresshormone sich umso tiefer in unser Gedächtnis graben, je öfter sich dieses innere Erleben abspielt. Die neuronalen Netze, die zusammenfunken und sich verbinden, stecken fest. Manche Verdrahtungen sind wie aus Stahl und ihre Spur schleift sich tiefer und tiefer ein.

Das Gefühl, dass wir dann noch für unser tägliches Leben übrig haben, nimmt ab. Das Konzentrationsvermögen lässt nach und meist fangen wir an, stark an uns zu zweifeln, weil wir die Emotionen intensiv erleben und das Gefühl haben, dass wir anders sind als die anderen. Traumatisierten Kindern fällt das Lernen oft schwer, sie brauchen länger und fühlen sich weniger mit der Welt um sie herum verbunden.

Viele Menschen in meiner Praxis haben mir dieses Entfremdungsgefühl beschrieben. Zur Einnahme von Drogen ist es schließlich nur noch ein relativ kleiner Schritt, denn damit fühlen wir immerhin etwas. Therapie hilft dann nur noch in gewissem Maße.

CHEMIE DER EMOTIONEN?

Wir gehen davon aus, dass eine Emotion das Endprodukt einer Erfahrung ist. Die Refraktärzeit sorgt dafür, dass bei unseren Reaktionen eine Lücke entsteht zwischen dem, wie die Dinge aussehen, und wie sie wirklich sind. In *Moleküle der Gefühle* arbeitet Pert die biomolekulare Basis der Emotionen heraus. So bietet sie Erkenntnisse an, mit denen wir uns selbst noch besser kennenlernen können.

Jeder Mensch hat Emotionen und Gefühle und erlebt diese in seinem Körper, unabhängig von Zeit, Kultur, Bildung oder gesellschaftlichem Status. Während Emotionen immer vorhanden sind, stellen überwältigende Erfahrungen diese in den Vordergrund.

Pert untersuchte die Chemiefabrik zwischen unseren Ohren, die unzählige Körperfunktionen ansteuert. Sie entdeckte die Rezeptoren, die Informationen von außen empfangen. Wenn die Chemie, die Frequenz und die elektrische Ladung zwischen einem Rezeptor und dem ankommenden Signal übereinstimmen – das kann ein Gedanke oder eine Überzeugung sein –, dann wird die Zelle angeregt, bestimmte Aufgaben zu erfüllen.

Bei jedem Gedanken findet also eine biochemische Reaktion in unserem Gehirn und unserem Herzen statt. Wir produzieren eine chemische Substanz. Wenn wir etwas denken, sendet das Gehirn chemische Signale an den Körper, wo sie als Botschafter der Gedanken auftreten. Wenn unser Körper die chemischen Botschaften empfängt, reagiert er sofort, indem er eine entsprechende Reihe von Reaktionen in Gang setzt, die mit dem übereinstimmt, was das Gehirn denkt. Daraufhin sendet unser Körper einen Bericht zurück an das Gehirn, sodass wir nun passend zu dem fühlen, was das Gehirn denkt.

Mit diesem Wissen als Grundlage könnte man also sagen, dass Emotionen in Wahrheit neuronale Aktivitäten in bestimmten Gehirnbereichen sind. Um dies noch besser zu verstehen, sollten wir noch mehr über die Stoffe erfahren, die für die Gehirnaktivität und bestimmte Körperfunktionen verantwortlich sind: Neurotransmitter, Neuropeptide und Hormone. Diese drei Arten von chemischen Substanzen dienen als Boten oder Verbindungen und werden daher ligantia genannt. Das lateinische Wort ›ligare‹ bedeutet ›verbinden mit‹.

Neurotransmitter sorgen als Botenstoffe dafür, dass das Gehirn und das Nervensystem miteinander kommunizieren. Sie senden Signale zwischen verschiedenen Nervenzellen. Es gibt verschiedene Arten von Neurotransmittern und jeder Typ ist für eine bestimmte Aktivität verantwortlich. Manche bremsen, manche regen an. Andere machen uns schläfrig und wieder andere wecken uns auf. Man denke an Melatonin und

Serotonin. Die Neurotransmitter, die im Gehirn vorkommen, sind außerdem an zwei weiteren Stellen im Körper vorhanden: im Herzen und im Verdauungstrakt.

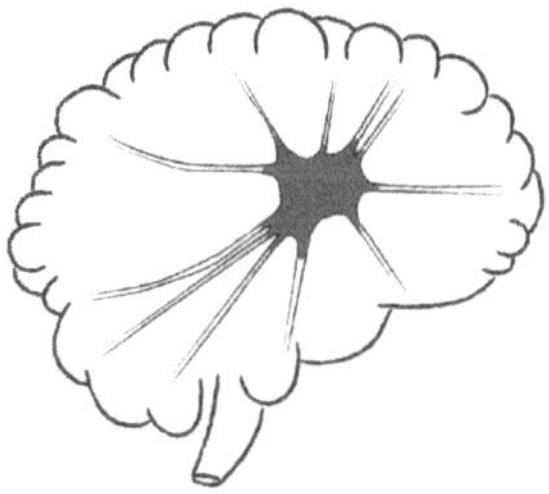

Neurotransmitter

Das Herz hat eine Standleitung zum Gehirn und eine eigene Intelligenz, die der des Gehirns in nichts nachsteht. Alle internen und externen Eindrücke werden vom Herzen verarbeitet. Was wir vor allem bewusst registrieren, sind die vom Gehirn verarbeiteten Informationen. Deshalb sind wir uns unserer allerersten Eindrücke oft nicht gewahr, da sie vom Herzen verarbeitet und aufgenommen werden. Das körperliche Herz hat auch physiologisch besondere Eigenschaften: Es hat ein Gedächtnis!

Die Neuropeptide stellen die Mehrheit der Botenstoffe dar. Der Hypothalamus ist der Teil des Gehirns, der die meisten Neuropeptide produziert. Pert entdeckte, dass unser Immunsystem ebenfalls Neuropeptide herstellt und zudem eng mit dem Verdauungstrakt verbunden ist. Diese Substanzen senden dem Körper bestimmte Instruktionen, nachdem sie die Hypophyse passiert haben. Im Körper gelangen die Neuropeptide in die Blutbahn und heften sich anschließend an die Zellen verschiedener Gewebe, vor allem an Drüsen, die wiederum den dritten verbindenden Faktor ins Spiel bringen: die Hormone. Diese Hormone sind die Substanzen, die für unsere Gefühle und Emotionen verantwortlich sind und stehen ihrerseits in enger Verbindung mit dem Verdauungstrakt. Deshalb essen manche von uns bei Stress viel, während andere keinen Bissen hinunter bekommen.

Zusammenfassung

- Neurotransmitter sind die chemischen Botenstoffe des Gehirns und des Geistes (des Denkens).
- Neuropeptide sind die chemischen Signale zwischen dem Gehirn und dem Körper (Herz, Immunsystem, Verdauung), die uns fühlen lassen, was wir denken.
- Hormone sind die Stoffe, die diese Gefühle für die Organe ›übersetzen‹.

Eine persönliche Erfahrung soll die Funktion dieser drei Arten von Botenstoffen illustrieren: Mein Gedanke »Er hätte nicht Selbstmord begehen und die Kinder ohne Vater zurücklassen dürfen.« Meine Neurotransmitter starten den Denkvorgang im Gehirn und erschaffen eine bestimmte Stimmung in meinem Geist. Meine Neuropeptide senden anschließend chemische Signale an meinen Körper und ich beginne, entsetzt, wütend oder traurig zu sein. Wenn die Peptide meine Nebennieren erreichen, werden diese dazu angeregt, das Hormon Adrenalin oder Cortisol auszuschütten, und jetzt werde ich so richtig wütend. Mein Körper bereitet sich auf einen Kampf vor. Es entsteht eine ›Denk-und-Fühlschleife‹, in der Therapie auch emotionale Blockade genannt.

Wenn dieses spezifische Netzwerk von Neuronen erst einmal aktiviert ist, produziert das Gehirn immer weiter Stoffe mit genau der Signatur, die zu dem passt, was ich gefühlt und gedacht habe. Ich bleibe also in diesen Gedanken hängen.

STRESSHORMONE UND GEDANKEN

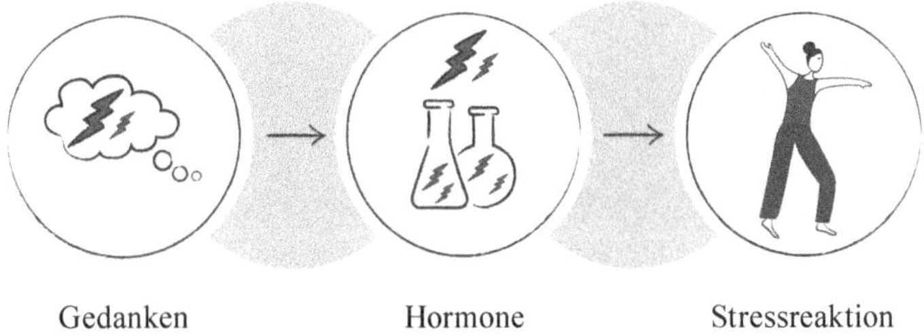

Bei liebevollen, frohen oder positiven Gedanken produzieren wir Stoffe, durch die wir uns froh und glücklich fühlen. Bei ängstlichen, wütenden, negativen Gedanken fühlen wir uns schneller ängstlich, wütend oder negativ. Es handelt sich hier um ein Zusammenspiel zwischen Herz, Gehirn und Körper, das synchron verläuft. Wenn wir uns so fühlen, wie wir denken, fangen wir an zu denken, wie wir uns fühlen.

Unser Körper, und damit auch das Herz, steht in stetigem Kontakt mit dem Gehirn, das wiederum ständig verfolgt, wie der Körper sich fühlt. Das Gehirn erhält eine chemische

Rückkopplung, die dafür sorgt, dass es immer mehr Substanzen produziert, die ihrerseits bestätigen, wie der Körper sich fühlt. So wird die Schleife sichtbar, in der wir erst fühlen, wie wir denken, und anschließend denken, wie wir fühlen.

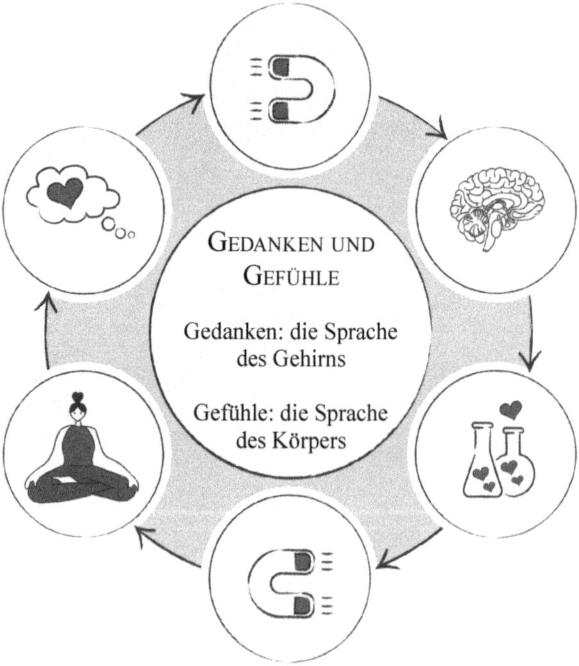
Gedanken und
Gefühle
Gedanken: die Sprache des Gehirns
Gefühle: die Sprache des Körpers

Gedanken gehören zum Verstand, das Fühlen zum Herzen und zum Körper. Körper und Geist arbeiten zusammen und bilden ein gemeinsames Ganzes. Wenn wir kohärent sind, ist das Ergebnis ein ruhiger Seinszustand. Im Stresszustand sind wir inkohärent. Nach einem heftigen Ereignis und dem daraus folgenden emotionalen Schmerz und Stress werden wir nach und nach vertraut mit diesem geistig-emotionalen Seinszustand.

Manchmal denken und fühlen wir jahrelang auf dieselbe Weise in Bezug auf solche Ereignisse. Das führt dann zu einem verinnerlichten Seinszustand, der schließlich zu unserer persönlichen Identität wird. Mentalität und Verhalten decken sich und werden dann zum Beispiel als geopfert, aggressiv, schuldig und beschämt oder sarkastisch definiert. Die Gedanken und Gefühle sind miteinander verschmolzen und ineinander übergegangen. Aus der Emotion wird eine Stimmung, aus der Stimmung ein Charakterzug.

Ist dann noch eine Veränderung möglich und wenn ja, wie? Man kann sagen: Veränderung bedeutet, größer zu denken als wir uns fühlen. Oder noch einfacher: »Was wir einmal gelernt haben, können wir auch wieder verlernen und stattdessen etwas Neues lernen.« Das geht nicht im Handumdrehen, aber die Neuroplastizität des Gehirns hilft uns dabei.

Obwohl manche Kreisläufe aus Denken und Fühlen fest eingegraben sind, ist das Gehirn so plastisch, dass es sich jederzeit verändern kann. Der Schlüssel liegt darin, neue Erfahrungen zu schaffen und andere Dinge zu fühlen. Dadurch erhalten wir wieder Kontrolle über unser Leben und entwickeln Resilienz. Wir konditionieren unseren Körper für eine neue, bessere Zukunft. Wahrzunehmen, was unser Herz fühlt, ist der erste Schritt in diesem Heilungsprozess.

Chemie und Energie

Mystiker, Philosophen, Yogis und verschiedenste mystische Strömungen innerhalb der großen Weltreligionen gehen noch einen Schritt über Herz, Gehirn und Körper hinaus. Sie lehren, dass der Mensch keine zufällige Ansammlung von Fleisch und Knochen darstellt, sondern viel komplexer aufgebaut ist. Sie sagen, dass wir auf einer elementaren Ebene eine Konzentration von Energie sind, keine Abfolge von chemischen Reaktionen.

Rohe Gefühle und überwältigende Erlebnisse verursachen tiefe energetische Störungen, die uns aus unserer Mitte vertreiben. Der natürliche Fluss der Dinge wird dadurch grob unterbrochen und die vertraute Wirklichkeit zerfällt von außen nach innen. In der Tat stellen die neuesten Forschungsergebnisse von Pert und der Psychoneuroimmunologie eine Bestätigung dieser Sichtweise dar.

Jeden Tag geraten Menschen in traumatische Situationen, Krisen und Konflikte, die ihr Leben von diesem Augenblick an durcheinanderwerfen. Nichts bleibt, wie es war, und im Inneren entsteht energetischer Schaden, zusätzlich zum Schaden an Psyche und Gehirn. Vor der darauffolgenden Phase gibt es kein Entkommen: wir müssen uns mit diesen Gefühlen auseinandersetzen. Dabei sind Schmerz, Wut, Verzweiflung, Hoffnungslosigkeit, Angst und vielleicht auch Ohnmacht in jedem Augenblick des Tages zu fühlen, ständig sind wir ängstlich und müde und wissen nicht, wie es weitergehen soll. Au!

Warum empfinden es viele Menschen als so kompliziert, sich aus dem Trauma zu befreien? Traumatische Erfahrungen,

Verlust und andere Leiden rufen immer wieder eine emotionale Reaktion hervor, bei der das traumatische Ereignis im Mittelpunkt steht. Wir denken oft an die Vergangenheit und diese Erinnerungen lassen sich leicht aufrufen.

Wenn wir zehn Jahre lang traurig denken und fühlen, werden wir zu dieser Trauer und diesem Schmerz. Die logische Folge davon ist, dass wir nicht mehr anders sein können als traurig. Wir haben die Trauer so verinnerlicht, dass wir sie mit allem im Hier und Jetzt verknüpfen. Alle Gedanken an das Leben und an uns selbst werden durch diese Trauer gefärbt. Unser Körper verhält sich entsprechend und wir handeln danach.

Dass ich wiederholt zu den Gedanken von Wut, Trauer, Scham, Schuld und Angst zurückkehrte, sorgte dafür, dass mein Gehirn immer dieselben Sequenzen und Muster abspielte. Ich selbst schickte mein Gehirn immer wieder in die Vergangenheit und so wuchsen diese Kreisläufe zu programmierten Netzwerken heran. Immer wieder wurden dieselben Substanzen dupliziert, als ob ich den Verlust jedes Mal neu erlebte. Diese Stoffe trainierten meinen Körper, die Emotionen noch viel stärker zu verinnerlichen. Ich bekam Herzrhythmusstörungen und eine Nervenentzündung.

In der westlichen Psychologie heißt es, dass wir unsere Persönlichkeit und Identität etwa im Alter von 35 Jahren fertig ausgebildet haben. Wir haben dann eine Reihe von emotionalen Reaktionen, Überzeugungen und Verhaltensweisen ausgewählt und programmiert. Diese Programme liegen im Unterbewusstsein und laufen im Hintergrund. Daher geraten wir auf dieselbe Weise in dieselben Emotionen, wir denken dasselbe und reagieren identisch auf dieselben Dinge. Wir haben eine Reihe von unterbewussten Programmen, die zu Automatismen geworden sind. Sobald wir einen Gedanken oder ein Gefühl haben, schaltet der Körper den Autopiloten ein. Da wir durch viele Wiederholungen gegangen sind, brauchen wir nicht mehr darüber nachzudenken, denn alle Informationen stecken im Körper, im Herzen und im Gehirn. Denken → fühlen → handeln → sein.

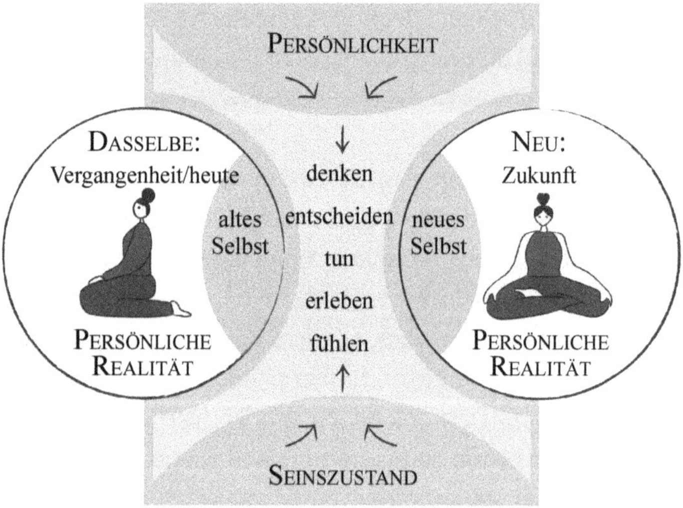

An einem bestimmten Punkt entschied ich mich bewusst dafür, glücklich zu sein. Ich merkte allerdings, dass ich meinen Körper darauf konditioniert hatte, sich unglücklich, traurig und wütend zu fühlen.

Die Beziehung, die ich nach dem Selbstmord meines zweiten Mannes eingegangen war, half mir, dieses unglückliche Gefühl zu verstärken. Mit meinem neuen Partner war ich alles andere als glücklich. Die starke Konditionierung infolge von aufeinandergeschichteten traumatischen Erfahrungen machte es schwierig, mit diesem tief eingebrannten Muster zu brechen. Mein Körper hatte sich an diesen Zustand gewöhnt. Ich dachte, dass ich das Kommando hätte, aber das war keineswegs die Wahrheit.

EMOTIONEN UND BEWUSSTSEIN?

Emotionen sind keine Besonderheit des Menschen. Auch Tiere empfinden Emotionen. Sie haben allerdings kein Bewusstsein dafür und können daher nicht wie wir darüber nachdenken. Was uns von den nicht-menschlichen Lebewesen unterscheidet, ist die Verbindung unserer Emotionen mit der Komplexität unserer Gedanken, Urteile, Werte, Prinzipien und deren Wirkung auf unseren Körper. Wir werden von Emotionen, Gefühlen und mentalen Mustern gelebt.

Solange uns jedoch unsere Gedanken, Emotionen und Gefühle nicht bewusst sind, verhalten wir uns oft wie ein zielloses Projektil, das sich selbst und anderen schaden kann. Wir handeln unbewusst aus diesen Gedanken, Emotionen und Gefühlen heraus und rechtfertigen sie mit allerlei Geschichten und Überzeugungen. Wir neigen dazu, unseren Geist (das Denken) zu nutzen, um Tatsachen zu verbergen, anstatt sie zu enthüllen. Ein Teil unseres Geistes ist damit beschäftigt, einen Schutzschirm aufzustellen, um zu verschleiern, was vorgeht. In den verschiedenen Dimensionen des Geistes kann dabei jeweils etwas anderes vorgehen.

Nach einem schweren Trauma denken wir vielleicht das eine, fühlen etwas anderes und handeln noch einmal ganz anders. Das tun wir nicht mit Absicht. Alles hat eine Funktion im Prozess des Überlebens. Um zu überleben, tun wir manchmal Dinge, die sich schließlich als neuronale Pfade in unserem Gehirn verankern und Blockaden verursachen.

Emotionen lösen körperliche Veränderungen aus, die in verschiedenen Bereichen des Gehirns und im Herzen sichtbar werden. Bewusstsein ist der Schlüssel zur Verbindung zwischen Fühlen und Wissen. So können wir wissen, was wir fühlen, und das gibt uns ein Verständnis für die Beweggründe unserer Handlungen und daher auch für unser Denken und unsere Überzeugungen. Entscheidend ist deshalb der Unterschied zwischen drei Aspekten. Erstens, die Emotion selbst. Zweitens, das Gefühl dieser Emotion und das Wissen um dieses Gefühl. Drittens, das Erleben der Emotion im Körper.

Giovanni Frazzetto schreibt in seinem Buch *Der Gefühlscode*[7] , dass ein Gehirnscan mit dem Ausblick über eine Stadt vergleichbar ist. Wir sehen die Häuser und Straßen, sowie wo die Menschen wohnen und wie sie sich bewegen. Wir sehen jedoch nicht, was sie bewegt. Frazzetto schlägt vor, mehr Musik zu hören, mehr Kunst zu betrachten und Gedichte zu lesen, um dadurch zu erfahren, was dies über unsere Emotionen aussagt. Das ist natürlich eine Möglichkeit, aber mir erschien sie eher als Abkürzung und genügte mir nicht.

Was mich bei meiner Selbsterkundung und in meinem Heilungsprozess antrieb, war das Verlangen nach dem Verstehen meiner eigenen Gefühle und Emotionen. Ich wollte den Verlust von Kontinuität, Kohärenz, Verbindung und Vitalität, den Mangel an Autonomie und Energie verstehen. Es war eine schwierige und zugleich auch faszinierende Herausforderung. Der Verlauf meiner eigenen Erfahrungen im Zusammenhang mit dem selbstgewählten Tod meines Mannes gab den Ausschlag dafür, diesen Prozess zu beschreiben.

Mein Partner war ein intelligenter, freundlicher Mann und ständig auf der Suche nach dem Sinn der Welt und des Lebens gewesen. Er war nicht in der Lage, in seinem Inneren Fühlen und Wissen zusammenzubringen und lehnte sich immer wieder selbst ab. Damit war er nicht der Einzige. In meiner jahrelangen Praxiserfahrung habe ich viele Klienten erlebt, die im Alltag Mühe hatten, Fühlen und Wissen bewusst zusammenzubringen. Letzten Endes passierte das auch mir.

Ein Kind tut alles nach Gefühl. Es kann mit dem ganzen Körper in etwas aufgehen – es handelt unbefangen im Sinne von ›nicht gefangen‹. Als Erwachsene haben wir diese Unbefangenheit verloren, weil wir selbst eine Mauer gebaut haben, hinter der unsere Gefühle gefangen sitzen. Bis zu unserem siebten Lebensjahr haben wir keine bewusste Erinnerung, dennoch hat unser Körper im limbischen System alle Erfahrungen gespeichert – tief verborgen und gut aufgehoben im Unterbewussten.

Das Leben ist ein großes Geheimnis. In jedem Menschen wartet eine große Kammer des Bewusstseins, die uns einlädt, sie zu betreten und Ja zu uns selbst zu sagen. So öffnet sich ein neuer Weg, der mit dem Geheimnis unserer Existenz verbunden ist, und wir bleiben uns selbst nicht länger fremd. Für viele traumatisierte Menschen ist die Konfrontation mit dem ›Unbekannten‹ jedoch schmerzhaft.

In dem Wissen, dass ein viel größeres Potenzial in uns verborgen liegt, stellt sich die Frage: Wie können wir Zugang dazu bekommen? Sicher ist, dass wir uns durch viele verschiedene Schichten von Hindernissen durcharbeiten müssen, um zu erfahren, was sich ›auf der anderen Seite der Mauer‹ abspielt. Der Mensch ist seit Tausenden von Jahren damit beschäftigt, die Geheimnisse des Lebens zu erkunden. Die Suche beginnt bei der Ergründung unseres Selbst bis in die Tiefen unseres Wesens als Mensch.

Ja zu uns selbst zu sagen ist ein Weg, der in der Gegenwart beginnt, in der materiellen Wirklichkeit dessen, wer wir jetzt sind. Je länger wir damit beschäftigt sind, desto subtiler werden die Hindernisse. Die Mauer verwandelt sich zuerst in eine durchsichtige Glasplatte und zum Schluss in einen Schleier, der verschwindet. Ja zu uns selbst zu sagen bedeutet, Bereitschaft zu zeigen, ins Innere zu reisen und an die Arbeit zu gehen. Der Weg der Suche nach dieser starken, in uns schlummernden Energie kann lang oder kurz sein.

Bewusstsein als Quelle der Heilung

Für viele Menschen ist es ungewohnt, das Bewusstsein als Quelle der Heilung anzusehen. Für Heilung sind schließlich Haus- und Fachärzte oder Therapeuten zuständig. Selbstheilung zeigt uns einen anderen Zugang als den medizinisch-wissenschaftlichen.

Damit will ich nicht sagen, dass wir keine Ärzte, Spezialisten oder Therapeuten zu Rate ziehen sollten. Es ist allerdings kurzsichtig, andere Heilungsprozesse von vornherein zu verwerfen, nur weil sie nicht mit den üblichen wissenschaftlichen Methoden überprüft werden können.

Aus dem Materiellen heraus lässt sich die geistige Welt nicht wirklich begreifen. Und was wir nicht verstehen, können wir auch nicht beurteilen. Wir könnten kritische Fragen stellen, aber das ist etwas anderes, als so zu tun, als ob etwas nicht existierte. Niemand wird gezwungen, spirituelle Heilmethoden anzuwenden und niemand wird gezwungen, sie nicht anzuwenden. Wir sollten nicht zulassen, dass andere ihre Angst auf uns projizieren, wenn wir nach einem traumatischen Erlebnis oder anderen überwältigenden Erfahrungen, die uns tief verletzt haben, unseren eigenen Weg der Heilung einschlagen wollen.

Nassim Nicholas Taleb schreibt in seinem Buch *Antifragilität: Anleitung für eine Welt, die wir nicht verstehen*[8]*:*

> Was ist ein Fragilist? Er verwechselt das Unbekannte mit dem Nicht-Existenten. Er glaubt, dass es das, was er nicht sieht, nicht gibt, beziehungsweise dass das, was er nicht versteht, nicht existiert. Ein naiver Rationalist vielleicht? Dank der Fragilisten ist die moderne Zivilisation immer blinder geworden für das Geheimnisvolle, das Undurchdringliche – für den Bereich des Lebens, den Nietzsche als das ›Dionysische‹ bezeichnete.
>
> Posttraumatisches Wachstum anstatt posttraumatischem Stress: Menschen, die von Ereignissen in der Vergangenheit beschädigt wurden, übertreffen sich selbst. Im Volksmund: ›Charakterbildend‹.

Entscheidend ist für mich die Verbindung zwischen Herz, Gehirn und Körper. Diese Verbindung kommuniziert über das Nervensystem. Unser Gehirn setzt Signale um in Bilder, diese wiederum in ein Gefühl und das wird anschließend im Körper wahrgenommen.

Die Wissenschaft konnte inzwischen zeigen, dass das Herz Zugang zu hereinkommenden Informationen hat und schneller darauf reagiert, noch bevor das Gehirn diese registriert. Der Kardiologe Joel Kahn kommt in seinem Buch *Das gesunde Herz*[9] zu dem Schluss, dass das Herz ein elektrisches Feld mit einer 60 Mal höheren Amplitude als die Gehirnaktivität hat, und ein elektromagnetisches Feld, das 5000 Mal so stark ist wie das des Gehirns. Diese Felder können am Körper, aber auch noch aus mehreren Metern Entfernung gemessen werden.

Kahn schreibt, dass die Aktivität eines Herzens auch im Gehirn einer anderen Person gemessen werden kann! Die elektromagnetischen Felder von zwei Personen, die einander berühren oder die sich in wenigen Metern Abstand voneinander befinden, können eine Interaktion entwickeln, bei der die energetische Aktivität im Herzen des einen Individuums in den Gehirnströmen des anderen gemessen werden kann.

Die elektrische Aktivität des Herzens und des Gehirns kann so in einen synchronen elektrischen Rhythmus gelenkt werden. Dies lässt sich messen, wenn beide Personen sich auf Emotionen wie Dankbarkeit, Liebe und Vergebung konzentrieren. Dieser Fokus gibt den Organen Kohärenz und ist zudem mit höheren ätherischen Funktionen der beiden Körper verbunden. Auf physischer Ebene sinken dadurch Blutdruck und Cortisolspiegel und das Immunsystem wird gestärkt. Die

Liebesenergie und ihre Schwingungen spielen eine große Rolle dabei, Gesundheit, Vitalität, Kohärenz und Regeneration zu erhalten, ebenso beim Halten einer Verbindung mit dem anderen und dabei, kreative Energie und Lebensweisheit strömen zu lassen. Dies sind wichtige Hinweise für einen anderen Blick auf Heilung und für die Anwesenheit einer anderen Person in Heilungsprozessen.

Nach Aussagen der Wissenschaft ist insbesondere die erhöhte Ausschüttung des Stresshormons Cortisol die wichtigste Ursache für Krankheitserscheinungen. Cortisol sorgt dafür, dass mehr Zucker ins Blut gelangt, sodass mehr Energie verfügbar wird. Wenn der Cortisolspiegel langfristig hoch bleibt, kann das den Körper schädigen.

Etliche Frauen bekommen nach dem Tod ihres Partners durch den hohen Cortisolspiegel im Körper zeitweise Probleme mit Haarausfall. In meinem Fall blieb nach dem Tod meines Mannes meine Periode aus und ich kam direkt in die Wechseljahre. Manche Menschen sind eine Zeit lang besonders anfällig für Erkältungen, Grippe und Kopfschmerzen. Viele leiden nach dem Tod eines geliebten Menschen oder nach einem anderen traumatischen Zwischenfall unter hohem Blutdruck. Möglicherweise als Folge davon treten auch Schlaganfälle oder Herzinfarkte häufiger auf. Mitunter steigt das Risiko von Enteritis oder Diabetes.

Alle Nervenknotenpunkte liegen in der Nähe von Körperstellen, die ich Energiezentren nenne: hinter den Augen, beim Netzwerk in der Kehle, den Nerven in der Brust, der Lunge und dem Herzen. Diese Energiezentren befinden sich in der Nähe des Zentralnervensystems und der endokrinen Drüsen. Durch Hormone regeln diese Drüsen die Produktion aller chemischen Substanzen in unserem Körper. Die Energiezentren funktionieren wie Organe, die Lebensenergie aufnehmen und über den Körper verteilen.

Jedes Energiezentrum ist mit einer endokrinen Drüse und mit einem wichtigen Knotenpunkt im Körper verbunden. Die hereinkommende Energie fließt durch die Energiekanäle zum Nervensystem und von dort ins Blut, um den Körper zu nähren. Tritt in einem Energiezentrum eine Störung auf, sodass es nicht mehr richtig funktioniert, wird auch die Energieaufnahme gestört und eine Krankheit oder ein Symptom zeigen sich im damit verbundenen Körperbereich. Die Energie kann dann nicht mehr vollständig aufgenommen oder abtransportiert werden. Wenn unsere Lebensenergie ungehindert fließen kann, fühlen wir uns gesund, voller Energie und geistig im Gleichgewicht. Unverarbeitete Emotionen oder Traumata stören diesen Energiefluss.

Energiezentren

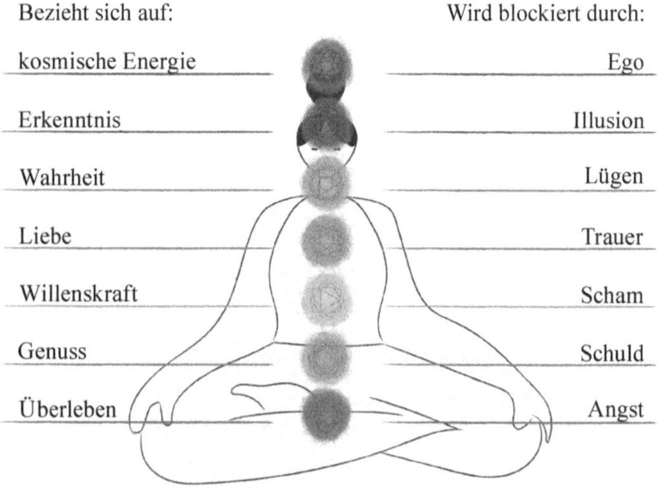

Der Suizid meines zweiten Mannes rief bei mir die Emotion Entsetzen hervor. Meine Kernüberzeugung lautete lange Zeit: »Er hätte nicht Suizid begehen und die Kinder ohne Vater zurücklassen dürfen.« Alles war zu überwältigend, um es zu fühlen. Ich hatte außerdem in meiner Kindheit ein Programm gelernt, meine Gefühle nicht zu äußern.

Darüber hinaus verhält sich die Umwelt bei einem Suizid nicht wirklich kooperativ. Wir alle sind in unseren eigenen Programmen aus Emotionen und in Gefühlen von Entsetzen und Ohnmacht gefangen. Für eine gewisse Zeit ist das nicht schlimm. Es wird jedoch dann zum Problem, wenn wir davon nicht mehr loskommen und diesen emotionalen Zustand zu fest verinnerlichen.

Alles entsteht und vergeht. Also war auch mein Entsetzen irgendwo hergekommen. Diese Emotion wirkte bei mir in die Tiefe und wurde nach und nach zu einer Quelle von körperlichem Schmerz. Eine Überzeugung, die uns ein positives Gefühl gibt, möchten wir aufrechterhalten. Im Gegensatz dazu wollen wir eine Überzeugung, die Unwohlsein in uns verursacht, die uns traurig oder wütend macht, am liebsten ignorieren.

Als ich nicht mehr tiefer fallen konnte, begann ich mit einer profunden Selbsterforschung. Indem ich mir eindringliche Fragen stellte, konnte ich nach einer gewissen Zeit der Übung und der Reflexion die Aussage bestätigen: »Wo Bewusstsein entsteht, hört das Leid auf.«

4. Das Denken und das Tun

Menschen denken durchschnittlich 60.000 bis 70.000 Gedanken pro Tag, die meisten davon sind negativ geladen!

Betrachten wir einmal genauer, wie stark unser Geist ist. Wir können unseren Geist mit der stärksten von Menschen gebauten Maschine vergleichen, mit dem Computer. Ein durchschnittlicher Computer kann mehr als 250.000 Fotos, Tausende von Videos und Musikstücken und noch viel mehr Informationen enthalten. All das passt heute sogar auf einen Stick, der nicht größer ist als ein Finger.

Wenn wir das mit unserem Gehirn vergleichen, dann gehen dort pro Sekunde sehr viele Verarbeitungsschritte vor sich, ohne dass wir uns dessen bewusst sind. Der bewusste Verstand kann maximal 60 Bit/s verarbeiten, das Unbewusste bringt es auf ganze 11,2 Millionen Bit/s. Um eine Vorstellung von der Größenordnung zu bekommen: Ein Buchstabe entspricht fünf Bit. Wir können also unbewusst etwa 200.000 Mal so viel verarbeiten wie bewusst.

Das Herz schlägt, um uns am Leben zu erhalten, wir befehlen ihm nicht bewusst, dass es schlagen soll. Der Magen verdaut unsere Nahrung, ohne dass wir dafür etwas tun müssen. Unser Gehirn verarbeitet Informationen, die Nieren reinigen das Blut. Pro Sekunde werden Millionen Zellen in unserem Körper erneuert. Was sorgt dafür, dass das geschieht?

Es geschieht durch unser und in unserem Unterbewusstsein, nicht durch unser Bewusstsein.

Unser Unterbewusstsein ist ein Kraftwerk. Ohne Unterbewusstsein würde unser Körper völlig entgleisen. Wir brauchen es zum Verarbeiten von großen Informationsmengen, aber auch für Gedanken, Emotionen, (irrationale) Überzeugungen, Intuition, Kreativität, Fantasie, Inspiration und Erinnerungen. Außerdem enthält es riesige Mengen von gespeichertem Wissen.

Während wir schlafen, ist der bewusste Verstand vollkommen ausgeschaltet. Das bewusste Gehirn brauchen wir zum Sprechen, logischen Denken, Analysieren, Abwägen von Entscheidungen und zum Planen. Es kann Informationen in kleinen Mengen verarbeiten, hat einen freien Willen und kann bis zu einem gewissen Grad beschließen, das Unterbewusstsein zu überstimmen. Außerdem kann das Bewusstsein immer nur eine Sache gleichzeitig bearbeiten.

Wusstest du, dass nur 2 % bis 5 % dessen, was du tust, bewusst ist? Und dass 95 % von allem, was du tust, unbewusst ist? Das Unbewusste bestimmt zu 95 % dein Handeln und ist der Filter, durch den du deine Realität wahrnimmst.

Im Westen legen wir großen Wert auf die Ratio, auf das rationale Analysieren und Treffen von Entscheidungen. Es ist jedoch das Unterbewusstsein, das besonders stark ist und viel mehr schaffen kann. Zusammengefasst bedeutet das, dass du, wenn du deinen bewussten Verstand gebrauchst, nur die Spitze des Eisbergs nutzt. Dabei hast du jedoch eine enorme Intuition, die du viel zu wenig einsetzt, weil du es nicht wagst, ihr zu vertrauen.

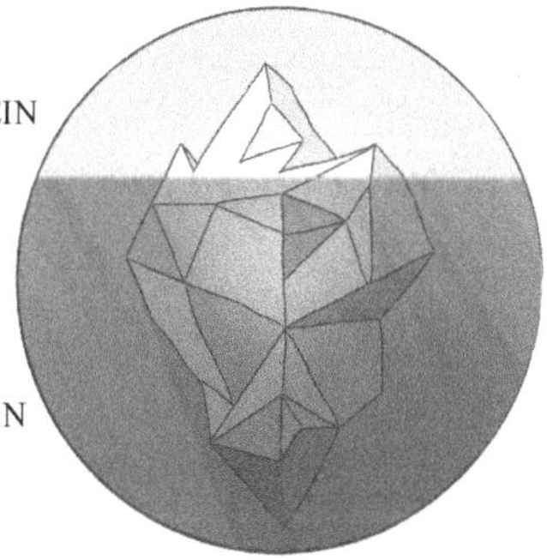

Bewusste und unbewusste mentale Prozesse haben jeweils ihre eigenen Stärken und sind auf ihrem jeweiligen Gebiet gut. Sie arbeiten zusammen und können sowohl Ursache als auch Wirkung sein. Bewusste Erfahrungen können letzten Endes zu unbewussten Einflüssen führen, was zum Beispiel bei der Entstehung von Überzeugungen der Fall ist.

Jeder kennt den sogenannten Placeboeffekt. Es gibt mehrere Studien dazu. Ein Placebo, lateinisch für ›ich werde guttun‹, ist ein verordnetes oder beworbenes Mittel, das keine wirksamen Bestandteile enthält. Daraus leitet sich die Bezeichnung Placeboeffekt ab. Es ist darunter ein positiver psychischer Effekt zu verstehen, der durch das Vertrauen in die heilsame Wirkung einer Behandlung eintritt (zum Beispiel ein Gefühl von Wohlbefinden oder Erleichterung). Das Placebo selbst heilt oder bessert allerdings nichts. Auch bei Arzneimitteln tritt der Placeboeffekt aufgrund der Erwartung auf, die Patienten an das Mittel haben. Wichtig ist, dass ein Placebo nur eine Scheinpille ohne aktive schmerzstillende Zutaten ist.

Gibt es dann auch ein Noceboeffekt? Der Begriff ›Nocebo‹ kommt ebenfalls aus dem Lateinischen und bedeutet wörtlich: ›Ich werde schaden‹. Er wurde erstmals 1961 von Walter Kennedy verwendet, aber erst in den neunziger Jahren allgemein bekannt. Bis dahin wurde ausschließlich über Placebos gesprochen. Der Noceboeffekt ist ein negativer Erwartungseffekt, das Gegenteil des positiven Placeboeffekts. Einfach gesagt: »Angst macht krank.« Jemand mit Autorität stellt eine ungünstige Diagnose (möglicherweise aus Versehen) und weckt dadurch negative Erwartungen. Herrscht darüber hinaus eine unsichere Atmosphäre, wird diese Diagnose leichter angenommen. Bei unsicheren, leicht beeinflussbaren Menschen ist der Effekt stärker. Unsere Selbstheilungskräfte können durch diese negativen Einflüsse deutlich geschwächt werden.

Selbstheilungskraft ist ein Begriff, der oft bei alternativen Heilmethoden verwendet wird und in der Homöopathie auch als vis medicatrix naturae bekannt ist. Er steht als Metapher für eine innere Kraft, die sich bemüht, Körper und Geist so gesund wie möglich zu erhalten. Die Selbstheilungskraft kann durch negative Einflüsse stark geschwächt werden.

Der Hauptfaktur, der zum Noceboeffekt beiträgt, ist, dass wir täglich negativen Informationen ausgesetzt sind. Denn was füttert unser Unterbewusstsein? Alles, was aus der Außenwelt auf uns einströmt, und alles, was wir je erlebt und im Unterbewusstsein gespeichert haben.

Im Fall der Corona-Pandemie beobachte ich, dass wir in den Nachrichten täglich mit Zahlen von Krankenhausaufnahmen und Todesfällen, mit Angst vor Ansteckung oder mit wirtschaftlichen Katastrophenszenarien konfrontiert werden. Diese werden viel mehr ins Licht der Aufmerksamkeit gerückt als beispielsweise die Solidarität und Resilienz in der Gesellschaft.

Aus dem Blickwinkel der Evolution betrachtet geben wir negativen Informationen den Vorrang und merken sie uns viel besser als positive Informationen. Viele Menschen kennen das von persönlichem Feedback – dabei bleibt uns nur der eine kleine Kritikpunkt im Gedächtnis und nicht die unzähligen Komplimente, die wir möglicherweise auch bekommen haben. Bei negativem Feedback reagieren wir unbewusst mit erhöhter Alarmbereitschaft und bereiten uns auf Kampf oder Flucht vor.

Wegweisende neue Forschungsarbeiten haben nun bestätigt, was mir in meiner Arbeit schon seit einiger Zeit auffällt: Der größte Nutzen, den wir von einem Medikament oder Placebo haben, hat mit der Vorstellung zu tun, dass wir ein Heilmittel bekommen, nicht mit dem Heilmittel selbst. Verringert also das Einnehmen eines Placebos das Schmerzempfinden im Körper tatsächlich, oder wird einfach die Art und Weise, wie jemand über Schmerz denkt, im Nachhinein dadurch verändert, dass die Person ein Heilmittel bekommen hat? Anders gefragt: Wirkt ein Placebo im Grunde nicht nur im Geist, sondern auch im Körper?

Das Forschungsteam Tor D. Wager und Lauren Y. Atlas veröffentlichte 2015 den Artikel *The neuroscience of placebo effects: connecting context, learning and health.* Sie überwachten die Vorgänge im Gehirn derjenigen, die ein Placebo einnahmen, mit einem bildgebenden Gerät für das gesamte Gehirn, was bisher nicht möglich war.

Wager schreibt dazu: »Unsere Ergebnisse zeigen, dass die Teilnehmer, bei denen die Schmerzreduktion mit dem Placebo am deutlichsten war, auch den stärksten Rückgang von Aktivitäten in Gehirnbereichen zeigten, die mit dem Schmerzerleben zusammenhängen.«

Wager merkte an, dass die Wissenschaft noch immer mehr darüber verstehen muß, wie der Körper eine Schmerzerfahrung konstruiert. Es ist aber bereits wissenschaftlich bewiesen, dass daran eine große Anzahl von Gehirnbereichen beteiligt ist, die die Motivation und Entscheidungsfähigkeit aktivieren. Mit seinem Team fand er heraus, dass die Einnahme eines Placebos komplexe Wirkungen entfaltete: Es verringerte die Aktivitäten im Gehirn, die an der früheren Schmerzsignalisierung beteiligt waren, wie auch die neuronalen Schaltkreise verbunden mit der Motivation.

Dem Forschungsteam gelang es, wichtige Placeboeffekte in bestimmten Gehirnarealen zu isolieren, die mit Schmerz zu tun haben, unter anderem in Teilen:

- des Thalamus, dem Türöffner für allerlei sensorischen Input wie Bilder und Klänge,
- im somatosensorischen Cortex, der am ersten Schmerzerleben beteiligt ist,

- in den Basalganglien, die den Schmerz mit Motivation und Aktion verbinden (was wir tun, um den Schmerz zu lindern), und, vielleicht das Wichtigste,

- in der Inselrinde, einem Gehirnbereich, der eine zentrale Rolle für das Schmerzempfinden spielt.

Jedes Erleben von physischem Schmerz beginnt im Thalamus und setzt sich bis in die Inselrinde fort. Mit anderen Worten: Eine Zuckerpille zu schlucken und zu denken, dass es sich dabei um ein Schmerzmittel handelt, lindert das Gefühl

- verletzt zu sein,
- den ›Biss‹ des Schmerzes selbst,
- die Aua-Reaktion,
- das Gefühl, dass wir ›Aua‹ empfinden und
- eine Entscheidung darüber, wie wir den Schmerz beenden können.

Das ist ein explosiver Befund. Wagers Team zeigte erstmals, dass ein Placebo den kompletten Ablauf im Gehirn physisch verändert. Allein der Gedanke an Schmerzlinderung, selbst wenn er unbegründet ist, kann den gesamten Mechanismus, der mit Schmerz zu tun hat, ausschalten.

Aber auch das Gegenteil trifft zu, wie Ted Kaptchuk entdeckte. Er ist Medizinprofessor an der *Harvard Medical School* und widmete seine gesamte bisherige Laufbahn dem Verständnis des Placeboeffekts. In einer seiner Studien behandelte er Patienten, die an schwerem Karpaltunnelsyndrom litten, mit Schmerzmitteln oder mit Akupunktur. Ein Drittel der 270 Patienten klagte über Nebenwirkungen, die so gravierend waren, dass sie aufgrund nahezu unerträglicher Schmerzen das Bett nicht mehr verlassen konnten. Der überwiegende Teil der übrigen Patienten berichtete von einer starken Schmerzlinderung, wobei diejenigen, die mit Akupunktur behandelt wurden, die besten Ergebnisse meldeten.

Das Besondere an dieser Untersuchung ist, dass niemand eine echte Therapie erhielt. Die ›Schmerzmittel‹ bestanden lediglich aus Maisstärke und die Akupunkturnadeln hatten einziehbare Spitzen, die nicht durch die Haut drangen. Allein der Gedanke an die Behandlung rief bei manchen Menschen schwere Nebenwirkungen hervor, bei anderen eine deutliche Besserung.

Der Schlüssel dazu, ob jemand von der Behandlung profitiert oder nicht, so Kaptchuk, ist somit die Art und Weise, wie das Medikament und die medizinische Information verabreicht werden: Geht der Behandelnde fürsorglich oder geschäftsmäßig vor? Wie gut formuliert er Antworten auf Fragen? Wie sorgfältig vermerkt er in der Patientenakte die Wahrnehmung der Behandlung und unterstützt diese? Mit anderen Worten: Es geht vor allem um heilende Gedanken und heilende Worte.

Eine meiner Klientinnen litt an chronischen, lähmenden Schmerzen im Genick, die so heftig waren, dass sie gelegentlich an Suizid dachte. Auf dem Höhepunkt ihres Leidens bat ich sie, ihren Schmerzen einen neuen Spitznamen zu geben, wenn sie auftauchten – ›die Vibrationen‹, ›der Schuss‹, oder ein anderes Wort, das die Sache ihrer Meinung nach am besten beschrieb. Dann sollte sie den Schmerz wieder vergessen und an etwas anderes denken. Sie tat genau das und ein Wunder geschah. Ihre Schmerzen verschwanden und kamen nie wieder. Dies zeigt, dass Worte und Absichten sowohl des Behandelnden als auch des Patienten für die Heilung entscheidend sind. Der Gedanke selbst ist der Schlüssel zur Heilung und kann sogar der Schlüssel zu den meisten chemischen Vorgängen im Körper sein. Wie Dr. Larry Dossey anmerkte, beginnt die Heilung der meisten Krankheiten mit heilenden Worten.

Bei meiner Arbeit geht es nicht nur darum, positives Denken zu lernen, denn das allein ist nicht die Lösung. Wie ich weiter oben bereits beschrieben habe, ist viel von dem, was du im Leben erfährst und gelernt hast, so sehr in dein biologisches ›Ich‹, deine Persönlichkeit, integriert, dass es wie zu deiner zweiten Haut geworden ist. Deshalb braucht es bei Veränderungen bewusste Entscheidungen und nicht unbewusste Reaktionen. Das bedeutet, es ist notwendig, dich von deinem gewohnten Leben zu verabschieden und etwas Neues zu beginnen, auch wenn du dabei anfangs oft gegen den Strom schwimmen musst. Gegen deinen inneren Strom, wohlgemerkt, und gegen das emotionale Gehirn. Das erfordert große Anstrengungen und ist mitunter höchst unangenehm.

Immer wieder fühlte ich mich schwer auf die Probe gestellt, gab den Kampf gegen mich selbst auf. Ich fiel regelmäßig in meine alten Reaktionsmuster, Überzeugungen, Gedanken und Gefühle, und sogar in meine Süchte zurück.

Es ist essenziell, anders denken zu lernen, mit den dazugehörigen Emotionen und Verhaltensweisen. Die gute Nachricht ist, dass du eigentlich schon weißt, wie du dich verändern und etwas Neues lernen kannst. Meist erwirbst du zuerst Wissen und setzt es dann in die Praxis um. Du hast laufen, radfahren, lesen, schreiben, autofahren und vielleicht auch ein Instrument spielen gelernt. Indem du Fertigkeiten entwickelst und übst, werden die Abläufe so automatisiert, dass du nicht mehr darüber nachdenken brauchst, wie man Rad fährt, geht oder schreibt. Damit du umdenken kannst, brauchst du zuerst Wissen, das du dann anwenden musst. Dein altes biologisches Selbst, deine Persönlichkeit, hast du schließlich auch auf diese Weise programmiert. Alles, was du vor deinem siebten Lebensjahr gelernt hast, hat stattgefunden, bevor du Sprache und Kognition bewusst einsetzen konntest. Hierauf gehe ich später im Teil über den intelligenten Körper näher ein.

Weiter gedacht bedeutet das, dass eine Veränderung dann Erfolg haben kann, wenn du zuerst ein neues Verständnis für dein Ich und deine Umwelt entwickelst, sodass du neues Wissen und neue Erfahrungen sammeln kannst. Der Ausgangspunkt deiner Gedanken und Gefühle liegt dabei im Gehirn. Alle Informationen, die du im Laufe des Lebens in Form von Wissen und Erfahrungen sammelst, werden dort gespeichert. Von Geburt an bis heute hast du dir unzählige Handlungen und Verhaltensweisen, Gedanken und Gefühle gemerkt und diese ausgeführt. Du hast sie so oft wiederholt, dass ›Abdrücke‹ in verschiedenen Arealen deines Gehirns entstanden sind.

Auch dein Denken wurde auf diese Art programmiert. Wenn deine Eltern dir konsequent und wiederholt gesagt hätten, dass die Zimmerdecke eigentlich der Fußboden ist und umgekehrt, wäre das irgendwann deine Wahrheit geworden. Ein Großteil deiner Überzeugungen ist alt und unbewusst.

Dass diese Gedanken dein Leben beeinflussen können, hast du sicher schon öfter gehört. Dass sie auch deinen Körper und deine Gefühle beeinträchtigen und schädigen können – was als Noceboeffekt bezeichnet wird –, ist vielleicht weniger bekannt.

ZWEITEILUNG UND SCHMERZ

Wir haben festgestellt, dass plötzliche, umwälzende Situationen und Ereignisse bei den meisten Menschen tiefe Verletzungen verursachen. Der emotionale Schmerz und kontinuierliche Stress können so heftig sein, dass sie bildlich gesprochen den Leim unserer psychischen Struktur auflösen.

Unsere Persönlichkeit verändert sich, da wir diesen emotionalen Stress immer wieder fühlen, und dadurch wird unser Körper zum Schmerz. Von da an denken wir in Übereinstimmung mit diesem Schmerz. Wie können wir aus all dem aussteigen? »Probleme kann man niemals mit derselben Denkweise lösen, durch die sie entstanden sind.« Diese Aussage von Einstein gilt auch für uns.

Als Folge der Schmerzen setzen widersprüchliche psychische Prozesse ein, die die nötigen inneren Spannungsfelder erzeugen. Darin einen Weg zu suchen und eine positive Lebenshaltung anzunehmen, ist Teil der Heilung. Es geht darum, sich vom verletzten Ich hin zum heilen Ich, zu einem neuen Selbst, zu bewegen. Zum verletzten Ich gehören Fragmentierung, Abspaltung, Diskontinuität, Abhängigkeit, Ausgebrannt sein und Freudlosigkeit. Das heile Ich steht für Kohärenz, Verbindung, Kontinuität, Energie, Autonomie und Vitalität.

Das verletzte Ich

1. Fragmentierung: Inkohärenz im Funktionieren, Kontrollverlust, Distanziertheit, Gefühl von Unsicherheit
2. Abspaltung: Entfremdung von Emotionen und Gefühlen sich selbst und anderen gegenüber, sich betäubt und leer fühlen, abgetrennt sein
3. Diskontinuität: kein Zeitgefühl, keine Verbindung zur Vergangenheit
4. Ausgebrannt sein: Anfälligkeit für Krankheiten (psychisch und physisch), Burnout, Passivität
5. Abhängigkeit: kein Selbstvertrauen, keine Kontrolle über das eigene Leben, Scham, Schuldgefühl, Selbsthass und Selbstverletzung
6. Freudlosigkeit: Ziellosigkeit, kein Sinn, Aussichtslosigkeit, Isolation, allgemeines Unwohlsein, Wiederkäuen von Gedanken und Geschichten

Das heile Ich

1. Kohärenz: strukturierte Integration aller Funktionen in Denken, Fühlen und Tun
2. Verbindung: physisch, emotional, geistig, Essenz, Seele; sowohl mit der Vergangenheit als auch mit der Zukunft
3. Kontinuität: Zeit, Raum, Selbst und andere, unsere (persönliche) Geschichte, unser Bewusstsein
4. Energie: starke Motivation, Zielstrebigkeit und Sinnhaftigkeit
5. Autonomie: Selbstregulierung und die Fähigkeit, körperliche, emotionale und psychische Prozesse zu unterscheiden

6. Vitalität: Gesundheit, Resilienz, um das Ich in heilem Zustand zu erhalten

Zur Illustration stelle ich nun die drei wichtigsten Spannungsfelder dar, die uns auf dem Weg vom verletzten Ich zum heilen Ich begegnen.

Verbindung versus Abspaltung: Bei Verbindung geht es um Bindung, Beziehungen, Identität, Lebensinstinkt, Erotik (Eros) und Spiritualität.

Abspaltung äußert sich im Gegenteil: Selbstbesessenheit, Distanz, Entfremdung, Isolation, Dissoziation, Beschäftigung mit Überleben und Tod, gestörte Identität und Ablehnen von Spiritualität. Die Reflexion über diese Polarität in uns hilft, Störungen des Ichs zu entdecken.

Bei schwer traumatisierten Menschen manifestiert sich extreme Abspaltung. Sie suchen die Isolation, lösen sich vollkommen ab und haben große Schwierigkeiten, alltägliche Beziehungen oder ein Arbeitsverhältnis aufrechtzuerhalten.

Integration versus Desintegration: Integration bezieht sich auf körperliche Integrität, auf ganz und intakt sein, ethisch und moralisch integer sein, sich mit dem Leben, das wir führen, vollständig fühlen, ein positives Identitätsgefühl.

Desintegration zeigt sich als Angst, Destruktivität, moralische Unsicherheit, Fragmentierung, Abstumpfung und der Unfähigkeit zu fühlen.

Bewegung versus Erstarrung: Bewegung steht für Wachstum und Entwicklung in verschiedenen Lebensphasen, sowie im Hinblick auf verschiedene Lebensthemen. Es geht darum, eine gesunde Identität und Persönlichkeit zu entwickeln, um Vitalität, Ganzheit, Genesung, Neuentstehung, Regeneration auf allen Ebenen und in allen Dimensionen, Flow, Kreativität und Selbstausdruck zu erfahren.

Erstarrung bedeutet in Zeit, Situation und Raum eingefroren zu sein, blockiert, depressiv, körperlich lahm, desinteressiert und verkrampft.

Es lässt sich nicht vorhersagen, welche inneren Prozesse in der Konfrontation mit unseren Verletzungen angestoßen werden. Wir wissen auch nicht im Voraus, wie diese unsere Heilung beeinflussen werden. Wir wissen aber sehr wohl, dass es für Philosophie, Psychologie und andere Wissenschaften schon immer eine große Herausforderung war, eine Verbindung zwischen der äußeren, physischen Welt des Wahrnehmbaren und der inneren, mentalen Welt des Denkens und Fühlens herzustellen.

Welchen Einfluss hat die materielle Welt auf unser Denken? Kann unser Denken auch physische Veränderungen bewirken? Mystische Strömungen innerhalb der Weltreligionen und der Buddhismus bieten von alters her Antworten auf diese Fragen. Sie betrachten den Menschen als Teil eines größeren Ganzen und sehen ihn als geistig-energetisches Wesen in einem physischen Körper. Wir Menschen sind die einzigen Geschöpfe auf diesem Planeten, die sich selbst und ihr Denken, Handeln und Fühlen reflektieren können. Wir sind außerdem die einzigen Wesen, die ihre Umgebung verändern und an ihre Bedürfnisse anpassen können. Das führt dazu, dass Menschen sowohl schöpferisch als auch zerstörerisch wirken können.

Wir können nur dann etwas verändern, wenn wir ein Bewusstsein dafür haben. Dies schließt unser Denken, Handeln und Fühlen ein. Das Bedürfnis nach Sicherheit, Anerkennung und Liebe stellt den Kern unserer menschlichen Erfahrungen dar. Es ist ebenso tief verwurzelt wie das Bedürfnis nach Nahrung und Unterkunft.

Dieses Bedürfnis nach Sicherheit, Anerkennung und Liebe sorgt dafür, dass unsere Aufmerksamkeit vor allem nach außen gerichtet ist. Östliche Traditionen wie der Buddhismus haben mich gelehrt, dass Mitgefühl und Weisheit die Früchte harter, mitunter mühsamer Erfahrungen und anstrengender innerer Arbeit sind. Es war ein intensiver Prozess, mich selbst wieder mit der Liebe und dem Leben zu verbinden. Freud nennt Trauer nicht umsonst ›Trauerarbeit‹ – das verstehe ich jetzt viel besser.

Es liegt auf der Hand, deinen Heilungsprozess dort zu beginnen, wo du bist, in deiner Verwirrung und deinem Schmerz. Von hier aus ist besser zu verstehen, wie deine Realität zerbrochen ist. Danach erforschst du, ausgehend von diesem Punkt, wie du deiner Wirklichkeit eine andere Richtung geben kannst. Das bedeutet, auf deine Gedanken, Emotionen, Gefühle und körperlichen Empfindungen zu hören, vor allem aber auch, deinen Geschichten und Träumen Aufmerksamkeit zu schenken. Dies sind essenzielle Schritte auf dem Weg zur Heilung. Die Trauma-Bombe hat dich schließlich bis in die innersten Winkel deines Wesens erschüttert.

Diese Selbstuntersuchung betrifft den ›Seinszustand‹ deiner Persönlichkeit, zusammengesetzt aus dem, was du denkst, fühlst und tust, das Zusammenspiel von Körper und Gehirn und schließlich die Konvergenz von Gedanken und Gefühlen.

Mit der Zeit habe ich erkannt, wie wichtig eine positive Sichtweise der Psychologie in Verbindung mit einem darauf basierenden Rahmen für Trauma und emotionalen Schmerz für mich war. Laut John Wilson[10], der die Entstehung von posttraumatischen Belastungsstörungen (PTBS) erforschte, setzt eine Erholung oft erst dann ein, wenn die körperlichen Beschwerden und Symptome verschwunden sind und nicht mehr die Macht haben, das tägliche Leben zu stören. Er sagt auch, dass eine PTBS völlig verborgen bleiben oder auf so subtile Weise vorhanden sein kann, dass sie kaum sichtbar wird. Das passt gut zu meiner Erfahrung. Er schreibt: »Man kann die Dynamik und die Komplexität des Stresses sehen, der in all diesen Dimensionen entsteht, wenn man den Platz der Erde in unserem Sonnensystem neu positionieren mus.«

Wenn jemand erkennbar nicht funktioniert, depressiv ist, schnell explodiert und impulsiv oder aggressiv reagiert, seinen Beruf nicht mehr ausüben kann und den Sinn des Lebens verloren hat, dann sind das für die Außenwelt die sichtbaren Auswirkungen eines Traumas. Für die betreffende Person und ihr Umfeld ist das nicht notwendigerweise genauso klar, denn sie sind daran gewöhnt und machen es sich weniger bewusst.

Über die Jahre ist mir in meiner beruflichen Tätigkeit klar geworden, dass viele Menschen in unserer Gesellschaft mit einem verborgenen Trauma oder verstecktem emotionalen Schmerz leben. Davon hören wir in der psychologischen Literatur nicht viel. Glücklicherweise gelingt es vielen, sich nach einem überwältigenden Erlebnis wieder aufzurichten. Ich stimme Wilson in seiner Schlussfolgerung zu, dass es viel wichtiger ist, die gesunden Überlebenden eines Traumas zu erforschen, die sich selbst transformiert haben, als den Prozess, den er ›Dehumanisierung‹ nennt. Ersteres liefert nämlich Erkenntnisse über Heilung, Erholung, Integration, Resilienz, Wachstum nach Schmerz und den Weg zurück zum ganzheitlichen Mensch. Diese Entwicklung verläuft keineswegs geradlinig.

Zusammenfassung der ›Denk-und-Fühl-Schleife‹

Jedes Mal, wenn du einen schmerzhaften Gedanken denkst, entsteht ein schmerzhaftes Gefühl und du schüttest eine chemische Substanz aus. Grenzenlose, freudige Gefühle wiederum schalten im Gehirn eine Reihe von Kreisläufen ein. Diese funken ihrerseits Informationen in einer bestimmten Reihenfolge zu Mustern, die eine mentale Ebene erschaffen. In diesem Falle werden dann chemische Substanzen produziert, die dich Freude und Glück fühlen lassen.

Auch das Gegenteil trifft zu. Wenn du schmerzhafte, negative oder unglückliche Gefühle hast, produzierst du chemische Substanzen, durch die du Schmerz registrierst und dich negativ oder unglücklich fühlst. Es handelt sich hierbei um einen sich selbst verstärkenden Effekt. Dein Fühlen gibt Informationen an das Gehirn weiter und du denkst entsprechend deiner Gefühle. Wenn du anfängst zu denken, wie du fühlst, werden noch mehr Substanzen ausgeschüttet, sodass du dich fühlst, wie du denkst! So erschaffst du einen Kreislauf: Denken → Fühlen, Fühlen → Denken, Denken → Fühlen, Fühlen → Denken …

Die Wiederholung dieses Zyklus über einen langen Zeitraum konditioniert den Körper, sich besser an Emotionen zu erinnern, als das bewusste Gehirn es kann. Menschen, die über längere Zeit im selben Kreislauf denken und fühlen, haben eine chemische Reaktionskette erschaffen, die ihren Körper konditioniert hat, ihr Denken zu bestimmen.

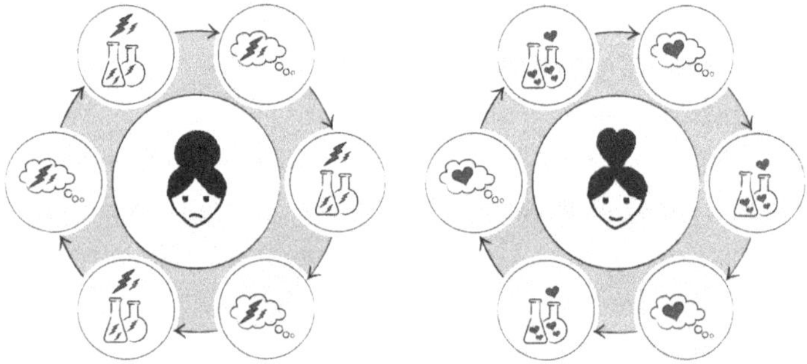

5. Östliche oder westliche Psychologie

Sind wir zufällige Naturerscheinungen oder unbewusste Wesen, die allein ihrer körperlichen Physiologie ausgeliefert sind?

Während die westliche Psychotherapie das Erkennen eines rein objektiven Zustands für das Lösen von Problemen als äußerst wichtig ansieht, stellt die östliche, spirituelle Herangehensweise diesem Ansatz das Transzendieren körperlicher und psycho-emotionaler Zustände entgegen.

Ausgangspunkt hierfür ist der Gedanke, dass diese Zustände aus einer Basissubstanz von Energie und Bewusstsein entstehen. Wenn es uns gelingt, Wut, Freude, Angst und Schmerz zu transformieren, werden sie wieder zu dem, was sie einmal waren: reine Energie.

Ab meinem 25. Lebensjahr lebte ich einige Jahre in Indien. Mein erster Mann war Inder. In dieser Zeit meditierte ich fast jeden Tag etwa zwei Stunden. Es gelang mir regelmäßig, einen friedlichen Bewusstseinszustand zu erreichen und eine ruhige Leere und Weite zu fühlen. Mit etwas Glück konnte ich dieses Gefühl nach der Meditation noch mehrere Stunden beibehalten, manchmal sogar einige Tage. Wenn ich Pech hatte, gewann mein Denken schneller die Oberhand und ich wurde wieder wütend, ängstlich oder unglücklich. Jeden Tag meditierte ich und beobachtete all dies immer wieder aufs Neue.

Wenn man gerade gehört hat, dass der Partner vom Dach gesprungen ist oder das Kind einen Unfall hatte, kann man jeden Versuch zu meditieren vergessen. Wir würden dann nämlich auf einem Vulkan von Emotionen und Schmerzen meditieren, der immer größer und stärker wird. Das funktioniert leider nicht. Eine vorübergehende Betäubung ist offenbar wirklich nötig, um weiter funktionieren zu können. Wie lange darf diese Betäubung jedoch anhalten?

Dazu gehen die Meinungen auseinander. Ich finde, je eher der Schockzustand erkannt wird, desto eher kann mit dem richtigen Ansatz begonnen werden. Diese Herangehensweise muss behutsam, wertschätzend und beschützend sein und die Person muss dort sein dürfen, wo sie in diesem Augenblick ist. Ich habe diesen inspirierenden Ausgangspunkt aus der östlichen Psychologie übernommen und wende ihren spirituellen Blick auf den Menschen in meiner Therapiepraxis und meinen Traumabehandlungen an. Folgende vier Erkenntnisse habe ich aus der östlichen Psychologie gewonnen:

1. Es ist ein ewiges, unveränderliches Bewusstsein vorhanden, das Zeuge aller Veränderungen wird.

2. Alles besteht aus Energie. Sie nimmt verschiedene Formen und/oder Gestalten an, etwa als Gedanken, Emotionen und Gefühle, Überzeugungen, aber auch als Gegenstände.

3. Alles im Leben kommt und geht, alles verändert sich ständig, auch Gedanken und Gefühle.

4. Es gibt ein kollektives und ein individuelles Bewusstsein und beide stehen miteinander in Verbindung.

Schon während meines Aufenthalts in Indien wusste ich, dass wir ein beobachtendes Bewusstsein entwickeln können, das uns darin unterstützt, dass die Identifikation mit dem individuellen Bewusstsein abnimmt und möglicherweise ganz verschwindet. Etwas zu wissen ist die eine Sache, es zu lernen und beherrschen eine andere. Das gelang mir erst viel später. Es bedeutet, über die Einschränkungen von Gedanken und Gefühlen hinausgehen zu können, seien sie gut oder schlecht, angenehm oder unangenehm.

Indem ich an mir arbeitete, entdeckte ich nach und nach, dass destruktive Verhaltensmuster mit Störungen des natürlichen Energieflusses infolge von traumatischen Erfahrungen zu tun haben. Das Fließen der Energie wird blockiert, Emotionen gewinnen die Oberhand und erstarren in der Zeit. Wir kämpfen, flüchten oder erstarren. Die unbewusst ›gewählten‹

Emotionen dominieren das Steuersystem und beeinflussen Denken und Handeln stark.

Stresshormone und Gedanken

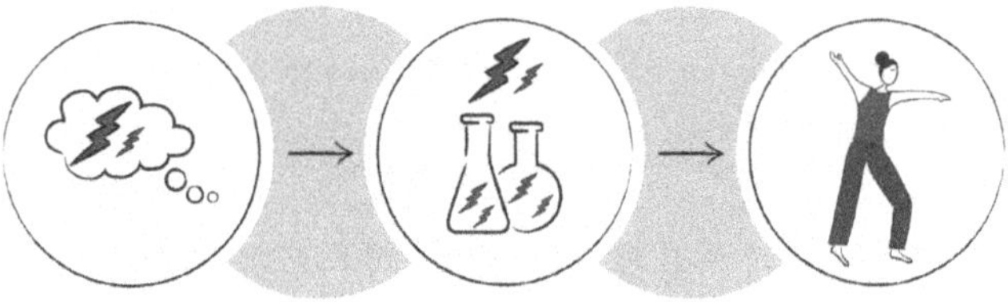

Gedanken Hormone Stressreaktion

Lange Zeit war das Erforschen der Materie das Gebiet der Wissenschaft. Das Studium des Geistes war das Terrain der Religion. Wissenschaft und Philosophie stehen meiner Meinung nach vor der Herausforderung, einen Zusammenhang zwischen der physischen Welt des extern Wahrnehmbaren und der inneren Welt des Denkens und Fühlens sehen zu lernen. Auffällig ist, dass es wenig Unterstützung für die Vorstellung gibt, dass Gedanken messbare Auswirkungen auf die äußere Welt haben. Dagegen existiert reichlich Rückhalt für die umgekehrte Denkweise, die besagt, dass die äußere Welt Einfluss auf das Denken und Fühlen hat.

Diese Zweiteilung in Materie und Geist ist auf unterschiedliche Auffassungen zu Energie und Bewusstsein zurückzuführen, die in der heutigen Naturwissenschaft vorherrschend sind. In der klassischen, westlichen, newtonianischen Physik sind alle Dinge begreifbar. Energie wird als eine Kraft aufgefasst, die Dinge bewegt oder in einen anderen Aggregatzustand versetzt. Im östlichen Denken ist Energie das Wesen der Materie (die Seele) und empfänglich für unser Denken.

Newton war zu seiner Zeit zwar ein Erneuerer, er gab uns allerdings auch ein reduziertes, lineares Weltbild. Viele Grundsätze der westlichen Psychologie sind auf die Prinzipien der newtonianischen Physik zurückzuführen. Ein Kerngedanke ist, jedes Individuum als separate Einheit zu betrachten, die von allen anderen Individuen, Gegenständen, Strukturen und Formen getrennt existiert. Dieses Individuum erlebt täglich eine lineare Abfolge von Reiz-Reaktions-Beziehungen, von Ursache und Wirkung. Ein Bewusstsein für die Einheit des Ganzen kommt nicht vor. Es gibt sogar psychotherapeutische Schulen, in denen das Wort ›Bewusstsein‹ überhaupt nicht benutzt wird. Sie betrachten das Funktionieren des Menschen ausschließlich als komplexe Kette von Reiz-Reaktion-Abläufen. Der Fokus ihrer therapeutischen Arbeit liegt vor allem auf der Integration von ›Teilen‹ der Persönlichkeit.

In den Ansätzen, die sich an der östlichen Philosophie und Psychologie orientieren, wird das Bewusstsein dagegen als funktionierendes Konzept anerkannt. Ein weiterer Ansatzpunkt ist der, dass nicht die Zersplitterung in lose Einzelteile, sondern die Verpflechtung ausdrücklich als Kontext erlebt wird.

Der östliche Ansatz programmiert keine Überzeugungen neu, versucht auch nicht, ein Kindheitstrauma auf spätere Verletzungen zu projizieren oder eine Integration aller Teile zu bewerkstelligen. Bewusstsein interessiert sich für das wahre Selbst oder Ich, das neben allen Teilen, Traumata und Rohheiten existiert. Das Erleben eines größeren Bewusstseins dreht sich um das Erkennen, Verstehen und Erleben der zugrunde liegenden Einheit und Verbundenheit aller Teile.

Diese Einheit ist der Ort, an dem tatsächliche Ganzheit erlebt werden kann. Sie bildet zudem den wahren Kontext für alles, was existiert. Es ist das Erkennen dessen, was ist, nämlich des Gemeinsamen, das alle Menschen in der Zeit nach einem traumatischen Erlebnis teilen: SCHMERZ.

Für mich selbst habe ich aus dem Vergleich westlicher und östlicher Betrachtungsweisen die Lektion gelernt, dass die Ansichten über die Trennung von Körper und Geist und über lineare Ursache-Wirkung-Beziehungen zu begrenzt sind. Das gilt auch für den Gedanken, dass wir keinen Einfluss auf das Ganze nehmen können. Mich persönlich spricht dabei besonders die Vorstellung an, dass wir als Menschen der unveränderliche Hintergrund sind und die Probleme, der Schmerz, die Trauer und die Wut den sich ständig wandelnden Vordergrund bilden. Auf dem Weg der Heilung geht es mir daher um das Einswerden, um die Verschmelzung von Vordergrund und Hintergrund: Im Auge des Orkans herrscht Frieden und Ruhe, unmittelbar um dieses Auge herum beginnt die Unruhe. Ein gut funktionierendes Gehirn trägt zu einem guten Heilungsprozess bei. Ein guter Heilungsprozess hat die besten Erfolgschancen, wenn er sich in Ruhe, Raum und Sanftheit entwickeln kann.

Dass ich nach dem Suizid meines zweiten Mannes an einem bestimmten Punkt nicht mehr weiterkam, lag daran, dass ich mir überhaupt keine Zeit genommen hatte, in mich zu gehen. Damals hätte ich Zeit, Raum, Ruhe, liebevolle Aufmerksamkeit und Begleitung gebraucht. Das alles konnte ich mir nicht selbst geben, ich bekam es aber auch nicht aus anderen Quellen. So flüchtete ich mich in schnelle, ›künstliche‹ Lösungen zur Unterstützung im täglichen Leben. Dies ist in unserer hastigen, materiell orientierten, oberflächlichen Gesellschaft typisch für Traumatisierte.

Zeit, Raum, Ruhe, liebevolle Aufmerksamkeit und Begleitung sind entscheidend, um im Durcheinander nicht zu zerfallen und vollkommen vom Weg abzukommen. Du bekommst in den Niederlanden sechzehn Wochen Mutterschutz. Das ist zu wenig, um ein erfreuliches, tiefgreifendes Erlebnis wie die Geburt eines Kindes gut in den Alltag zu integrieren. Urlaub nach einem Trauma oder Todesfall ist überhaupt gar nicht vorgesehen. Dafür lässt man sich krankschreiben. Die meisten Arbeitgeber stehen allerdings ratlos vor ihren betroffenen Angestellten: Wie kann man nicht krank, aber schwer verletzt sein? Wir brauchen für eine Weile Zeit, Ruhe, Liebe und Wärme. Diese Zeit benötigen wir, um in uns zu gehen und unsere Wunden zu lecken. Wie Tiere es tun. Erst danach können wir uns langsam wieder aufrichten und zum Vorschein kommen.

Die meisten Formen der Traumabehandlung zielen jedoch darauf ab, dem Klienten zu helfen, so schnell wie möglich wieder eine ›heile‹ Person zu werden. Das geschieht dann durch das Erkennen einer Bewusstseinsebene, auf der Ursache und Wirkung linear erklärt werden. Im östlichen Ansatz hingegen geht es um eine andere Herangehensweise, bei der Ursache und Wirkung im Kontext der ganzen Persönlichkeit entwirrt werden.

Seit 2011, nachdem ich mit meinem Heilungsprozess nach meiner Krebsdiagnose begonnen habe, konnte ich mich nicht mehr als ›abgetrennt‹ oder als ›Opfer‹ wahrnehmen. Seit dieser Zeit habe ich mit ›dem Selbst‹ in mir, das zerbrochen war und das schmerzte, leben gelernt. Ich musste es aus seinem gefrorenen Zustand befreien und dafür sorgen, dass es wieder in Bewegung kam. Meine Emotionen mussten wieder zu reiner Energie werden, sodass ich mit dem Verlust leben konnte.

Die östliche Philosophie und Psychologie sprechen von mehreren Bewusstseinsebenen. Eine jede davon weist auf bestimmte Erkenntnisse und Erfahrungen hin, die nötig sind, um auf die nächste Ebene zu gelangen. Die Übergänge werden als ›Bewusstseinssprünge‹ bezeichnet. Jede neue Erkenntnis in einem Aspekt des Bewusstseins befreit uns weiter.

In einem Traumaprozess geschehen überwältigende Dinge gleichzeitig. Der natürliche Bewusstseinsstrom wird dabei unterbrochen. Die westliche Psychotherapie geht davon aus, dass das Bewusstsein die entstandenen Probleme lösen kann, wenn der Zusammenhang zwischen Ursache und Wirkung erkannt und erklärt wird. Der östliche Ansatz lehrt, zunächst ein größeres Universum wahrzunehmen, in dem der Beobachter die von ihm selbst erschaffene Wirklichkeit sowie die Verbundenheit aller Dinge erkennen und erleben kann, und es anschließend mit dem Universum zu verbinden. Entscheidend ist dabei die Kohärenz der Bewusstseinsströme.

Während meiner Zeit in Indien (1986) wohnte ich in Bombay und studierte östliche Philosophie und Psychologie. Ich versuchte, die für Menschen aus dem Westen schwer zugänglichen östlichen Weisheiten und Ansichten zu verstehen und dann mit dem zu verbinden, was ich in meiner westlichen Psychologieausbildung gelernt hatte. Ich kam mit inspirierenden östlichen Schriften in Kontakt, die voller tiefer Weisheit über die menschliche Seele stecken. Viele meiner fundamentalen Erkenntnisse über Trauma, den Tod und die Sorge um die Hinterbliebenen habe ich ihnen zu verdanken.

Durch die Auseinandersetzung mit den östlichen Weisheiten lernte ich auch den Unterschied zwischen den folgenden sieben Bewusstseinsebenen kennen.

1. Als Wahrnehmende des Geistesinhalts (Gedanken, Gefühle, Emotionen, sinnliche Wahrnehmungen und Assoziationen) sind wir mehr als der Inhalt unseres Geistes.

2. Alles – Gedanken, Gefühle, Emotionen, Sinneswahrnehmungen und Assoziationen – besteht aus reiner Energie.

3. Wir erschaffen zugleich das, was wir wahrnehmen, und nehmen das Geschaffene wahr.

4. Das physische Universum besteht aus Energie, Raum, Klang, Masse und Zeit.

5. Alles durchdringt alles.

6. Alles besteht aus Leere, Form ist verdichtete Leere. Oder: Alles besteht aus derselben Materie.

7. Am Anfang war absolut nichts. Wir sind im Nichts erschienen, wir sind zum ›Ich bin‹ geworden und lösen uns wieder im Nichts auf. Das ist alles, was existiert.

Einsteins Relativitätstheorie sorgte zu ihrer Zeit für eine Umwälzung in der Wissenschaft, ähnlich wie Newtons Lehren über die Physik. Die Verbindung des westlichen und östlichen Wissens bietet viel neues Potenzial, das vielleicht ebenso revolutionär und innovativ ist wie Einsteins oder Newtons Erkenntnisse.

Seit etwa 10 bis 15 Jahren bewegen sich verschiedene Neurowissenschaftler, Biologen und Naturwissenschaftler (Ervin László, Rupert Sheldrake, Bruce Lipton, Gregg Braden, Nassim Haramein) mit ihrer Forschung im Überschneidungsbereich von Biologie, Chemie, Hirnfunktion, Selbstbeobachtung und alten Schriften. Sie alle machten eine bemerkenswerte Entdeckung: Der Zeuge oder Wahrnehmende des Geistes, also der Beobachter der Gedanken, Gefühle, Emotionen und Assoziationen, ist nicht nur Zeuge, sondern erschafft zudem auf vielfältige Weise unmittelbar das, dessen Zeuge er wird. Er nimmt also nicht nur wahr, was in seinen Körper und Geist geschieht, er ist zugleich die kreative Quelle des Ganzen. Der Geist wandelt auf mysteriöse Weise neuronale Muster in Bilder um. Er ist es auch, der uns das einzigartige Gefühl gibt, ein Selbst zu sein.

Bruce Lipton untersuchte die molekularen Prozesse, mit denen Zellen diese Informationen verarbeiten. In seinem Buch *Intelligente Zellen: Wie Erfahrungen unsere Gene steuern*[11] zeigt er, dass nicht die Gene automatisch unser Verhalten bestimmen, sondern die Frage, ob sie durch externe Faktoren aktiviert oder deaktiviert werden. Dieses Ein- und Ausschalten wird durch unsere Wahrnehmungen, Gedanken und Emotionen ausgelöst. Im Gegensatz zu Tieren sind wir in der Lage, unseren Kampf- oder Fluchtreflex allein über das Denken einzuschalten und ihn auf demselben Weg auch wieder auszuschalten. Wir Menschen haben die Möglichkeit, dafür ein Bewusstsein und die Fähigkeit zur Steuerung zu entwickeln.

Wenn der Körper aus dem chemischen Gleichgewicht gerät, bedeutet das Stress. Diese Stressreaktion ist rein körperlich und vollkommen instinktiv und zielt darauf ab, die Balance wieder herzustellen. Durch das wiederholte Denken stressiger Gedanken können wir diese Reaktion auf ungesunde Weise in die Länge ziehen. Dieses Denken kann sich auf Erfahrungen aus der Vergangenheit beziehen, auf Ereignisse in der Gegenwart oder auf Erwartungen für die Zukunft. Wir greifen Erfahrungen vor, die Stressreaktionen auslösen könnten, oder wir denken an belastende Ereignisse zurück. So können aus kurzen Stresssituationen lang anhaltende werden.

Lipton sagt im Grunde, dass unsere Überzeugungen die Aktivitäten auf genetischer Ebene beeinflussen – egal, ob diese Überzeugungen wahr oder falsch, positiv oder negativ sind. Sie können sogar unseren genetischen Code verändern.

Seine Ansätze inspirierten mich, weiter über meine Situation nachzudenken und einen Bezug zu meinen ›östlichen‹ Erfahrungen herzustellen. So kamen für mich zwei Welten zusammen, wodurch ich eine völlig neue Sicht auf mich selbst, mein Leben und meine Arbeit, aber auch auf Traumata gewann.

Es ist schade, dass Meditation aufgrund von Vorurteilen oft mit Yogis assoziiert und dargestellt wird, oder mit Menschen, die sich anstrengen, um sich ihren Begierden zu widersetzen. Spärlich bekleidet sitzen diese unter einem Baum, tief in sich versunken und weit entfernt von der Welt.

Ich betrachte Meditation inzwischen als kraftvolles Hilfsmittel, um Störungen zu beheben und den Bewusstseinsstrom in Gang zu bringen – für jeden und ganz gleich, an welchem Ort sich jemand befindet. Für viele traumatisierte Menschen ist es ein großer Schritt, zu meditieren. Sie kämpfen schon so lange gegen ihre Emotionen, ihren Schmerz, ihre Gedanken und Assoziationen, und gerade diese kommen beim Meditieren als erstes wieder an die Oberfläche. Die heilende Wirkung der Meditation steht jedoch außer Frage. Meditation hilft, Ordnung in die Struktur von uns selbst, von anderen und von der Welt um uns herum zu bringen. Heilung kann zu einer kollektiven Kraft werden, und Traumaheilung ist dann ein kollektiver Prozess.

Für mich als Therapeutin sind das wichtige Informationen. Sie haben mich gelehrt, die Wissenschaft als ein System von Gesetzen und Regeln ohne Ewigkeitswert zu relativieren. Tatsache ist, dass im Lauf der Jahrhunderte immer wieder alte Praktiken und Erkenntnisse durch neue abgelöst wurden. Glücklicherweise wird die gegenseitige Befruchtung verschiedener Denkweisen heute höher geschätzt, unabhängig von Zeit, Ort oder Kultur.

Mein Ansatz beruht auf den Berührungspunkten zwischen wissenschaftlichen Erkenntnissen über die sichtbare, wahrnehmbare Welt einerseits und den mystischen, religiösen oder philosophischen Einsichten andererseits, die die Menschheit über Jahrtausende in aller Welt entwickelt hat.

6. Die Strategie zur Veränderung

Um unsere innere Psychologie zu verändern, bewegen wir uns vom alten Selbst weg hin zu einem neuen Selbst. Anschließend kultivieren wir dieses neue Selbst durch Wiederholung.

Im Sanskrit bedeutet meditieren ›das Selbst kultivieren‹. In diesem Prozess durchlaufen wir mehrere Schritte.

Das Selbst kultivieren: Wenn wir einen Garten bepflanzen, kultivieren wir zuerst die Erde, indem wir:

Schritt 1: Unerwünschte Pflanzen, Unkraut und Steine betrachten.

Der Beginn deines persönlichen Veränderungsprozesses besteht darin, ein Bewusstsein für deine unerwünschten, negativen Gedanken, Gefühle, Handlungen und Verhaltensweisen zu entwickeln. Welche negativen, einschränkenden oder unproduktiven Gedanken hörst du dich zu dir selbst sagen? Was sind deine unerwünschten Emotionen und Gefühle? Was frustriert dich? Worüber bist du wütend, traurig oder unglücklich? Wie stellen sich einige deiner ungesunden Verhaltensweisen dar?

Sich beschweren, Vorwürfe machen, Süchte, Schelten, Aufschieben und emotionale Ausbrüche sind einige mögliche Beispiele dafür.

Schritt 2. Den Boden umgraben.
Indem du dein Bewusstsein entwickelst, gräbst du im Unterbewusstsein diese unerwünschten Gedanken, Gefühle, Handlungen und Verhaltensweisen um und förderst sie damit zutage. Durch das Praktizieren von Meditation und Selbstreflexion gelangst du zu deinem Unterbewusstsein und gewinnst so Einsichten in deine konditionierten Programme des Denkens, Fühlens und Handelns.

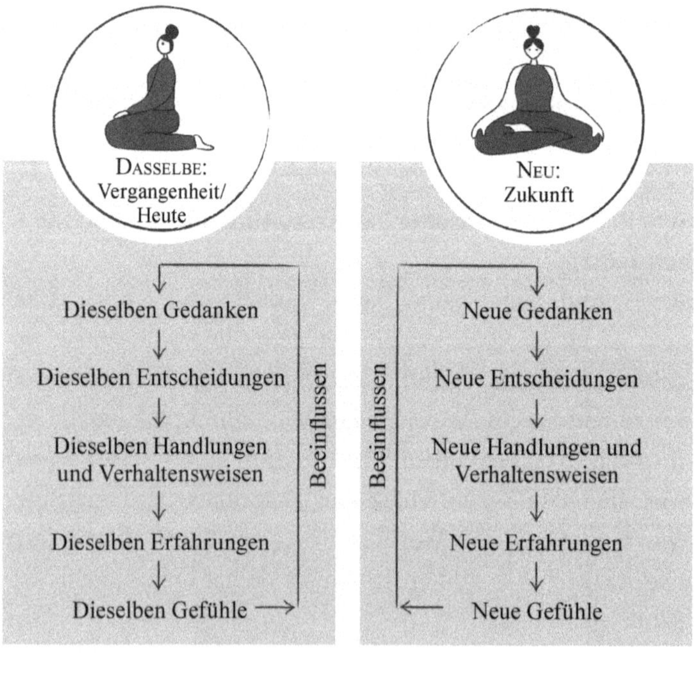

Schritt 3: Neue Erde und Nährstoffe an die Oberfläche holen.

Du gewinnst mehr Erkenntnisse über deine konditionierten Denk-, Fühl- und Verhaltensmuster und die alten neuronalen Verbindungen im Gehirn. Du hast Kontakt mit dem, was sie in deinem Körper auslösen und wie dein Körper konditioniert ist und deinem Denken folgt. Dadurch gewinnst du Raum im Unterbewusstsein. Durch Affirmationen gibst du dem Unterbewusstsein neue Nahrung und die alten Gedanken, Gefühle und Verhaltensweisen verlieren so ihre Kraft. Im Gehirn werden neue neuronale Verbindungen möglich.

Schritt 4. Der Manifestationsprozess: neue Samen legen und keimen lassen, sodass neue Schösslinge Wurzeln bilden können.

Das bedeutet, dass du dich in deinem neuen Selbst kultivierst: Du manifestierst, indem du bewusste Absichten setzt. Dadurch erschaffst du neue Gedanken, die neue Gefühle hervorrufen, die dich wiederum dazu veranlassen, dass du anders handelst. So entstehen völlig neue Erfahrungen.

Eine neue Erfahrung erzeugt eine neue Emotion. Diese wiederum sendet ein neues Signal an den Körper, welches den Körper neu konditioniert, die alten Programme überschreibt und neue neuronale Verbindungen im Gehirn schafft. So sieht selbstgelenkte Neuroplastizität in Aktion aus.

Hier folgen nun einige Übungen, die dich in diesem Prozess unterstützen.

Übung 1: Tagebuch des neuen Denkens

Mit diesem Gedanken-Tagebuch übst du, auf neue Weise zu denken. Die folgenden vier Schritte helfen dir dabei, von deiner alten, konditionierten Art des Denkens zu einer neuen Denkweise überzugehen. Beschaffe dir ein Notizbuch, welches du als Gedanken-Tagebuch nutzen kannst. Teile dir die Seiten in fünf Spalten ein.

Schritt 1: Lerne die ›Stimme‹ deiner Gedanken zu hören

Versuche, dir den inneren Kommentar bewusst zu machen, der auftritt, wenn du mit Schwierigkeiten konfrontiert wirst, beispielsweise, wenn du einen Fehler gemacht, einen Rückschlag erlitten oder Kritik von außen bekommen hast.

Beschreibe die herausfordernde Situation und die Gedanken, die sie bei dir hervorruft, kurz in deinem Gedanken-Tagebuch (siehe Vorlage Seite 144). Nutze die erste Spalte, um die betreffende Situation festzuhalten. In der zweiten beschreibst du deine dazugehörigen Gedanken.

Schritt 2: Stelle fest, ob diese Gedanken zu deiner alten, konditionierten Art des Denkens gehören oder bereits eine neue Denkweise repräsentieren

Vielleicht sagt dein Verstand Dinge wie: »Das kann ich nicht.«, »Ich bin nicht gut genug.«, »Dafür bin ich zu dumm.«, »Das habe ich letztes Mal schon nicht geschafft, dann wird es diesmal bestimmt auch wieder schiefgehen.«

Diese Denkweise stammt aus deiner alten, konditionierten Art zu denken. Trage in Spalte drei ein, ob es sich um deine alte oder bereits eine neue Form des Denkens handelt.

Schritt 3: Mache dir klar, dass du die Wahl hast

Bewusstsein versetzt uns in die Lage, eine Wahl treffen zu können. Wenn du dein konditioniertes Denken bemerkt hast, liegt es in deiner Macht zu entscheiden, ob du es beibehalten oder zu einer neuen Denkweise übergehen möchtest. Verändere mental die Einschätzung deiner Fähigkeiten und die Schwierigkeitsstufe in Bezug auf das, worum es geht, sodass sie zu deiner neuen Art des Denkens passen.

Das heißt: Reagiere auf den mentalen Kommentar zu deiner alten, konditionierten Denkweise mit einer Aussage zu deiner neuen Art des Denkens. Hier sind einige Beispiele: »Diese Aufgabe fällt mir schwer, aber mit Zeit und Mühe kann ich lernen, sie zu bewältigen.«, »Die meisten erfolgreichen Menschen haben auf ihrem Weg auch Fehlschläge erlebt.«, »Je mehr ich mich anstrenge, desto größer ist meine Chance auf Erfolg.«

Schreibe in die vierte Spalte deines Gedanken-Tagebuchs einen oder mehrere Gedanken, die deine neue Denkform repräsentieren.

Schritt 4: Agiere in Übereinstimmung mit deiner neuen Denkweise

Welche Art von Aktivität würde in dieser Situation deine neue Art zu denken widerspiegeln? Deine neue Denkweise könnte beispielsweise dazu führen, dass du dich Herausforderungen und Hindernissen mit Begeisterung und Neugier näherst, Fehlschläge als Gelegenheit zum Lernen interpretierst, aus Rückschlägen lernst und einen neuen Versuch wagst, oder Kritik offen annimmst. Notiere in der fünften und letzten Spalte deines Gedanken-Tagebuchs eine oder mehrere Handlungen, die deine neue Denkweise widerspiegeln. Überlege, ob du dir zutraust, diese auszuführen. Wie beim Radfahren lernen, wird die neue Art zu denken umso natürlicher für dich, je mehr du übst und danach handelst. So wird sie zu deiner neuen, festen Gewohnheit.

Situation	Gedanken nach Rück- oder Fehlschlag	Konditionierte Denkgewohnheit oder neue Denkweise?	Welche Gedanken passen zur neuen Denkweise?	Welche Handlungen passen zur neuen Denkweise?

Abbildung zu Übung 1: Gedanken-Tagebuch

Konzentriere dich eine Woche lang ganz auf die Gedanken, die du in die Welt hinausschickst.

1. Beschaffe dir ein Notizbuch oder Tagebuch und trage es so viel wie möglich bei dir.

2. Schreibe diese Woche möglichst viele deiner Gedanken auf.

3. Notiere vor allem sabotierende Gedanken, die du in Bezug auf ein Thema oder Vorhaben hast – vor allem, wenn du damit gegenwärtig nicht weiterkommst.

4. Suche nach sich wiederholenden Mustern der Selbstsabotage in deinen Gedanken.

Übung 2: Die körperliche Erfahrung einer Emotion visualisieren

Ist dir schon einmal aufgefallen, dass sich verschiedene Emotionen in verschiedenen Bereichen und auf unterschiedliche Art in deinem Körper zeigen? Wenn du wütend bist, fühlst du vielleicht, wie Wärme in deinen Kopf, die Brust und die Fäuste strömt. Bist du traurig, spürst du möglicherweise Schwere auf der Brust und bist müde. Mit Hilfe der folgenden Übung kannst du entdecken und notieren, wo du Emotionen in deinem Körper wahrnimmst und sie anschließend einfärben.

Schritt 1: Wähle eine herunterziehende belastende Emotion aus

Wähle eine Emotion, mit der du in dieser Übung arbeiten willst. Das kann eine Emotion sein, mit der du in jüngerer Vergangenheit zu kämpfen hattest, oder eine, die du jetzt erlebst. Beispiele für herunterziehende Emotionen sind Wut, Angst, Trauer, Hass, Eifersucht, Scham, Schuld, Minderwertigkeit, Ohnmacht, Frustration, Unsicherheit, Depression, Verurteilung, Schmerz und Hoffnungslosigkeit. Notiere, welche du gewählt hast.

Schritt 2: Färbe die körperliche Empfindung der Emotion auf der Figur weiter unten ein

Dieser Schritt stellt die Verbindung mit der gewählten Emotion dar. Vielleicht erlebst du sie in diesem Augenblick oder du erinnerst dich an eine andere Gelegenheit, bei der du sie verspürt hast. Achte darauf, was du im Zusammenhang mit dieser Emotion in deinem Körper fühlst. Nimmst du zum Beispiel Gefühle oder Empfindungen im Magen wahr? Bemerkst du etwas an deiner Atmung? Spürst du Wärme irgendwo im Körper? Oder Anspannung? Welche Körperhaltung nimmst du bei dieser Emotion üblicherweise ein?

Male, während du in dich hineinfühlst, die Teile des Körpers (Körpervorderseite) aus, die durch die Übung aktiviert werden. Beispiel: Ich war wütend und das spürte ich stark im Herzen und im Magen. Im Anschluss färbst du die Teile des Körpers, die deaktiviert werden (Körperrückseite), also

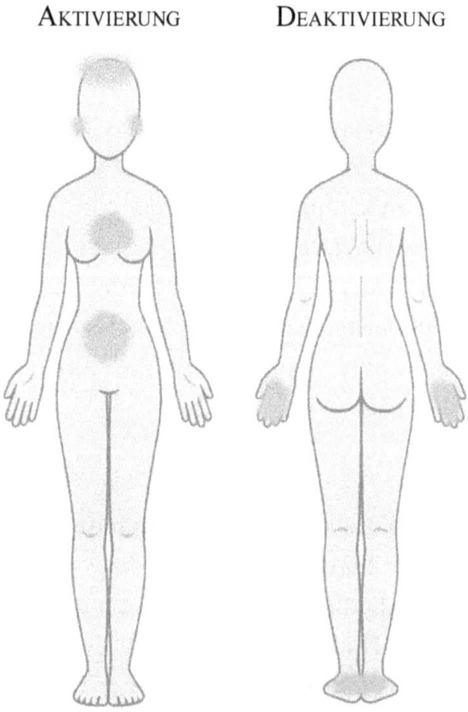

Beispiel: Die herunterziehende Emotion Wut

diejenigen, in denen du wenig Energie und kein Gefühl wahrgenommen hast.

Vielleicht möchtest du wärmere Farben wie Rot verwenden, um die Bereiche mit emotionaler Aktivierung auszumalen, und kühlere Farben wie Blau und Lila für die Bereiche mit emotionaler Deaktivierung. Du kannst zum Beispiel einen Kloss im Magen als dunklen, dichten Fleck im Zentrum der Farbfläche im Magenbereich markieren.

Schritt 3: Wiederhole diese Übung mit anderen Emotionen

Führe Schritt 1 und 2 auch für alle weiteren Emotionen aus, die du erforschen möchtest, erhebend oder nicht. Dadurch werden sie dir besser bewusst und du wirst vertrauter mit ihnen. Dies hilft dir, die folgenden Fragen zu beantworten:

- Wie fühlst du dich oft?
- Welche Emotionen erlebst du regelmäßig?
- Wie lautet die Botschaft deines Körpers?
- Was sagen deine Gedanken?

Wenn du dich ängstlich oder frustriert fühlst, lautet die Botschaft deines Körpers Angst oder Frustration. Beispiel: Ich habe eine Abneigung gegen diese Person. Diese Person verschwendet meine Zeit. Wie lautet die Botschaft des Körpers?

Gedanken sind die Sprache des Gehirns.
Gefühle sind die Sprache des Körpers.

Schritt 4: Konzentriere dich eine Woche ganz auf deine Emotionen

1. Trage dein Notizbuch immer bei dir und schreibe die Emotionen auf, die du beobachtest. Notiere außerdem, welche Gedanken du in die Welt hinausschickst.

2. Schreibe die wichtigsten Ziele, die du im Hinblick auf Emotionen und Gefühle in diesem Jahr erreichen willst, in dein Notizbuch. Mache dir jedes Mal eine Notiz, wenn du an deinen Vorsatz denkst – und deine Fähigkeit, das Ziel zu erreichen, und schreibe dabei genau auf, was du denkst und welche Emotionen du dabei fühlst.

3. Mache diese Übung aufmerksam mehrmals am Tag.
   - Entscheide dich dafür, bei deinen täglichen Aktivitäten bewusster zu sein.
   - Konzentriere dich auf deine fünf Sinne und deinen Körper.
   - Mache dir Gerüche, Texturen, Farben, Sinneswahrnehmungen bewusst – Wie riecht ein Zimmer? Welche Farbe hat der Tag? Was hörst du? Was schmeckst du? Was siehst du? Was fühlst du?
   - Werde dir deiner äußeren und inneren Umgebung bewusst.
   - Höre auf dein Leben.

4. Beginne, deine Lieblings-Emotion zu verkörpern, indem du ihre Rolle spielst.
   - Wähle eine deiner neuen, erhebenderen Emotionen aus.

- Beginne, ihre Rolle zu spielen und zu erfühlen.
- Stelle Dinge her, die dieses Gefühl symbolisieren (Foto, Notizbucheinband, Poster, verschiedene Kleidungsstücke, Moodboard, Fotosammlung).

Aktivierung

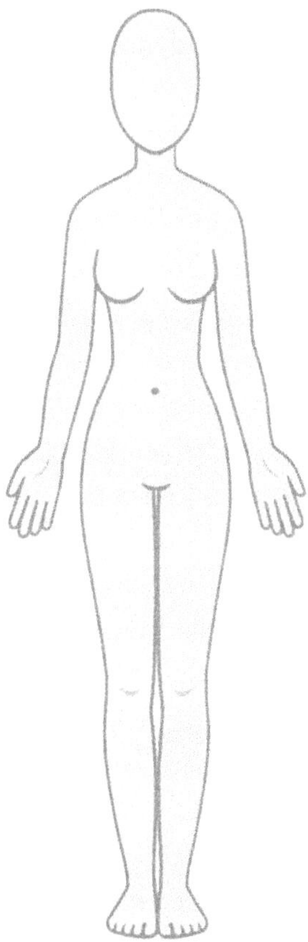

Male die Bereiche aus, in denen die Aktivität intensiver und stärker wird.

Deaktivierung

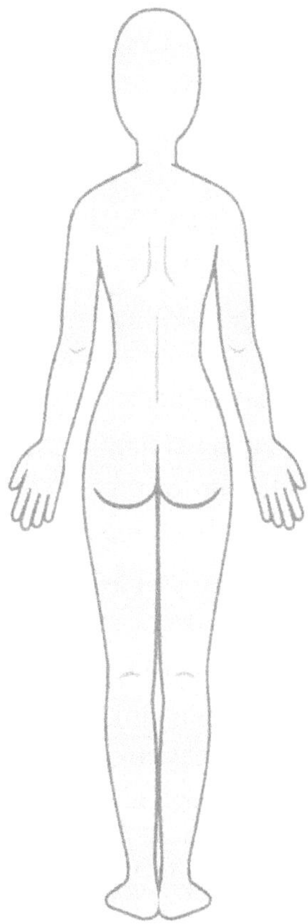

Male die Bereiche aus, in denen die Aktivität schwächer und ruhiger wird.

Übung 3: Die Atmung

Atemübungen wirken bei Stress, weil die Atmung den Zugang zum autonomen Nervensystem darstellt. Du kannst deine Atmung beeinflussen, indem du zum Beispiel schneller, langsamer, flacher oder tiefer atmest. Dadurch nimmst du Einfluss auf dein Nervensystem.

Indem du tief und ruhig atmest, aktivierst du das parasympathische Nervensystem. Das ist der Teil deines Nervensystems, der für Ruhe, Erholung und Entspannung sorgt. Atmest du hingegen flach und schnell, aktivierst du den sympathischen Teil des Nervensystems. Es ist unser Stresssystem und wird aktiv, wenn du dich in Lebensgefahr befindest.

Mit deiner Atmung kannst du zwischen den verschiedenen Teilen des autonomen Nervensystems umschalten. Wenn wir uns gestresst fühlen, atmen wir oft flach in die Brust, schnell und unruhig. Indem wir uns unsere Atmung bewusst machen und sie anschließend beruhigen, aktivieren wir Entspannung und Ruhe im Körper. Atemübungen funktionieren aus diesem Grund bei Stress ausnehmend gut.

Vor einigen Jahren war ich, wie im ersten Bereich beschrieben, sehr gestresst und hatte unglaubliche Magenbeschwerden. Ich aß zu schnell und zu wenig, trotzdem fühlte ich mich schnell satt und aufgebläht. Ich hatte große Schwierigkeiten mit der Magensäure und entwickelte ein Refluxsyndrom und Darmbeschwerden.

Das kam daher, dass der für Stress zuständige Teil meines Nervensystems durch die Belastungen in meinem Leben zu stark gereizt wurde. Der Körper kann nicht gleichzeitig gestresst und entspannt sein und so schenkte mein Nervensystem dem Regulieren der Verdauung und anderen wichtigen

Prozessen weniger Aufmerksamkeit. Das Verdauungssystem stand unter Hochspannung und das führte zu einer chronischen Krankheit. Mein Körper war aus dem Gleichgewicht geraten, was in meinen Beschwerden resultierte.

Ich hatte mehrere Jahre damit zu tun und probierte verschiedene Medikamente aus. Nichts half oder es half nur kurz und die Beschwerden kamen bald wieder. Erst, als ich mich mit Meditation und Atemübungen beschäftigte, verschwanden sie. Ich wusste, wie ich mithilfe von Atemübungen bei Stress mein Nervensystem beeinflussen konnte. Hierdurch bekam mein Körper ausreichend Zeit, sich zu erholen und sein Gleichgewicht zu finden.

Nutze dieses Instrument im Lauf des Tages, wenn:

- du bemerkst, dass du dich gestresst oder ängstlich fühlst.
- du bemerkst, dass du den Fokus verloren hast und ›nichts auf die Reihe bringst‹ oder ›dich immer im Kreis drehst‹.
- du das Gefühl hast, die Kontrolle über dein Leben verloren zu haben.
- du mehr Klarheit willst.
- du ein Gefühl von Entspannung und Frieden möchtest.
- du ein klares Ziel für dich selbst setzen willst.

Flache Atmung und Stress

Menschen, die sehr unter Stress leiden, atmen oft schnell, unruhig und flach. Pro Tag atmen wir im Durchschnitt etwa 20.000 Mal. Manche Menschen bringen es sogar auf fast

30.000 Mal. Ist deine Atmung oft flach? Dann liegst du wahrscheinlich näher an den 30.000 Mal pro Tag. Du ahnst es sicher schon: Das ist zu viel.

Schnelles, oberflächliches Atmen kann allerlei Beschwerden verursachen. Wir atmen dann einfach zu oft. Ist die Atemfrequenz zu hoch, stört sie das System, und das allein sorgt schon für Stress. Weil das Stresssystem aktiviert wird, steigen vielfach auch Puls und Blutdruck und verschiedenste stressbedingte Probleme entstehen. Bei zu flacher, zu schneller Atmung kommt es darauf an, diese erst einmal wieder auf eine normale Frequenz zu bringen. Es ist wichtig, nicht flach in die Brust zu atmen, sondern tief in den Bauch. Das Zwerchfell muss zum Einsatz kommen.

Wie viele Atemzüge nimmst du pro Minute?

Für den Anfang bitte ich dich, deine Atemzüge pro Minute zu zählen. Stelle dazu einen Wecker oder behalte eine Minute lang die Uhr im Auge. Zähle einfach, wie oft du während einer Minute einatmest. Versuche nicht, deine Atmung zu verändern, sondern atme so, wie du es normalerweise tust.

Viele Menschen atmen mal etwas schneller oder auch mal etwas langsamer. Um ein zuverlässigeres Ergebnis zu bekommen, kannst du den Test einige Male wiederholen. Addiere dann die Atemzüge aus den einzelnen Runden und teile die Summe durch die Anzahl der Runden. Das ist die einfachste Methode, um die Atemfrequenz zu messen. Es gibt auch allerlei komplizierte Geräte zu diesem Zweck, aber diese einfache Version tut es auch.

Mithilfe der Atmung senden wir dem Gehirn ständig kleine Signale dafür, wie sich Körper und Geist verhalten und wie sie sich entsprechend fühlen sollen. Wenn wir in eine stressige Situation geraten, steigt die Atemfrequenz automatisch. Der Körper aktiviert sich und kann sich für kurze Zeit richtig anstrengen, wir können uns konzentrieren.

Es passiert aber auch andersherum: Wenn wir schnell und oberflächlich atmen, verhält sich der Körper, als ob er in einer stressigen Situation wäre, selbst, wenn das gar nicht stimmt. Unser Körper und unser Gehirn sind jedoch davon überzeugt. Sie können nicht unterscheiden, was wahr ist und was nicht.

In solch einer Stresssituation kann die Atemfrequenz auf 20 bis 25 Atemzüge pro Minute steigen. Das entspricht ungefähr der Atmung nach einer Runde Rennen. Das Problem ist, dass manche Menschen den größten Teil des Tages auf diese Weise atmen. Stell dir vor, welche Signale dabei an das Gehirn gesendet werden!

Die Folgen der falschen Atmung:

- Puls und Blutdruck steigen.
- Die Verdauung setzt aus.
- Muskeln verspannen sich, unter anderem die in den Schultern und im Nacken.
- Die Gehirnwellen werden aktiver.
- Die Konzentration lässt nach.

Auf der körperlichen Ebene verschlechtert sich der Austausch von Sauerstoff und Kohlendioxid, sodass es dem Körper an Sauerstoff fehlt und er weniger Abfallstoffe ausscheiden kann. Unser Gehirn braucht den meisten Sauerstoff. Wenn wir davon ständig zu wenig haben, führt das dazu, dass wir:

- mental schwächer werden
- mehr negative Gedanken haben
- schneller gestresst sind
- reizbar sind
- schneller depressiv werden
- uns schlechter konzentrieren können

Eine gute Atmung ist deshalb entscheidend für die körperliche, emotionale und geistige Gesundheit. Der Weg zu einer guten Atmung beginnt damit, dass wir in Ruhe eine normale Atemfrequenz kultivieren.

Schritt 1: Atme ein und atme tief in dein Becken hinein. Du kannst eine gute Atmung erreichen, indem du den Atem zuerst in Richtung Becken strömen lässt.

Schritt 2: Nachdem dein Atem dein Becken ausgefüllt hat, lässt du ihn ruhig ganz nach oben kommen, bis zu deinem Schlüsselbeinen. Stelle dir deinen Oberkörper wie eine Flasche vor, die du von unten nach oben mit Wasser volllaufen lässt.

Schritt 3: Das Ausatmen ist genauso wichtig wie das Einatmen. Die Ausatmung ist keine Entspannung, sondern wir spannen die Bauch- und Beckenmuskulatur an, ziehen den Bauch ein und lassen langsam den Atem ausströmen, um die folgende Einatmung wieder direkt ins Becken zu führen.

Schritt 4: Wiederhole den Prozess und führe alle die Schritte 1 bis 3 noch einmal aus. Danach hast du die Wahl zwischen drei Möglichkeiten.

Option 1:

- Setze dich aufrecht hin und schließe die Augen.
- Atme ruhig durch die Nase ein und zähle dabei bis fünf.
- Atme ruhig durch den Mund aus zähle dabei ebenfalls bis fünf.
- Wiederhole das für drei bis fünf Atemzüge oder einige Minuten lang.
- Genieße die Entspannung und Ruhe.

Option 2:

- Setze dich aufrecht hin und schließe die Augen.
- Atme ruhig durch die Nase ein und zähle dabei bis fünf.
- Atme ruhig durch die Nase aus und zähle dabei ebenfalls bis fünf.
- Setze dir eine klare Absicht.
- Atme mit dem Gedanken an diese klare Absicht ein.
- Atme mit dem Gedanken an diese klare Absicht aus.
- Wiederhole dies über sechs bis neun Atemzüge oder einige Minuten lang.
- Sei dir deiner klaren Absicht bei allem, was du tust, bewusst, und wiederhole die Übung im Lauf des Tages mehrfach.

Option 3:

- Setze dich aufrecht hin und schließe die Augen.
- Lege die linke Hand auf dein Herz.

- Rufe eine erhebende Emotion in dir wach – das kann Liebe, Dankbarkeit, Mitgefühl, Empathie, Freude usw. sein.
- Atme das Gefühl dieser erhebenden Emotion durch die Nase ein und zähle dabei bis fünf.
- Atme ruhig durch die Nase aus und zähle dabei bis fünf.
- Entspanne dich und lasse das Gefühl los.
- Wiederhole dies über sechs bis neun Atemzüge oder einige Minuten lang.
- Genieße das Gefühl. Was erlebst du?
- Wiederhole diese Übung mehrere Male pro Tag, um erhebende Emotionen hervorzurufen und deinen Körper mit einer neuen Emotion zu konditionieren.

ZWEITER BEREICH

Der intelligente Körper

Über die fünf Sinne – Sehen, Hören, Tasten, Schmecken und Riechen – wirst du dir deiner Umgebung bewusst.

Deine Gedanken, Überzeugungen und Emotionen wirken sich stark auf deine Gesundheit und dein Heilungsvermögen aus.

Du hast mehr Kontrolle über deinen Körper, deine Gesundheit und dein Leben, als du zu glauben gelernt hast.

1. In deinem Körper erwachen

Denken, fühlen, handeln, haben.
Das ist die Reihenfolge der Schöpfung.

Seit Jahrhunderten lehren Mystiker,
dass wir als Menschen die Fähigkeit besitzen,
unsere eigene Realität zu erschaffen.

Im Jahr nach dem Tod meines Mannes, kurz bevor ich krank wurde, besuchte ich mit meinen Kindern die Ausstellung Körperwelten in der Beurs van Berlage in Amsterdam. Gegen Ende unseres Besuchs sagte meine Tochter, dass kein Leben in den Körpern stecke und sie völlig leer seien. Alles war plastifiziert und die Ausstellung war so aufgebaut, dass die Abwesenheit des Geistes deutlich fühlbar wurde. Es war schlicht unangenehm und ich war froh, dass meine Kinder es ebenso erlebten. Die Ausstellung zeigte uns jedoch, was sich in unserem Körper unter der Haut befindet. Es war eine Offenbarung und ich finde, dass alle, die Heilung nicht im Materiell-Körperlichen suchen, wissen müssen, wie der Körper funktioniert und aufgebaut ist.

»Um herauszufinden, wer du bist, geht es nicht darum, etwas zu sein oder zu werden. Es geht zunächst darum, sich seines Menschseins bewusst zu werden.«
Stephen Wolinsky

In seinem Notizbuch zur Quantenpsychologie, Band 1, schreibt Stephen Wolinsky: »Alles im physischen Universum hat eine Form. Mit Form ist die explizite Ordnung von Umfang, Gestalt, Masse und Dichte gemeint. Das gilt für die Luft wie für die Blätter am Baum, für Stühle wie für Menschen. Unser Körper ist die stoffliche Form. Die fünf Sinne – Hören, Tasten, Sehen, Schmecken und Riechen – sorgen dafür, dass wir uns unserer Umgebung bewusst werden.

Für den Menschen sind die Sinne eine Quelle des Wissens und ein wertvolles Mittel für die Entwicklung des Selbstbewusstseins. Darüber hinaus bieten sie die Möglichkeit, für sich selbst einzustehen. Wenn man einen Stuhl oder ein Blatt mit dem Elektronenmikroskop betrachtet, sieht man die Partikelwellen in etwas schweben, das aussieht wie nichts. Das nennt man den leeren Raum.

Für ein ›Du‹ und ein ›Ich‹ gibt es Grenzen, denen wir beide zustimmen und die einen äußerlich wahrnehmbaren Unterschied zwischen uns herstellen. Dasselbe gilt für Bäume, Luft, Steine und Tische. Diese von beiden Seiten anerkannten Grenzen bilden die Welt, wie wir sie normalerweise mit unseren Sinnen wahrnehmen. Dies ist unsere dreidimensionale Realität. Auch Tiere haben Sinnesorgane, aber ihnen fehlt das Denkvermögen, um die wechselseitige Beziehung zwischen dem ›Ich‹, dem Selbst, und dem Nicht-Selbst zu erkennen.«[1]

Die meisten Weltreligionen und verschiedene philosophische Traditionen präsentieren diese Vorstellung von den Sinnen als höchste Form des Bewusstseins. Das Ziel der Sinne im Buddhismus ist, das ›Nicht-Selbst‹ zu offenbaren und dadurch das ›Selbst‹ in die Lage zu versetzen, zwischen dem Wirklichen und dem Unwirklichen, dem Stofflichen und dem Nichtstofflichen zu unterscheiden. Leben durchdringt alle Formen, die – in Zeit und Raum – Ausdruck der zentralen Lebensenergie sind. Das Leben offenbart sich im Stofflichen über unseren Körper. Durch den Tod verschwindet der stoffliche Körper.

Der Buddhismus lehrt, dass die Zeit nicht linear ist. Das ist eine revolutionäre Aussage. Die Verarbeitung von emotionalem Schmerz und traumatischem Stress verläuft ebenfalls nicht linear. Was bedeutet ›linear‹ eigentlich? Es ist damit gemeint, dass alles in einer logischen Reihung und einem festen Zeitplan aufeinanderfolgt. Das würde in meinem Fall bedeuten, dass ich mit der Verarbeitung meines Traumas erst beginnen konnte, nachdem ich nicht mehr verleugnete, dass mein Partner vom Dach gesprungen war. Die Verleugnung und die damit zusammenhängende Abwehr werden im Heilungsprozess als Blockade betrachtet. Inspiriert durch neue Erkenntnisse und eigene Erfahrungen habe ich dieses lineare Bild losgelassen.

Im Buddhismus ist Zeit keine Aneinanderreihung von Vergangenheit, Gegenwart und Zukunft, sondern eine Abfolge von Augenblicken, die keine Dauer haben. Statt eine Vergangenheit, die nicht mehr ist, wieder zu durchleben, oder sich eine Zukunft, die noch nicht ist, vorzustellen, ist es der buddhistischen Lehre zufolge wichtiger, das Jetzt, das sich immer wieder erneuert, voll und ganz zu erleben. Nur das bestimmt, was daraus folgen wird.

Der Sufimeister Idries Shah (1924-1996) sagte zu seinen Schülern: »Ihr könnt erst frei sein, wenn ihr die Kraft findet, bewusst zu entscheiden, wohin ihr eure Aufmerksamkeit lenkt.« Die östlichen Traditionen bauten Tempel und Klöster, um der Schulung des Bewusstseins Struktur und Ort zu geben. Ich bin fest davon überzeugt, dass für die Traumaverarbeitung gerade hier Gewinn zu erzielen ist: bei der Schulung des Bewusstseins und dem Beenden der Symptombekämpfung. Das erfordert eine eingehendere Betrachtung von Trauma und Stress.

Die Tragweite des psychologischen Erdbebens nach traumatischen Ereignissen lässt sich von außen nur schwer beurteilen. Der erlebte Verlust ist in hohem Maß subjektiv und unfassbar, und dadurch ist seine Bedeutung kaum richtig einzuschätzen. Das Durcheinander, das Verluste auslösen, wird erkennbar, wenn wir die Vielschichtigkeit der Existenz aller Menschen betrachten, Dimension für Dimension. Bei einem Trauma wird nicht nur die alltägliche Wirklichkeit angegriffen, sondern die gesamte Identität. Der ganze Körper ist beteiligt, Ethos und Eros gehen dahin. Es erfolgt ein Einbruch der einzigartigen Gesamtheit der Elemente, aus denen der Körper aufgebaut ist.

Das Bewusstsein ist dort, wo wir es platzieren. Während der Phase nach einem traumatischen Ereignis bleibt das Bewusstsein in Emotionen, Schmerz, körperlichem Stress und viel Denken stecken. Aufmerksamkeit ist Energie. Aufmerksamkeit entspricht dem Bewusstsein. Wenn die Aufmerksamkeit in einem negativen Muster feststeckt, kostet das viel

Energie, welche dann nicht mehr für andere Dinge zur Verfügung steht. Ein kohärentes Bewusstsein strömt im Flow durch alle Dimensionen.

Die Aufgabe des Mundes ist es, Nahrung aufzunehmen. Es ist klar, dass Hand und Mund in dem Augenblick zusammenarbeiten, in dem wir etwas in den Mund nehmen wollen. Sie sind als Teile unseres Körpers miteinander verbunden und haben jeweils ihre eigene Funktion. So hat alles im Körper eine eigene Funktion.

Das Resultat des Überlebens

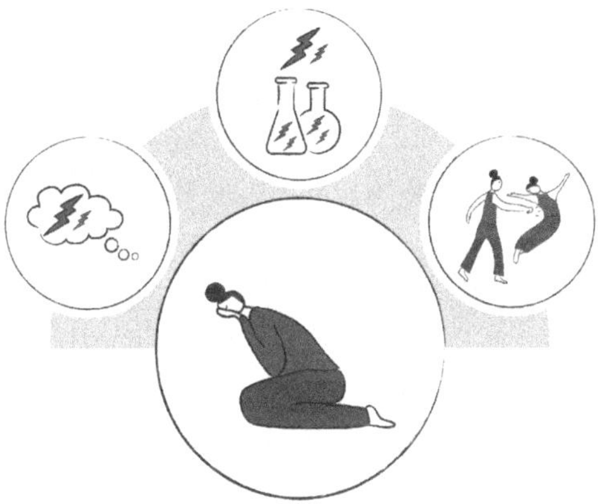

Lustgefühle gehören zum Körper und werden durch das Biologisch-Animalische in uns angesteuert. Wenn wir versuchen, sie zu einem zölibatären Leben zu transformieren, oder wenn wir Hass (niedere Emotion) in Liebe (höhere Emotion) umwandeln wollen, zeigt sich in der Praxis, dass es selten funktioniert.

Bedingungslose Liebe ist weder eine Funktion des Biologisch-Animalischen noch des Emotionalen. Sie ist eine Funktion des Herzens und verbunden mit der Seele. Lassen wir das Herz tun, was es tun muss: lieben. Lassen wir das Denken tun, was es tun muss: denken. Lassen wir das Fühlen tun, was es tun muss: fühlen. Auch der Körper tut, was er tun muss, zum Beispiel Nahrung aufnehmen und verdauen.

Probleme entstehen, sobald eine Funktion mit einer anderen verwechselt wird. Denken ist die Sprache des Gehirns und Fühlen ist die Sprache des Körpers. Hier ein Beispiel: Du möchtest eine Person nach einem unangenehmen Erlebnis mit ihr vergessen. Sie klopft aber weiter in deinem Kopf an, deine Gedanken kehren ständig zu ihr zurück und du fühlst immer wieder die emotionalen Auswirkungen des Ereignisses. Die Verwirrung, die entsteht, tut weh. Mehr Liebe fühlen zu wollen, während du wütend bist, funktioniert nicht. Der Traumapsychologe Wilson nennt das ›collapsing of levels‹ oder ›intrapsychischen Krieg‹.

In der östlichen Psychologie wird der unaufhörliche Strom von Lebensenergie und Bewusstsein, der durch jede Zelle vibriert, Kundalini-Energie genannt. Ist dir die Kundalini-Energie einmal bewusst geworden, hast du es mit einer Alchemie zu tun, die ein mächtiges heilendes Potenzial in dir weckt. Wenn du diese heilende Wirkung ungenutzt lässt, schrumpft das Bewusstsein und die Lebensenergie nimmt ab. Du kannst sie ab einem bestimmten Zeitpunkt nicht mehr erreichen – Krankheit und Degeneration sind die Folgen.

Mich inspiriert die Vorstellung aus der östlichen Entwicklungspsychologie, dass die Entwicklung des Menschen in sieben wichtige Lebensphasen und ebenso viele Körper unterteilt ist. Nicht ein Körper, sondern sieben entwickeln sich.

Alle lebenden Wesen – Pflanzen, Tiere, Menschen – haben ein einzigartig vibrierendes Energiefeld, das wir als feinstoffliche Energiekörper sehen können, die den physischen Körper umgeben. Die Kirlian-Fotografie* macht das sichtbar.

Energie fließt um den physischen Körper in Form eines von Gehirn und Herz generierten elektrischen Stroms, der über das Nervensystem durch den ganzen Körper geleitet wird. Der ätherische Körper hat Organe, Gewebe und Zellen, genau wie der physische Körper, und er erhält diese elektrische Ladung über das Meridiansystem. Die Meridiane transportieren den vitalen Lebensstrom und teilen so den Organen Informationen mit. Sie breiten sich über Arme und Beine aus. Diese elektrische Ladung funktioniert ähnlich wie das Nervensystem.

Wir haben sieben große Energiezentren im Körper. Sie bilden den Kanal für die starke Lebensenergie und sind die Schnittstelle, in der sich Materie und Bewusstsein treffen. Ein vertikaler Energiestrom fließt reibungslos über diesen Kanal durch den ganzen Körper. Die sieben Energiezentren befinden sich an der Vorder- und Rückseite des Körpers und sie entsprechen den wichtigsten Nervenknotenpunkten, durch die die elektrische Ladung in den Körper geführt und die Organe mit Informationen versorgt werden.

***Kirlianfotografie** oder **Koronaentladungsfotografie** ist das Fotografieren von Objekten in einem hochfrequenten Hochspannungsfeld mit einer Spannung von mehr als 1000 Volt. Diese Methode ist nach dem armenisch-russischen Ehepaar Semjon und Valentina Kirlian benannt, zwei sowjetischen Ingenieuren, die in den 1930er Jahren zufällig diese Fotografietechnik entdeckten.

DIE SIEBEN PHASEN IN DER ENTWICKLUNG DES INTELLIGENTEN KÖRPERS:

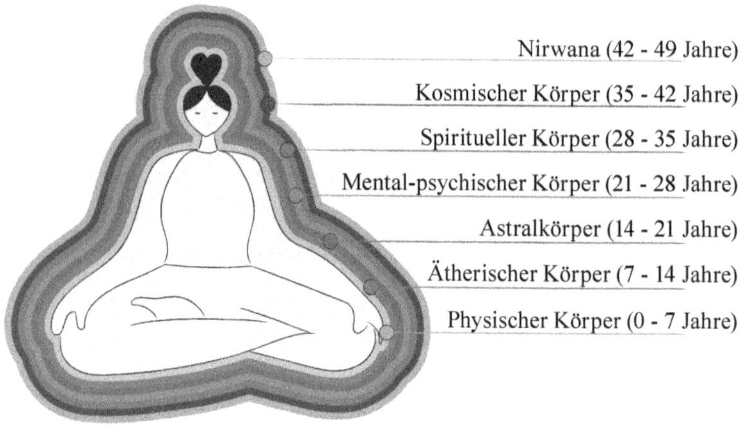

Physischer Körper

In unseren ersten sieben Lebensjahren ist das Bewusstsein begrenzt und steckt in der Entwicklung des physischen Körpers. Der Mensch ist die einzige Spezies, deren Gehirn zum Zeitpunkt der Geburt noch nicht ausgewachsen ist. Unser Gehirn reift von der Geburt bis etwa zum 26. Lebensjahr aus. Die anderen Körper sind in den ersten sieben Lebensjahren nur als Keime angelegt. In dieser Zeit findet kaum Entwicklung von Intellekt, Emotionen oder Verlangen statt.

In keinem Land der Welt werden Kinder unter 7 Jahren für ihre Taten verantwortlich gemacht. Manche Menschen entwickeln sich nach diesen sieben Jahren nicht mehr weiter und so bleiben auch die übrigen Körper unentwickelt. Das kann insbesondere bei Kindern vorkommen, die im Krieg aufwachsen und vollauf damit beschäftigt sind, das bloße Überleben zu sichern. Es kann allerdings auch Kinder betreffen, die Gehirnschädigungen oder andere körperliche Erkrankungen erlitten haben.

Ätherischer Körper

In der folgenden Phase, von 7 bis 14 Jahren, entwickelt sich der zweite, der ätherische Körper. Dies sind die Jahre, in denen das Kind sich emotional entwickelt und als Schlusspunkt die sexuelle Reife erreicht. Die Geschlechtsreife gilt als eine der intensivsten Formen von Emotionen.

Für manche Menschen endet hier die Entwicklung. Erwachsene, die in ihrer frühen Kindheit traumatisiert wurden, entwickeln daher oft ein gestörtes emotionales Selbstbild und haben im Allgemeinen große Schwierigkeiten, Beziehungen einzugehen. Ihre Sexualität ist problembehaftet und sie sind gegenüber anderen Menschen um Jahre im Rückstand.

Der ätherische Körper braucht Sonnenlicht und reagiert sehr empfindlich darauf. Sonnenlicht enthält alle nötigen Elemente, um das Leben auf der Erde zu versorgen. Menschen, Pflanzen und Tiere sind in der Lage, diese Elemente in physische Nährstoffe umzusetzen, die Gesundheit und Vitalität anregen.

Unsere Zellen sind einerseits lichtempfindlich, geben aber auch Licht ab. Wenn Lichtschwingungen über die Augen bei den Zellen ankommen, entstehen ätherische, feinchemische Veränderungen, die Verhalten und Wachstum beeinflussen. Das genetische Material und die DNS im Zellkern werden von diesen Schwingungen berührt und dadurch können sich Strukturen verändern. Der ätherische Körper unterstützt damit den physischen Körper bei der Heilung. Deshalb ist Vitamin D3 für uns unverzichtbar. Davon später mehr.

Astralkörper

Für diejenigen, die in einem sicheren Umfeld von Liebe und Verbundenheit aufwachsen können, beginnt in der folgenden Sieben-Jahres-Phase die Zeit des Astralkörpers, des dritten Körpers.

Vom 14. bis zum 21. Lebensjahr kommen das Denken und der Intellekt zur vollen Entfaltung: der Logos. Dann erst spielen Begabungen eine Rolle, die Berufswahl wird relevant. In dieser Phase findet die Ausreifung der Sexualität statt. Alles, was sich in diesem Lebensabschnitt entwickelt, wird stark von der Herkunftsfamilie, dem sozialen Umfeld und der Kultur beeinflusst.

Der Mensch erreicht in dieser Phase das Stadium des Erwachsenseins, hat aber bisher nicht sein volles Potenzial erlangt, da der Stirnlappen des Gehirns noch nicht ganz ausgereift ist. Das Wachsen und Reifen des dritten Körpers bedeutet Wachstum der intellektuellen Fähigkeiten, der Kreativität und Friedfertigkeit. Logos, Ethos, Pathos und Eros sind dann im Gleichgewicht.

Mental-psychischer Körper

Typisch für den vierten Körper – er entwickelt sich vom 21. bis zum 28. Lebensjahr – sind das Wahrnehmen von Synchronizität und das Erkennen größerer Zusammenhänge. Zu den Potenzialen des vierten Körpers gehören beispielsweise auch Hellsehen, Hellhören, Telepathie, Hypnose und Heilung. Eine Person kann zeitweise ihren Körper verlassen und Astralreisen unternehmen und sie kann die Energie des Feldes bewusst in das Stoffliche zurückbringen.

Im Kern besagt die hier vorgestellte Entwicklungspsychologie, dass mit jedem Körper, der sich gut und in Kohärenz mit dem anwesenden Bewusstsein entwickelt, neue, unbegrenzte Möglichkeiten auftreten. Es gibt nur wenige Kulturen, die das Potenzial der Entwicklung des vierten Körpers erkennen. Auch in unserer westlichen Gesellschaft ist das nicht oder kaum der Fall, unter anderem infolge des ›rationalen‹ Denken, das seit der Aufklärung vorherrschend ist.

Spiritueller Körper

Er wird auch der fünfte Körper genannt und entwickelt sich bis ungefähr zum 35. Lebensjahr. Er ist der Sitz unserer Seele. Wenn ich ›Wand‹ sage, hat jeder sofort ein inneres Bild dazu. Bei dem Wort ›Seele‹ fühlen sich viele Menschen jedoch leicht unbehaglich, weil sie sich keine Form dazu denken können.

Erst nachdem der vierte Körper entdeckt und zur Blüte gebracht wurde, kann der fünfte Körper als Sitz der Seele hinzukommen und entwickelt werden. Ist das nicht der Fall, bleibt die Tür geschlossen. Der spirituelle Körper ist der Körper des ekstatischen Erlebens, in dem Glück und Liebe gefühlt werden. Liebe und Glück machen uns frei. Freiheit ist also eine Erfahrung des fünften Körpers.

Es wird argumentiert, dass sich für Menschen, deren Entwicklung mit dem ersten, zweiten oder dritten Körper endete, alles um das Leben zwischen Geburt und Tod dreht. Auf dem Weg von Körper Drei zu Körper Vier liegen die Erfahrungen von Himmel und Hölle, von tiefem Elend und höchstem Glück. Wenn du als Mensch in der Lage bist, darüber hinaus zu gelangen und den fünften, spirituellen Körper zu entwickeln, wirst du automatisch frei. In der Freiheit kannst du Kontakt mit der Liebe aufnehmen. Liebe heilt die Seele.

Kosmischer Körper und Nirwana

Die Entwicklung des sechsten (kosmischen) und siebten Körper (Nirwana) dauert etwa bis zum 49. Lebensjahr. In dieser Lebensphase geht es um ein Bewusstsein, in dem wir aufhören als Individuum zu existieren, in dem es Ich und Du nicht mehr gibt und das voll und leer zugleich ist. Das Erreichen dieses Bewusstseinszustands ist nur wenigen vorbehalten. Im Buddhismus nennt man das ›Erleuchtung‹. In unserer westlichen Kultur kennen wir nichts Vergleichbares.

Was diese östliche Psychologie verbindet mit den neuen Erkenntnissen, die im Westen Anklang finden, ist die Vorstellung eines universellen Energie- und Informationsfeldes und eines universellen Bewusstseins. Dieses universelle Bewusstsein ist mit dem individuellen Bewusstsein und der individuellen Energie verbunden, die frei und kohärent durch den physischen Körper ein- und ausströmen. Die Energie bewegt sich in beide Richtungen und wir fungieren als Sender und Empfänger zwischen der Erde und dem Universum. Fließt die Energie kohärent ein und aus, sind wir in vollständiger Harmonie mit dem Universum und der Erde um uns herum. Wird sie blockiert, entsteht die schon erwähnte Inkohärenz und in deren Folge Krankheit.

Diese Argumentation wird weitergeführt, indem man sich das Universum als Bewusstseinshologramm vorstellt, das unsere persönliche Realität projiziert. Das kollektive Hologramm ist ein miteinander verknüpftes, geometrisch aufgebautes Netz. Diese Geometrie ist in der Natur und in unserem Körper anzutreffen.

Die bereits genannten Wissenschaftler, die in ihrer Arbeit eine Verbindung zwischen der östlichen Psychologie und der eher westlichen Quantenphysik und Neurobiologie herstellen, sprechen von einem Quantenfeld der Information, das unendlich ist und unendliche Möglichkeiten umfasst. Lange vor ihrer Zeit sprach der Psychiater Carl Gustav Jung (1875-1961) schon über ein universelles kollektives Bewusstsein und ein individuelles Bewusstsein, in dem alles vorhanden ist. Er entdeckte, dass alle Kinder auf der Welt in einem bestimmten Alter dieselben Ängste hatten, unabhängig von Kultur, Herkunft und Erziehung. Er nahm an, dass diese Information irgendwo universell und kollektiv verfügbar sein musste und individuell darauf zugegriffen wurde.

Jung ging noch einen Schritt weiter und behauptete, dass alles, was du jemals gedacht hast, wahrscheinlich auch ich irgendwann einmal gedacht und gefühlt habe. Er bestätigte das mit seiner weltweiten Forschung zu Archetypen. Es ist kein Zufall, dass irgendwo auf der Welt zu einem bestimmten Zeitpunkt etwas erdacht und erfunden wird, zum Beispiel, Autos, Flugzeuge, Schiffe, Raumfahrt, Telefonie oder Internet. Die Informationen dafür sind bereits als Energie irgendwo im Feld vorhanden und werden von jemandem aufgegriffen, sehr wahrscheinlich auch noch von einer anderen Person irgendwo anders auf der Welt.

Östliche Psychologie in Verbindung mit (neuen) westlichen Erkenntnissen ergeben für mich den Beweis, dass wir alle aus derselben unerschöpflichen Energie- und Informationsquelle schöpfen und dass wir auf kleinster Ebene (Quanten) miteinander verbunden sind.

2. Vorwärts in die Vergangenheit

»Das Wort, das aus der Seele kommt,
das setzt sich ganz bestimmt ins Herz!«
Rumi

2011 nahm ich die Gewohnheit des regelmäßigen Meditierens aus meiner Zeit in Indien (1986-1990) wieder auf. Aus diesem ›früheren Leben‹ kamen zahlreiche mystische Erlebnisse an die Oberfläche, aus der Zeit, in der ich auf der Suche nach mir selbst war und meinem Leben eine andere Richtung geben wollte. Eine ganz besondere Erfahrung war die Begegnung mit dem Yogi Meher Baba. Mein erster Mann, ein Inder, und ich hatten das Glück, eine Zeitlang mit ihm reisen zu können. Er war uns empfohlen worden, weil er als Energieheiler Menschen mit schweren Formen von Krebs heilen konnte. Bei meinem Mann war damals Prostatakrebs mit Metastasen festgestellt worden. Er wollte Meher Baba treffen und ihn um eine Energieheilung bitten.

Nach zwei Monaten Vorbereitung brachen wir zu dem Ort auf, wo er zuletzt gesehen worden war. Das war Pahalgam im Norden Indiens. Die Herausforderung war, dass Meher Baba keinen festen Aufenthaltsort hatte und schwer zu finden war. Er wanderte durch die Berge und fand die Menschen, wenn es so vorherbestimmt war.

Mein Mann war selbst Inder und konnte damit gut umgehen. Ich als westliche Frau konnte das nicht. Alle Eigenschaften, die mit dem vierten Körper zu tun haben, schliefen bei mir noch und waren nur unbewusst vorhanden. Ich hatte erst meine anfänglichen Schritte auf dem Weg der mystischen östlichen Philosophie unternommen und fand alles noch sehr kompliziert.

Nach drei Wochen Warten und immer wieder Hoffen auf den alten Mann im Lendenschurz, mit Stock und Rucksack, machte ich mich nach einer schweren Nacht, in der mein Partner große Schmerzen hatte, eher enttäuscht auf den täglichen Weg zum Zeitungskiosk und zu meinem indischen Teestand. Ich war verzweifelt über das Leid meines Mannes. Was sollte ich tun? Am liebsten wäre ich nach Bombay gefahren und in die Niederlande zurückgekehrt. Wir hatten gehört, dass dort eine neue, experimentelle Behandlung mit bestimmten Hormonen als erfolgversprechend galt. Ich glaubte daran und sah das Warten, Hoffen und Suchen nicht mehr recht ein. Mein Mann hatte noch Hoffnung und war so entschlossen, dass ich mich überreden ließ, eine weitere Woche zu bleiben.

Aus dem Augenwinkel sah ich an jenem Morgen einen kleinen, dunklen, mageren Mann am Wegrand sitzen, das lange Haar hochgesteckt und mit einem Turban aus orangefarbener Seide zusammengehalten. Lendenschurz in Orange. Große

Perlenkette um den Hals. Stock. Roter Punkt auf der Stirn mit weißen Streifen. Dunkle, bohrende Augen. Das Bild, das ich mit meinen Augen aufnahm, bestand vielleicht eine Sekunde. Ich ging weiter. Erst als ich die Zeitung am Kiosk bezahlte, kam in Zeitlupe bei mir an, wen ich da bemerkt hatte. Ich rannte zurück, aber er war nicht mehr da und ich dachte schon, dass ich einen Geist gesehen und mir alles vor lauter Verzweiflung eingebildet hätte.

Mit zwei Tassen siedend heißem Tee ging ich zurück in unser Hotel und erzählte meinem Mann, was passiert war. Er hatte gerade wieder Morphin genommen und meinte: »Ich habe ihn auch gesehen.« Ich fragte ihn, wo, und er deutete mit dem Finger auf seine Augen und den Kopf. Er sagte mir, wir sollten warten, bis die Sonne mittags am höchsten stand, dann würden wir gemeinsam nach draußen gehen.

Um viertel vor zwölf brachen wir auf. Wir nahmen eine Rikscha zu einem kleinen Park und als wir dort ankamen, sahen wir eine beachtliche Menschenmenge. Die Rikscha brachte uns so nah wie möglich zum Eingang. Ein großes Feuer brannte. Es roch nach versengtem Fleisch, und da erst wurde mir klar, dass es sich um eine Einäscherung handelte. Die erste von vielen, die ich in diesem Land der großen Paradoxa zu sehen bekam. Ich bekam Angst und fragte meinen Mann, was wir tun sollten. Er sagte, dass bei solchen Veranstaltungen oft Babas anwesend waren und ich folgte ihm verwirrt. Wir gingen an der trauernden Menge vorbei. Verstorben war ein Kind. Ich schaute mich intensiv um und vergaß ganz, warum wir eigentlich an diesem Ort waren.

Dort saß er, bei einem großen Feuer, und sang Mantras. In seiner linken Hand hielt er eine Mala, mit der rechten warf er regelmäßig etwas in die Flammen. Er rief »Swaha« und schaute direkt in die Sonne. Wie es in Indien üblich ist, nickte er, indem er den Kopf wiegend hin und her bewegte. Wir durften uns dazusetzen, und sofort sah ich den kurzen Augenblick vom Morgen wieder. Er war der Baba, den wir suchten: ein Naga, ein Yogi, ein Sadhak*.

Nach drei Wochen hatte er uns endlich gefunden, oder wir ihn? Ich konnte die Augen nicht von ihm abwenden und folgte jeder seiner Bewegungen. Ich fühlte jedes Mantra, das er sang. Im Lauf des Feuerrituals merkte ich, dass mein Panik-Gefühl verschwand. Mein Mann saß kerzengerade und sang alle Mantras aus voller Brust mit. Das tat mir gut. Ich hatte ihn schon eine Weile nicht mehr so entspannt gesehen. Ein Lächeln spielte um seinen Mund. Mission erfüllt, dachte ich.

Nach dem Ritual am Feuer kamen die Menschen zu Baba und stellten sich in einer Reihe an, um einen Segen zu empfangen. Für jede einzelne Person hatte er volle Aufmerksamkeit. Er küsste Menschen, umarmte die einen und – so schien es uns – war grob zu anderen. Er schickte auch Menschen weg. Manche reagierten verdutzt, andere wütend, was ihm nichts auszumachen schien.

Er ließ uns warten. Vier Stunden saßen wir da, bis die Menschenmenge endlich weg war. Während all der Zeit hatten wir kein Wort gesprochen, wir waren nur dagesessen. Ich war müde, staubig, erhitzt, schmutzig und wollte weg. Mein

---

*Sadhana oder sădhanam ist Sanskrit und bedeutet ›Mittel, um etwas zu erreichen‹ oder ›spirituelle Übung‹. Wer Sadhana praktiziert, wird Sadhak oder Sadhaka genannt. Sadhana besteht aus verschiedenen Meditationsritualen, die ihren Ursprung im Hinduismus haben.

Mann nicht. Er wollte unbedingt einen persönlichen Segen. Nichts deutete darauf hin, dass der Baba uns empfangen wollte. Dann geschah das Wunder und eine kleine Frau nahm uns mit zu einem Zelt irgendwo anders auf dem Gelände. Es war ein seltsamer Anblick. Wir und diese beiden kleinen, alten Menschen. Rechts und links von uns wieder eine Einäscherung. Andere Familien, die kamen und um Segen baten, und wieder hielt er inne, um jede einzelne Person zu segnen. Allen murmelte er ein Mantra ins Ohr. Zwei Stunden später ging es weiter. Ich konnte nicht mehr und mein Mann noch weniger. Erst, als ich sagte, dass es nun wirklich nicht mehr ging und gehen wollte, drehte sich der Baba um, sah mich lange und intensiv an, und meinte: »Wir gehen«. Er schritt stolz und aufrecht und schnell weiter zu dem Zelt. Unterwegs winkte er alle anderen mit der Hand beiseite.

Im Zelt wurden wir fürstlich empfangen. Es gab Tee und frisches Obst. Ich wollte wissen, ob er die Leute kannte, warum er einige wie alte Freunde umarmte und andere grob behandelte oder wegschickte. Aber ich wagte nicht, ihn anzusprechen. Ich schaute ihn nur an und plötzlich antwortete er, für mich völlig aus dem Blauen heraus, in sehr gebrochenem Englisch auf meine Frage.

Er erklärte, dass diejenigen, die er wegschickte, keinen Segen empfingen, weil sie nicht wirklich darum baten. Andere trugen schlechte Spirits bei sich und erhielten den Auftrag, diese erst loszuwerden. Danach konnten sie wiederkommen. Es folgte eine ausführliche Erklärung von Dingen, die ich damals als paranormales Geschwafel abtat, und ich dachte: »Wird schon so sein.« Er fuhr fort und erzählte seine Geschichte zu Ende. Dann wandte er sich meinem Mann zu und sprach auf Hindi weiter. Ich war für ihn nicht mehr vorhanden. In der Tat konnte ich die Augen nicht länger offen halten, nickte immer wieder ein und schlief irgendwann fest.

Als ich wach wurde, brannte ein großes Feuer, und es liefen eine Menge Menschen um das Zelt. Meinen Mann sah ich nirgends und ich wurde leicht panisch. Da kam die alte Frau, um mich abzuholen. Ich wurde in ein rotes Tuch aus Rohseide gehüllt, musste mir Hände und Füße waschen und barfuß zum Feuer gehen. Rechts von Meher Baba saß mein Mann. Er wies mich an, mich links von ihm zu setzen.

Der Baba erzählte, dass diese Feuerzeremonie insbesondere geistigen und emotionalen Leiden geweiht sei. Er sagte, dass das physische Leiden meines Mannes nicht mehr behoben werden könnte. Die Krankheit hatte seinen Körper schon vollständig übernommen. Meinem Mann bliebe jetzt noch die Möglichkeit, sein Denken zu reinigen und seine Emotionen auf Liebe und Vergebung zu lenken. Er solle lernen, Wut, Angst und Enttäuschung zu beherrschen, seine Seele in Schönheit verweilen zu lassen und mit der Tatsache des unvermeidlichen Todes zu leben. Er sagte weiterhin, dass wir lernen mussten, Abschied zu nehmen, ohne seiner Familie oder einander zu viel Karma zu hinterlassen. Für mich wäre das für den Rest meines Lebens eine Katastrophe. Ich war 29.

Die Feuerzeremonie, die Botschaft und der liebevolle Mantra-Gesang brachten bei mir eine tiefe Traurigkeit zutage. Ich musste von meinem Mann Abschied nehmen. Er würde nicht mehr genesen. Im Grunde wurde klar, was ich seit dem Tag der Diagnose gedacht und gefühlt hatte.

Ich merkte, wie ich immer demütiger wurde. Was war das? Wo kamen diese Kräfte her? Wie funktionierten sie? Ich weinte und weinte, und bei jedem Aufheulen sangen die Umstehenden lauter und liebevoller. Sie berührten uns. Umarmten uns. Flüsterten liebe Worte, die ich nicht verstand. Wir bekamen Blumen und Weihrauch, eine Perlenkette, die vom Feuer gesegnet war, und zwei rote Seidentücher. Ein Mantra für den Morgen und ein Mantra für den Abend. Eine Gibberish*-Meditation und Yoga-Übungen, eine streng vegetarische Diät. Dazu die Aufgabe, viel Feuer zu machen, um in die Flammen zu schauen und manchmal die Mantras dabei zu sprechen.

Für mich war das damals alles Hokuspokus und ich begriff nichts von diesen Ritualen. Heute weiß ich, dass sie alle mit der Entwicklung des vierten Körpers zu tun haben: mit dem mental-psychischen Körper. Wenn in der Entwicklung dieses Körpers etwas schiefgeht, geht es oft richtig schief. Es ist also nicht ungefährlich, wenn Menschen sich auf den Weg der spirituellen Heilung begeben, ohne das dafür notwendige Bewusstsein entwickelt zu haben. Bei meiner Begegnung mit Meher Baba 1989 war dieses Bewusstsein bei mir noch nicht entwickelt. Erst viele Verluste später und Jahre, nachdem wir mit dem Baba durch Indien gezogen waren, wurde mir klar, was als Potenzial schon in mir vorhanden war: ein starkes Selbstheilungsvermögen.

In der Nacht nach unserer ersten Begegnung mit Meher Baba schliefen wir gut. Am folgenden Morgen machte ich mich wieder auf den Weg zum Teestand. Der Baba saß am

*Gibberish oder ›Kauderwelsch‹ ist eine Meditationstechnik. Man lässt die vorhandene Sprache los und spricht nur in frei erfundenen Klängen.

selben Ort wie am Morgen zuvor. Ich ging auf ihn zu, berührte kurz seine Füße und verneigte mich tief vor ihm, wie ich es gestern bei allen anderen gesehen hatte. Er berührte mit seinem rechten Ringfinger mein drittes Auge, stand schnell auf und half mir, mich ebenfalls aufzurichten. In gebrochenem Englisch sagte er, dass er in die Berge gehe, und bat uns, mit ihm zu reisen. Das wäre gut für meinen Mann. Um das Sterben zu lernen. Ich erschrak tief. Er bedeutete mir, dass ich schweigen sollte, und bat mich, meinen Mann zu holen. Das tat ich, und innerhalb von fünf Minuten wusste ich, dass wir gehen würden.

Wir durften nichts mitnehmen. Keine Medikamente, nichts, außer zwei Garnituren Kleidung. Keinen Kamm, keine Seife, kein Make-up. Gar nichts. Ich protestierte heftig. Ich fühlte, wie mein Geist sich gegen die Bergtour wehrte: gegen die Hitze, den Schmutz, den Hunger, die Kälte. Gegen den Schmerz meines Mannes, sein Unwohlsein, seinen Mangel an Energie. Gegen meine Angst vor seinem Tod und vor dem Abschied. Wir hatten gerade ein halbes Jahr Ruhe und Regelmäßigkeit hinter uns. Ich wollte wirklich nicht aufbrechen und versuchte, meinen Mann mit all meinen Argumenten zu überzeugen. Es schien, als ob er umso entschlossener in seinem Ja wurde, je fester ich in meinem Nein stecken blieb. Er ging. Ich blieb zurück. Noch bevor er das Hotel verlassen hatte, war auch ich unten bei ihm.

Ich brachte verzweifelt meine Argumente vor, war wütend und schrie. Da bekam ich einen Schlag von ihm mitten ins Gesicht und er rief: »Ich sterbe, du nicht. Ich will das, und ich will, dass du mitgehst. Was haben wir zu verlieren? Nichts!« Er ging und ich ging mit. Die Tour wurde unvergesslich. Es geschah viel zwischen uns und wir haben tatsächlich gelernt, auf besondere Weise Abschied zu nehmen. In Liebe für die Ewigkeit.

Die Möglichkeiten, die sich mit der Entwicklung des vierten Körpers eröffnen, bringen uns oft seltsame Erfahrungen: Telepathie, Hellfühlen, -sehen, -hören, -riechen und -schmecken, Telekinese, Gedanken lesen und hören. Oder noch kraftvoller: ohne Hilfe von außen einen Gedanken bei jemandem einpflanzen und aus dem Körper heraustreten. Neben den positiven Erfahrungen mit dem vierten Körper gibt es jedoch auch viele Fallstricke und Täuschungen, vor allem, weil die Wahrnehmung immer subtiler und subjektiver wird. Es ist schwer zu überprüfen, ob jemand wirklich aus seinem Körper getreten ist, die Person könnte das Erlebte ebenso gut geträumt haben. Sie selbst ist der einzige Zeuge.

Die Welt, die beim vierten Körper beginnt, ist subjektiv, während die Welt der ersten drei objektiv und wahrnehmbar ist. Wenn ich einen Euro in der Hand habe, können das alle sehen und nachprüfen, ob es wirklich ein Euro ist. Das ist unsere normale Wirklichkeit, an der wir alle teilhaben. In die Welt unserer Gedanken haben wir gegenseitig keinen Einblick. Hier beginnt unsere persönliche Welt und wir haben keine Regeln, mit denen wir die Validität der Erfahrungen überprüfen können. Die Trennlinie zwischen Vorstellung und Wirklichkeit ist schwer zu ziehen. Ein Mensch kann bewusst oder unbewusst sich und andere betrügen. Diese Ungreifbarkeit von Erfahrungen wurde in der Geschichte oft zu ›schwarzer Magie‹ oder ›Hexerei‹ erklärt und zog sogar Verfolgung und Massenmord nach sich.

Dank meiner Erfahrungen in Indien und meinem darüber erworbenen Wissen konnte ich viele Jahre später mithilfe von Meditation meinen vierten und fünften Körper doch noch entwickeln. Dies half mir dabei, meine Trauma-Energie abzulegen.

Heutzutage haben wir viele Instrumente zur Verfügung, die unsere Erfahrungen messen und wahrnehmen können. Dadurch können wir echt und unecht besser unterscheiden. Auch Sadhaks und Yogis haben ihre Methoden, um die Erfahrungen ihrer Schüler zu prüfen. Sie zielen auf die authentischen psychischen Ebenen von Gehirn und Bewusstsein.

Es gibt unechte psychische Ebenen, die aus der Imagination entstehen. Wir haben beispielsweise nachts einen Traum. Dass wir geträumt haben, ist eine Tatsache. Nach dem Aufwachen ist die Wahrscheinlichkeit hoch, dass wir uns in einer Weise an den Traum erinnern, wie wir ihn eigentlich gar nicht geträumt haben. Trotzdem behaupten wir, dass es so war. Das ist eine Art der unechten Wahrnehmung.

Eine andere Person wird wach und sagt, dass sie nie träumt. Wir alle träumen jedoch die ganze Nacht über, das wurde bereits mit allerlei Messgeräten festgestellt. Dennoch behaupten viele Menschen, dass sie nie träumen. Unsere Träume haben eine eigene Realität. Das Problem ist, dass wir unsere Träume im Nachhinein nicht genau und vollständig erzählen können.

Meher Baba ließ mich jeden Morgen gleich nach dem Aufwachen meine Träume aufschreiben. Träume zu erzählen oder aufzuschreiben ist etwas Besonderes. Während wir träumen, erleben wir den Traum von seinem Anfang bis zu seinem Ende. Wenn wir dann wach werden, geht es genau andersherum. Oft erinnern wir uns am besten an das Ende des Traums und versuchen, von dort aus zum Anfang zurückzukehren. Es ist wirklich eine Kunst, sich gut an einen Traum zu erinnern. Träumen ist eine Erfahrung des vierten Körpers und der vierte Körper hat großes Potenzial.

Meher Baba nahm uns eines Abends mit in eine Höhle. Dort mussten mein Mann und ich meditieren. Er nannte diese Meditation Alpha- und Theta-Arbeit. Unser Geist funktioniert oft wie ein Hamster im Laufrad. Er denkt jahrelang alle paar Minuten dasselbe und wir kommen in unserer Trauer und unserem Schmerz nicht weiter. Das Rad dreht sich immer weiter im Kreis. Uns geht es dann genauso wie dem Hamster, der nicht vorwärtskommt. Die Aufgabe, die Meher Baba uns stellte, lautete: Schaut euch heute Nacht in der Höhle um und findet heraus, wo eure Gedanken herkommen.

Wir befanden uns auf 3.500 Metern Höhe, nicht weit von dem Ort, wo auch die Amarnath Cave liegt, und es war ziemlich kalt. Ich war voller Eindrücke und fühlte mich in der Kälte und der Dunkelheit unwohl. Ich konnte mich allerdings nicht davor drücken, diese Aufgabe zu erfüllen. Da ich A gesagt hatte, musste ich nun auch B sagen.

Die 3.500 Meter hoch gelegene Höhle im Himalaja war natürlich der ideale Ort zum Meditieren und ich bin froh, dass ich diese Erfahrung machen durfte. Es waren keine Geräusche aus der Außenwelt zu hören, nur meine eigene Atmung, umhüllt von den Jahrtausende alten Bergen des Himalaja. Meher Baba gab uns als Training 21 Tage lang kein Bett, wir mussten im Sitzen schlafen und durften die kompletten 21 Tage nicht sprechen. Jede Nacht forderte er uns auf, unsere Arbeit mit den Alpha- und Theta-Frequenzen zu machen. Theta-Wellen sorgen dafür, dass wir träumen, Bilder und Visionen sehen. Das dient dazu, dass wir eine bessere Verbindung zum Unterbewusstsein bekommen, besser wahrnehmen und viel mehr Informationen über uns selbst erhalten.

Die 21 Tage waren für mich eine direkte Konfrontation mit mir selbst. Am stärksten wurde ich mit meinen ewigen Zweifeln konfrontiert. Genau diese Zweifel stehen der Selbstheilung im Weg.

Im Westen gehört die Bewusstseinsentwicklung, die mit der Ausbildung des vierten und fünften Körpers einhergeht, nicht zur Erziehung. In der Tat sind die Begriffe fast vollständig aus unserer Sprache verschwunden. Das Wort ›Seele‹ verwenden wir nur selten und noch viel weniger führen wir einen vertrauten Dialog mit ihr. Die Yogis waren in der Lage, besondere Kinder zu erkennen, und sorgten dafür, dass diese in der Nähe der Klöster, Tempel oder Höhlen ihre Gaben stärken konnten, denn dort wurde ihnen Sicherheit für ihre spirituelle Entwicklung geboten.

Kein Bett zu haben, konnte ich kaum ertragen. Mein Bewusstsein heftete sich sehr stark an diese Unannehmlichkeit und an all die dazugehörigen körperlichen Wehwehchen. Mein Gehirn machte Überstunden. Wie schon bemerkt, arbeitet der Geist sehr eifrig daran, den Vordergrund zum Hintergrund zu machen. Während ein Film über die Leinwand läuft, denken wir nicht mehr daran, dass die Leinwand eigentlich weiß und leer ist. Der Film wird zum Vordergrund und die Leere zum Hintergrund. Mein Denken an das nicht vorhandene Bett führte zu Zweifeln, ob ich den Verstand verloren hätte, weil ich mich auf die Aufgaben von Meher Baba einließ.

Nach fünf Tagen hielt ich es nicht mehr aus, und als wir wieder am Feuer mit ihm zusammensaßen, brachte ich es zur Sprache. Er antwortete, dass ich die Alpha- und Theta-Arbeit erledigen solle, statt mich zu beklagen und wies meine Zweifel entschieden zurück. Er wies mich darauf hin, dass ich ein geistiges Wesen in einem physischen Körper sei. Von diesem Augenblick an gab es kein Entkommen mehr. Schließlich vertrieben die Unannehmlichkeiten den Zweifel. Meher Baba lehrte uns in diesen Tagen, über die Umgebung, den Körper und die Zeit hinauszudenken. Das war die Lektion, die ich zwanzig Jahre später – in anderen Worten und an einem anderen Schauplatz – neu lernen musste: mit meinem Geist und meinem Denken über die Materie hinauszugehen.

Alle psychischen Kräfte, die der östlichen Psychologie bekannt sind, werden im vierten Körper entwickelt. Auch die heilende Energie. Die westliche Psychologie erkennt die Existenz eines Selbstheilungsvermögens nicht an, ebenso wenig wie die Funktion der Energiezentren und ihre Verbindung mit dem Körper. Diese Phänomene werden als Fantasien abgetan. In unserer Gesellschaft wird die Kraft der Vorstellung schwer unterschätzt. Wann ist etwas wahr und wann nicht? Wann ist es Einbildung und wann Wirklichkeit? Wenn die Kraft der Vorstellung auf die richtige Art angewendet wird, erhältst du Fähigkeiten, die jenseits deiner Wahrnehmung im Jetzt liegen. Du kannst dir etwas vorstellen und es gleichzeitig im Stofflichen erschaffen.

Jahrtausende lang hat unser kollektives Bewusstsein Menschen dazu gebracht, zu träumen, dass sie fliegen könnten wie ein Vogel. Überall auf der Welt hatten Menschen diesen Traum. Er ist letzten Endes bei den Gebrüdern Wright gelandet, die das kollektive Verlangen in Experimente umgesetzt haben und 1903 mit dem ersten Flugzeug in die Luft gestartet sind. So war einst auch ›der Mann im Mond‹ eine Vorstellung, ein Traum. Wissenschaftler arbeiten mit der Kraft der Vorstellung, Künstler und Schizophrene tun das ebenfalls, wenn auch nicht auf dieselbe Art. Schizophrene denken sich Dinge aus, die keinen Bezug zur physischen Welt haben, Wissenschaftler denken über Dinge nach, die sehr wohl einen Zusammenhang mit der physischen Welt und dem Körper haben, in dem wir leben. Kreative sehen Möglichkeiten, die meist in einer Zukunft materialisiert werden, wie Computer, Internet, mobile Telefonie, neue Beziehungen oder das Freisein von Trauer und Schmerz.

Inzwischen wissen wir, unter anderem durch die Arbeit von Bessel van der Kolk, dass die Kraft der Vorstellung eine wichtige Rolle bei der Traumaverarbeitung spielt. Seine Forschung über posttraumatische Belastungsstörungen (PTBS) bei Kindern, die Katastrophen miterlebt haben, bestätigt die Bedeutung der Vorstellungskraft für die Wiederherstellung von Resilienz nach einem Trauma. Allgemein ausgedrückt, stärkt die Vorstellungskraft die Fähigkeit der Menschen, sich nach einem Trauma eine positive, nachhaltige Zukunft vorzustellen und das Trauma aufzulösen. Wenn du jeden Tag entscheiden könntest, wer du sein willst, und wenn du schon morgens beim Aufwachen beginnst, die Gedanken zu denken, die du denken willst, die Gefühle zu fühlen, die du fühlen willst, das Verhalten zu zeigen, das du zeigen willst, und du diese Signale – noch bevor du die eigentliche Erfahrung machst – an den Körper sendest, und wenn du das immer wieder mit deiner Vorstellungskraft übst, dann kannst du alte

Programme überschreiben und den Körper neu konditionieren.

Du kannst den Körper neu lehren, wie sich Liebe anfühlt. Du verdrahtest neue Schaltkreise im Kopf und wenn du das immer wieder tust, wird Liebe zur neuen Normalität. Wenn du anders denkst und fühlst, gelangst du in einen anderen Seinszustand und entwickelst eine neue Identität, und das erschafft eine neue Realität. In dieser neuen Persönlichkeit brauchen Trauma, emotionaler Stress, Schmerz, mentale Verwirrung oder Krankheit nicht mehr vorzukommen. Sie sind Teil deines alten Selbst. Du kannst dich von da an neu in das Leben verlieben.

Meditieren hilft sehr, diese Vorstellungskraft zu wecken und festzuhalten. Das Wort ›Meditation‹ bedeutet übersetzt ›mit etwas vertraut werden‹. Du lernst deine unbewussten Gedanken, Emotionen und Verhaltensweisen kennen und machst dich mit ihnen vertraut. Jeden Morgen kannst du also während des Meditierens im Geist üben, Bilder aufzurufen, die dich verliebt ins Leben machen und bei denen du Liebe durch Körper, Geist und Seele strömen fühlst.

Eine Warnung ist allerdings angebracht. Es besteht die Möglichkeit, bei der Entwicklung des vierten Körpers falsch abzubiegen. So kann die Energie, die für das Selbstheilungsvermögen verwendet wird, auch destruktiv wirken. In diesem mental-psychischen Körper gelten andere Regeln als in der physischen Welt. Wenn ich in meinem Haus in den Keller möchte, weiß ich, dass ich die Treppe hinuntergehen muss. Wenn ich in meinen Gedanken in denselben Keller hinabsteigen möchte, kann ich mich hinsetzen und es einfach tun. Sofort. Der Fallstrick der Phantasie ist, dass wir nichts zu tun brauchen, außer zu denken und uns etwas vorzustellen. Das kann jeder. Das Denken und das Fühlen möchten sich gern beteiligen. Hellfühlen, -sehen, -hören, -riechen und -schmecken gehören genauso dazu wie Schmerz, Trauer, Freude.

In den vergangenen Jahren habe ich gelernt, die Kräfte meiner Vorstellung zu wecken und zu nutzen. Daher weiß ich, was es heißt, das Gefühl einer Erleuchtung zu bekommen, bei der das Bewusstsein kohärent durch alle Schichten des Bewusstseins strömt. Die Frage bleibt, wie du prüfen kannst, was wahr ist und was nicht. Ich kann dazu nur sagen, dass durch das Wachsen von Erkenntnis und Bewusstsein auch in der physischen Welt eine Veränderung im Leben und der Persönlichkeit eintritt. Dein Verhalten und dein Denken verändern sich und damit setzt du unbemerkt und ungeplant eine Transformation deiner Persönlichkeit in Gang. Das wirkt sich positiv auf den Körper aus: Das Immunsystem funktioniert besser, Beschwerden nehmen ab oder verschwinden ganz. Mein Leben hat sich völlig verändert, und die Frau, die ich heute bin und die dieses Buch schreibt, ist nicht mehr die, die 2007 ihren zweiten Ehemann verlor und von 2008 bis 2011 ernsthaft krank war.

Auf der Grundlage meiner persönlichen Erfahrung wage ich zu behaupten, dass die Neigung zu Gewalt und Krieg deutlich abnehmen dürfte, wenn sich der vierte Körper in einer Gesellschaft breit entwickeln könnte. Die Tendenz zu körperlicher Gewalt ist bei Menschen mit voll entwickeltem vierten Körper kaum vorhanden. Kein Volk hat auf jahrelange Unterdrückung mit so wenig Gewalt reagiert wie die Tibeter. Das gelingt ihnen dank der Kraft des vierten, spirituellen, Körpers. Das Gefühl, Rache nehmen zu wollen, den anderen zu hassen, ihm Schmerz zuzufügen oder ihn gar zu ermorden, kann nur in einer Umgebung und Kultur existieren, in der die heilende Energie schläft. Sobald diese jedoch erwacht, verschwindet die Neigung, anderen oder sich selbst noch länger Schmerzen zuzufügen. Gewalt braucht nicht mehr unterdrückt werden und Mitgefühl wird zur Richtschnur des Lebens.

Meher Baba konnte am Gang und den Bewegungen der Menschen sehen, ob ihre Augen geöffnet waren oder nicht. Er sah, wann die Menschen einen Stock brauchten und wann eine Hand. Kurz nach dem Verlust eines Partners, eines Kindes oder eines anderen lieben Menschen sind wir instabil und benötigen keinen Stock, sondern eine feste Hand, die uns stützt. Wenn wir dann irgendwann wieder aufrecht gehen und sicher und geerdet auf unseren Füßen stehen, brauchen wir diese Hand nicht mehr. Manch einer jedoch will den Stock oder die Hand nie loslassen. Dieses Buch ist für diejenigen bestimmt, die den Stock wegwerfen wollen und ihre traumatische Erfahrung, statt vor ihr wegzulaufen, wie einen Freund, der mit ihnen geht, willkommen heißen.

Mein erster Mann und ich haben wirklich Abschied genommen. Alles war gesagt und getan. Er hatte vor seinem Tod viel innere Arbeit erledigt und wir haben uns in Liebe verabschiedet. Für die Ewigkeit. Welch ein Unterschied zum Tod meines zweiten Mannes. Nach seinem Suizid sackte ich vollkommen in mir zusammen und nach einer Weile ging ich buchstäblich und bildlich in die Knie. Mein Herz verschloss sich und fror ein und eine tiefe emotionale Wunde entstand. Ich musste von weither zurückkommen, um meine innerpsychische Struktur wieder aufzubauen und mein verletztes Ich zu heilen. Erst im

Nachhinein konnte ich sehen, dass all das zu meinem verletzten, traumatisierten alten Ich gehörte. Ich war geflohen vor Schmerz und Verlust. Die Wunde und der Stress waren allerdings noch da und mir war nicht klar, dass ich mit meinen Entscheidungen selbst Salz in die Wunde streute. Mein verletztes Ich kannte viele Identitäten.

Die Komplexität war groß und reichte von traumabedingten Veränderungen in meinem Denken und Gehirn (durch Neuropeptide und neuronale Verbindungen) bis hin zu vielschichtigem Coping- und Anpassungsverhalten. Die Wunde, die der Suizid verursacht hatte, erkannte ich durch liebevolle Begleitung erst viel später. Ich lernte, sie zu erkennen, zu verstehen, zu fühlen und anzunehmen. Sie durfte da sein und dadurch konnte ich einen neuen Weg einschlagen. Die Lektion von Meher Baba musste ich völlig neu lernen und mir ein weiteres Mal aneignen.

Bei der Verarbeitung und Heilung unseres Selbst spielt Zeit keine Rolle. Dieser Heilungsprozess geht über die Zeit hinaus und ist nicht linear. Der unerwartete, unvorbereitete Tod meines zweiten Mannes heftete sich an alles, was zuvor in meinem Leben geschehen war. Meine Zeit als Baby im Krankenhaus, aber auch der schwerwiegende Verlust meines 16-jährigen Bruders 1980.

27 Jahre später kamen der Schock des plötzlichen Verlustes und die Art seines Todes bei einem Verkehrsunfall wieder mit aller Heftigkeit in mein Erleben zurück. Ich war damals allein zu Hause, als ein Freund meines Bruders bei uns anrief mit der Nachricht: »Dein Bruder ist in der Anjelierstraat verunglückt. Er ist unter einen Bus geraten. Kannst du schnell kommen?« Meine Eltern waren an diesem Tag unterwegs und ich konnte sie nicht erreichen.

Bis 2007 hatte ich vorwärts gelebt. Den Verlust meines jüngsten Bruders – genau wie meine Erfahrung als Baby – konnte ich erst ab 2011 rückwärts verstehen und fühlen. Damals, mit 19, war sein unerwarteter Tod offenbar zu groß für mich, um ihn wirklich fühlen und in mein Leben integrieren zu können. In dem Moment, als ich meinen zweiten Mann identifizieren musste, kamen die Gefühle bei der Identifizierung meines Bruders unerwartet wieder zum Vorschein. Alle Bilder von damals brachen heftig über mich herein. Im Rückblick kann ich über den Tod meines Bruders sagen, dass ich in dem Augenblick, als ich an der Unfallstelle ankam, in einen gefrorenen Zustand überging.

Ich hatte nicht die geringste Vorstellung davon, wie es dort aussehen, was ich antreffen würde. Ich sah ihn in einer Blutlache liegen, sein Kopf unter dem Bus. Ich kniete sofort bei ihm nieder und redete auf ihn ein. Die Polizei schrie ich an, sie sollten uns in Ruhe lassen. Als er in den Rettungswagen geschoben wurde, lebte er noch. Ich fuhr direkt hinterher ins Krankenhaus. Dort angekommen, rief ich meine älteste Schwester an. Sie versuchte, meine Eltern zu erreichen, die ausgerechnet an diesem Tag einen Ausflug machten.

Stundenlang war ich allein im Krankenhaus, bis meine Eltern endlich kamen. Meine Gedanken, Gefühle und alles, was ich gesehen hatte, froren dort ein. Es gab keine Aufmerksamkeit für mich. Keiner sagte etwas zu mir. Ich saß einfach in der Notaufnahme und es war niemand da, mit dem ich hätte reden können. Mein Bruder starb am folgenden Tag, nachdem festgestellt wurde, dass er aufgrund einer schweren Gehirnverletzung nicht mehr selbstständig atmen konnte. In Absprache mit den Ärzten und auf Wunsch meiner Eltern kam ein

Priester, um meinem Bruder die Krankensalbung zu spenden. So nahmen wir Abschied. Danach wurde die Beatmung abgeschaltet und er ist ruhig gestorben. Ich konnte allerdings nicht bewusst Abschied nehmen, da ich unter Schock stand, eingefroren in Emotionen und Bildern.

Als ich nach dem Tod meines zweiten Mannes mit dem Heilungsprozess begann, kam auch die Wunde vom Tod meines Bruders an die Oberfläche. Das war zugleich schmerzhaft und heilsam. Tief aus meinem Inneren rollte es heran, in unaufhaltsamen emotionalen Wellen mit körperlichen Entladungen in Form von Zittern und Tönen. Endlich konnten meine ›gefrorenen‹ Tränen fließen.

Die Reise zur Ganzheit beginnt immer dort, wo wir gerade sind. Alte und neue Traumata, alles wird wieder berührt. Alles kommt wieder vorbei: Gefühle, Gedanken und Schmerz aus jenen traumatischen Augenblicken. Vorwärts in die Vergangenheit! Wir sollten es als Aufruf unserer Seele betrachten, die in unserem intelligenten Körper erwacht.

3. Die Biologie der gespeicherten Überzeugung und die Folgen für den Körper

»Alles, was dir begegnet,
ist eine Möglichkeit,
den Weg zu finden.«
Buddha

Bruce Lipton untersuchte den Mechanismus, mit dem Zellen ihre Physiologie und ihr Verhalten regeln, und setzte sich in seinem Buch *Intelligente Zellen*[2] mit der Frage auseinander, wie sie Informationen im Körper verarbeiten.

Er fand heraus, dass nicht die Gene unser Verhalten bestimmen, sondern dass externe Faktoren sie ein- und ausschalten. Er entdeckte außerdem, dass Gedanken und Überzeugungen – seien sie wahr oder falsch, negativ oder positiv – uns energetisch beeinflussen und dadurch unsere Zellen verändern können. Diese energetischen Einflüsse gehen mitunter sogar so weit, dass sie den genetischen Code einer Zelle verändern und diese dadurch zu einer anderen Zelle mit anderer Funktion wird.

Frei interpretiert bedeutet Liptons Entdeckung für uns, dass wir unser Bewusstsein darauf trainieren können, neue, gesunde Überzeugungen zu erschaffen. Damit bekommen wir ein Werkzeug in die Hand, das uns dabei unterstützt, positiv mit uns selbst umzugehen, auch in schwierigen Zeiten. Denn, wie wir es auch drehen und wenden: Es bleibt schwierig, traumatische Ereignisse sofort in dem Augenblick zu verarbeiten, in dem wir damit konfrontiert werden. Insbesondere ist dies der Fall, wenn es sich um die Überbringung der Nachricht vom Tod eines uns nahestehenden Menschens – den wir sehr geliebt und manchmal vielleicht gehasst haben – handelt.

Stresshormone

Nach dem Tod meines zweiten Mannes kam ich nicht auf die Idee zu meditieren. Ich stand unter Schock und war vollkommen vom Weg abgekommen. Außerdem musste ich für zwei Kinder sorgen. Die Situation war völlig anders im Vergleich mit der Zeit nach dem Tod meines ersten Mannes. Dieser Unterschied hat mich zur Selbsterforschung angeregt: Warum war es jetzt so anders?

Ich schrieb bereits, dass ich in Panik geriet und die Wirklichkeit für mich plötzlich in viele Stücke zerbrach. Alles kam ins Wanken. Ich verlor buchstäblich das Gleichgewicht, war schwach auf den Beinen und ging ein Jahr später mit einer Autoimmunreaktion und einer Nervenentzündung ganz und gar in die Knie. Später kamen noch Herzrhythmusstörungen, Verdauungsprobleme und Krebs hinzu.

Alle, die ähnliche Zeiten durchleben, geraten aus dem Lot und tun seltsame Dinge. Hinterher kommt die Reue – »Wie konnte ich das nur tun?« – oder die Bestätigung – »Ich bin froh, dass ich das getan habe.«

In mir war totales Chaos und ich konnte die Situation nicht ertragen. Mein Körper schmerzte, ich war erschöpft und fühlte mich wie ein steuerloses Schiff bei hohem Seegang. Ich war wütend auf meinen Mann, trank zu viel und negative Gedanken gewannen die Oberhand. Er hätte seine Kinder nicht zurücklassen dürfen! Dort, wo Energie haftet und worauf sich unsere Aufmerksamkeit richtet, wächst sie.

Anhaltender Stress

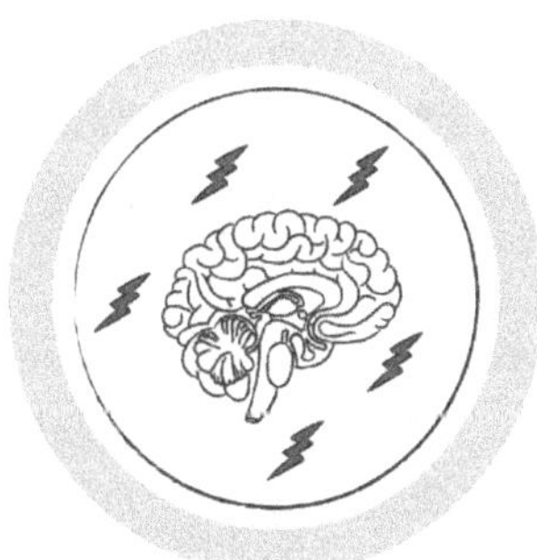

Überzeugungen wirken laut Lipton auf unsere eigene Biologie im Körper. Aus der Biologie ist bekannt, dass jede lebende Zelle eine eigene Funktion und eine eigene Schwingungsebene hat. Bei traumatischen Ereignissen und überwältigenden Erfahrungen stürzen verschiedene Dimensionen des Bewusstseins ein und die dazugehörigen Funktionen werden gestört. In der Dimension des Denkens treten dann Konzentrations- und Gedächtnisprobleme auf. Die Wahrnehmung ist gestört, das Gehirn macht Überstunden und fühlt sich an wie eine volle Autobahn der Gedanken und Gefühle.

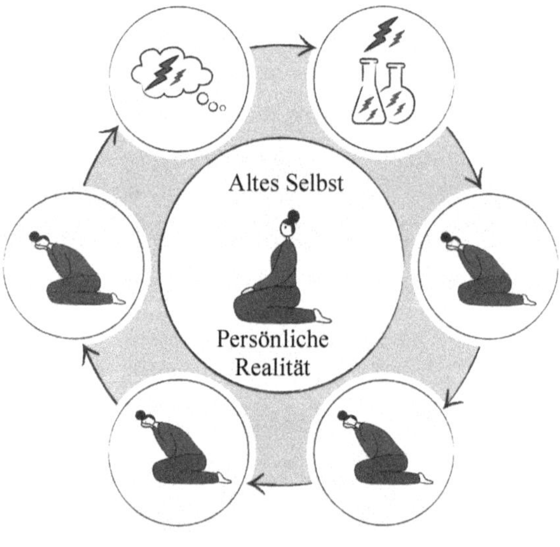

Liptons Theorie geht noch weiter. Gene sind molekulare Blaupausen, die bei der Bildung von Zellen, Geweben und Organen eine große Rolle spielen. Die Umwelt jedoch ist mindestens genauso wichtig. Sie fungiert dabei sozusagen als ›Auftragnehmer‹, der die genetischen Baupläne liest und ausführt und letzten Endes für die Art und Weise verantwortlich ist, wie das Leben der Zelle verläuft. In der Tat geht es hier um Bewusstsein in dem Sinne, dass jede einzelne Zelle sich ihrer Umgebung bewusst ist, dadurch die Mechanismen des Lebens steuert und so das Verhalten des Menschen bestimmt.

Es sollte eigentlich nicht verwundern, dass einzelne Zellen so intelligent sind. Einzeller waren die ersten Lebensformen auf unserem Planeten und damit einzelne Zellen, die voll lebens- und interaktionsfähig waren. Erst viele Millionen Jahre später entstanden die Mehrzeller, die Zellen begannen zusammenzuarbeiten und wir wurden die Menschen, die wir heute sind.

Aufgrund von Liptons Erkenntnissen könnte man sagen, dass der Körper dem Geist folgt oder auch, dass der Körper zum Gehirn wird. Wissenschaft ist seiner Ansicht nach ein Prozess, der alte Mythen zerschlägt und fundamentale Ansichten über die menschliche Kultur neu definiert. So macht die Sichtweise, dass wir eine zufällige Ansammlung von

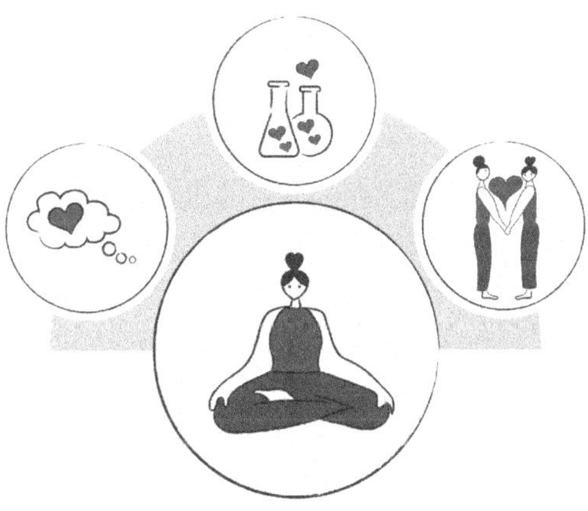

Zellen und Knochen und zerbrechliche biochemische Wesen sind, jetzt der Erkenntnis Platz, dass wir selbst kraftvolle Schöpfer der Welt sind, in der wir leben. Es kommt eben doch darauf an, was wir denken, tun und fühlen.

Nach einer überwältigenden Erfahrung sind wir oft buchstäblich damit beschäftigt, auf allen geistigen und physischen Ebenen zu überleben. Das bringt Stress mit sich, Dysbalancen, Zusammenbrüche, Degeneration, Angst, Wut, Trauer, Energieverlust, Alarm, Krankheit und Abgeschiedenheit. Wir verlieren den Fokus und die Richtung unseres Lebens. Viele unserer tiefen Überzeugungen, die in solchen Zeiten an die Oberfläche kommen, helfen uns nicht, sondern schwächen uns. Das habe ich selbst erlebt.

Heute, gut zehn Jahre später, weiß ich, dass das Leben, das ich jetzt führe, auf der Grundlage kraftvoller Informationen geschaffen wurde. Ich habe Himmel und Hölle erlebt. Der Himmel ist für viele der Wohnort eines Gottes, der als außerhalb des Menschen wahrgenommen wird. Ich sympathisiere mit dem Buddhismus, der lehrt, dass der Himmel das Nirwana in uns selbst ist und ›die Hölle‹ ein Teil des Weges, der dort hinführt.

Es ist meine Mission, mit diesem Buch allen Menschen, die Traumatisches erlebt haben, zu zeigen, wie sie ihr Leben selbst in die Hand nehmen und den Weg zu Gesundheit und neuem Glück gehen können. Die Basis ist, dass Selbsterkenntnis uns handlungs- und entscheidungsfähig macht.

Den meisten von uns sind emotionaler Schmerz, Krankheit und Verlust nicht fremd. Fast alle, mit denen ich je gesprochen habe, wünschen sich ein Leben mit mehr Wohlbefinden und Freude. Ist das möglich? Ja, es ist machbar, und es ist nie zu spät, damit anzufangen. Die Antwort liegt in uns selbst, in unserem Körper, der die geniale Fähigkeit hat, sich selbst zu heilen. Das geschieht täglich, und wir haben die Möglichkeit, diese Fähigkeit noch zu erweitern.

Während eines traumatischen Erlebnisses werden wir verletzt. Danach wiederholen wir diese Phase in unseren Gedanken und Überzeugungen. Wenn wir dies länger als ein halbes Jahr lang tun, sind neurologische Verbindungen (neuronale Pfade, Verkabelungen) entstanden und es ist für uns zur Normalität geworden, ›so‹ zu sein. Das führt zu allerlei Symptomen und Beschwerden im physischen, emotionalen und kognitiven Bereich. Alle Energie steckt dort fest.

Wenn wir uns über diese Tatsache nicht im Klaren sind und dann meditieren, ändert sich nichts, denn unser destruktives Denken ist uns nicht bewusst. Der Ausgangspunkt für Veränderung ist die Erkenntnis, dass nur das wächst, dem wir Aufmerksamkeit schenken. Der erste Schritt ist also, sich dieses Denkens und seiner Wirkung auf den Körper bewusst zu werden. Darauf basierend kann eine neue, positivere Denkform entwickelt werden.

Möglicherweise ist durch die emotionale Verletzung infolge von Trauma und Verlust eine Anzahl widriger, dysfunktionaler Denkgewohnheiten entstanden. Diese setzen sich um in Fühlen und über das Fühlen in Denken und Tun. Die häufigsten dysfunktionalen Denkgewohnheiten möchte ich kurz beschreiben.

Dichotomes oder Schwarz-Weiß-Denken

Situationen werden in Extremen beurteilt, nicht im Rahmen eines Kontinuums. Der Gedankengang enthält Wörter wie

›immer‹, ›alle‹, ›alles‹ oder ›nie‹. »Ich werde nie mehr glücklich.«, »Niemand versteht mich.«, »Ich fühle mich immer so elend.«, »Immer komme ich allein nach Hause.« usw.

Denken in Katastrophen und Worst-Case Szenarien
Darauf folgt eine emotionale Argumentation: Gefühle werden als Beweis für die Richtigkeit des Gedankens angesehen (self-fullfilling prophecy). Auf der Basis einer im Grunde negativen Selbstbeurteilung werden Etiketten aufgeklebt.

Viele Hinterbliebene kämpfen nach Suiziden mit einem Schuldgefühl gegenüber dem Verstorbenen: Sie betrachten sich als Loser oder Versager. Oft ist dabei ein selektiver mentaler Filter eingeschaltet, Distanz und Objektivierung sind kaum möglich. Die Aufmerksamkeit richtet sich dann ausschließlich auf die negativen Details einer Situation oder Person. Alternative positive Szenarien kommen nicht ins Bild.

Übergeneralsieren
Im Kern finden hierbei Verallgemeinerungen aufgrund einer oder mehrerer negativer Erfahrungen statt. Das Verhalten von anderen oder besondere Ereignisse werden stark auf die eigene Person bezogen und ausschließlich negativ interpretiert. Unangenehmen Eigenschaften oder Erlebnissen wird stets mehr Bedeutung zugeschrieben als angenehmen. Daraus resultiert eine sehr geringe Frustrationstoleranz oder es entsteht der vorherrschende Gedanke, dass es unmöglich sei, eine bestimmte Situation oder ein Ereignis noch einmal zu ertragen oder, nach dem, was passiert ist, weiterzuleben.

Identitätsverwirrung

Die letzte dysfunktionale Denkgewohnheit, die ich nennen will, ist die Tendenz, sich ständig in die Lage des Verstorbenen zu versetzen. Oder das Empfinden von Selbstverachtung und des Wunschs, selbst tot zu sein.

Diese dysfunktionalen Denkmuster äußern sich oft in Symptomen wie Schlafproblemen, Herzrasen und anderen körperlichen Beschwerden. Letzten Endes führen sie meist zu sozialer Isolierung, denn niemand versteht uns, und demnach hat es keinen Sinn, etwas zu erzählen. So sind in dieser Phase die Kräfte der emotionalen Wunde an der Arbeit und der Gedankenstrom lässt sich nur schwer aufhalten. Emotionale Abstumpfung kann die Folge sein, aber auch Verbitterung über den Verlust und die dazu passende Opferrolle.

Sich von diesen Denkmustern und Gedanken zu lösen ist oft eine komplexe, langwierige Angelegenheit. Damit will ich allerdings nicht den Psychotherapeuten Argumente liefern, die dafür plädieren, das Nichtfunktionieren zum Beispiel bei Trauer in das *Diagnostische und statistische Handbuch psychischer Störungen* aufzunehmen. Im Gegenteil, Trauer ist keine Krankheit. Es ist sogar kontraproduktiv, Trauer zur Krankheit zu erklären. Mir geht es darum, dass die betroffene Person die emotionale Wunde erkennt und ihre Unfähigkeit, zu anderen Überzeugungen zu gelangen. Überzeugungen und Gedanken, die zum Beispiel mit der Sehnsucht nach dem Verstorbenen zu tun haben und dem Sinn des Lebens ohne ihn.

Der wichtigste Fokus bei der Heilung ist das Verschieben unserer inneren Erfahrung. Sprechen hilft längst nicht immer, weil dabei eine Abwehr gegen das Gefühl zustande kommt. Wie ich schon sagte, ist das Fühlen die Sprache des Körpers. Gehirnscans zeigen uns, dass ein bestimmtes Gehirnareal aufleuchtet, wenn wir etwas sehr tief fühlen. Wir wissen auch, dass ein anderes Gehirnareal aktiviert wird, wenn Menschen über ihr Trauma sprechen. Sprechen kann uns von der Wahrnehmung, was in uns geschieht, ablenken und damit davon, uns selbst zu helfen.

Momente tiefer Heilung sind oft größtenteils nonverbal. Deshalb genügen kognitive Therapien definitiv nicht. Zu den besten Therapien gehören die nonverbalen, weil ihre wichtigste Aufgabe darin besteht, uns dabei zu helfen, unsere Gefühle zu fühlen – wahrzunehmen, was wir denken, zu sehen, wie die Dinge in uns fließen, und das zu reparieren.

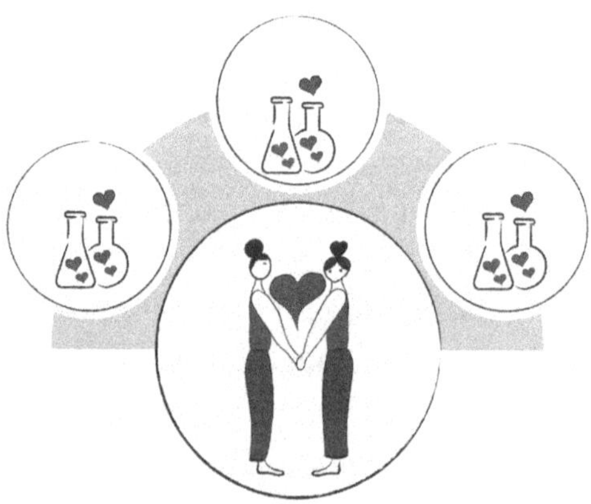

Eine Übung, die hilft zu verstehen, was ich meine

Setze dich hin und versuche, dir der Gedanken bewusst zu werden, die in diesem Augenblick da sind. Werde dir bewusst, was du denkst. Halte regelmäßig inne und konzentriere dich auf deine Atmung. Bist du in deinem Körper präsent oder weit von ihm entfernt? Lege deine Hände auf deinen Bauch. Kannst du das fühlen?

700 Hz	Dankbarkeit/Wertschätzung/	
	Liebe	
	Kraft/Freude	Schöpfung
	Klarheit/intuitives Wissen/	Verbundenheit
	Freiheit	Expansion
	Glück	Lösungsorientierung
	Begeisterung	im Fokus: was wir wollen
	Anerkennung/Respekt	Genesung/Heilung
	Vergebung	Gewinn
	Optimismus/Fröhlichkeit	Ermutigung
	Mut	
	Vertrauen	
250 Hz	Neutralität	
	Langeweile	Überleben
	Pessimismus	Distanz
	Frustration/Irritation/	Kontraktion
	Ungeduld	Problemorientierung
	Enttäuschung/Zweifel/	Fokus: was wir nicht wollen
	Besorgnis	Krankheit
	Wut/Hass	Verlust
	Reue	
	Angst	
20 Hz	Scham/Erniedrigung/	Entmutigung
	Schuldgefühle	

Die Atmung verbindet uns mit unserem Körper und hilft uns, mit unserer Innenwelt in Kontakt zu kommen. Jeder Gedanke hat eine bestimmte Schwingung oder Ladung und diese hat eine Wirkung auf den Körper – bis in jede Zelle hinein. Du kannst dir helfen, indem du dich nicht gegen all diese Gedanken wehrst, sie nicht verleugnest oder wegschiebst.

Angenehme Gedanken rufen andere Dinge hervor als unangenehme Gedanken. Ab unserem ersten Atemzug sind wir von der größten Kraft in diesem Universum beseelt: von der Kraft, die Möglichkeiten unseres Denkens in die Realität unserer Welt umzusetzen. Um die Kraft, die in der indischen Philosophie die heilende Energie genannt wird, vollständig zu wecken, ist nur eine subtile Veränderung der Art und Weise nötig, wie du dich selbst siehst.

Klang erschafft sichtbare Wellen, wenn man ihn durch Wasser oder Sand reisen lässt. Auf ähnliche Art ziehen deine Gedanken Wellen durch das Feld des Universums und beeinflussen deinen Körper, deine Krankheit, deinen Schmerz, deinen Mangel und deine Genesung. Der Klang kann so eingestellt werden, dass sich die Muster verändern. Das ganze Universum ist voller Klang und Schwingungen, wie Hartmut Müller in seinem Buch *Global Scaling beschreibt*[3]. Du bist formbarer, als du es mit deinem normalen Verstand erfassen kannst.

Atome, Zellen, Energie – alles verändert sich, um unseren Überzeugungen zu entsprechen. Das Einzige, was uns dabei einschränkt, ist die Art und Weise, wie wir denken. Bruce Lipton entwickelte weiter, was Albert Einstein 1935 über Interaktionswirkungen herausfand: Eine Aktion an einem bestimmten Ort kann eine Veränderung an ganz anderer Stelle auslösen. Einstein nannte das eine geisterhafte Fernwirkung. Es handelt sich um eine Eigenschaft des vierten, mental-psychischen Körpers. Da wir nun wissen, dass das menschliche Bewusstsein unter bestimmten Umständen Einfluss auf die Energie hat, auf den Stoff, aus dem alles besteht, öffnet uns das die Tür, um Grenzen zu verschieben.

Wir Menschen sind spirituell-geistige Wesen in einem physischen Körper und wir leben interaktiv mit dem Universum. Alles, was wir erfahren und fühlen, ist direkt mit unseren Gedanken und Überzeugungen verbunden. Das ist das eigentliche Innenleben. Die Emotionen und das Gefühl folgen diesem Gedankenfluss. Der Körper folgt dieser Schwingung. Die darin enthaltenen Muster lassen sich nicht so leicht umkehren, denn manche Überzeugungen sind wie in Beton gegossen.

Ich war mehrere Jahre lang mit der Überzeugung beschäftigt, dass mein zweiter Mann sich nicht hätte umbringen und seine Kinder ohne Vater zurücklassen dürfen. Lange habe ich diesen Standpunkt gehegt und an ihm festgehalten. Dies hat mich buchstäblich krank gemacht, weil ich meine Energie und mein Gefühl für Kontinuität, Kohärenz, Verbundenheit, Autonomie und Vitalität verlor.

Jedes Mal, wenn ich daran dachte, dass meine Kinder ohne Vater aufwachsen mussten, wurde ich von tiefer Trauer überfallen. Der Vater würde sich nie ersetzen lassen. Diese in mir verfestigte Geschichte lag tief in mir verborgen und erst nach gezielter Selbstuntersuchung wurde sie mir bewusst. Danach war ich in der Lage, ›eine neue Denkform‹ zu entwickeln.

Daraufhin fühlte ich mich anders, machte andere Erfahrungen und fing automatisch an, anders zu denken. Ich konnte die ›Denk-und-Fühl‹-Schleife endlich durchbrechen.

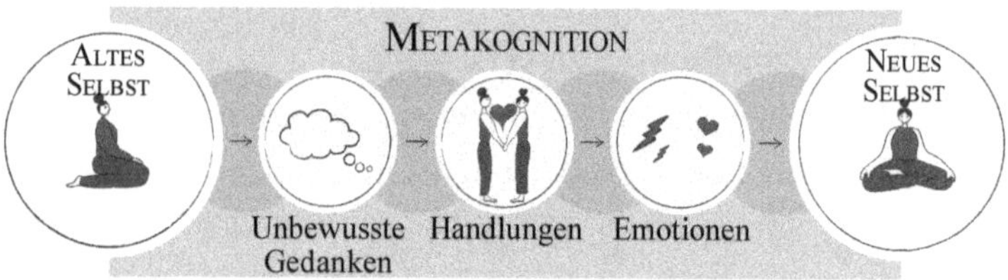

Fallbeispiele ›Denk-und-Fühl‹-Schleife

Als Psychotherapeutin habe ich mit vielen Klienten gearbeitet, die ähnlich fest zementierte Überzeugungen hatten. Hier folgt der Fall einer Klientin, die zehn Jahre lang mit der Überzeugung lebte, dass ihr Mann nicht hätte krank werden und sterben dürfen. Sie wurde daraufhin selbst geistig und körperlich schwer krank und verlor Lebenslust und -sinn.

Ein zweiter Fall betrifft einen neunzehnjährigen jungen Mann, der mit etwa siebzehn Jahren plötzlich schwere Konzentrationsprobleme und soziale Ängste entwickelte. Es stellte sich heraus, dass er seit seinem achten Lebensjahr auf seinen Vater wütend war, der sich nach einer langen depressiven Episode das Leben genommen hatte. Der Junge hatte offenbar schon länger das Gefühl gehabt, außerhalb der Realität zu leben, und war nicht in der Lage, mit anderen in Kontakt zu treten. In der Schule wurde er isoliert.

Ich ging mit ihm bis zu dem Augenblick der Nachricht zurück – langsam und behutsam, denn ich wollte seine Wut nicht wegschieben. Wir versuchten, die Wut im Kontext des achtjährigen Jungen zu verstehen, der zu hören bekam, dass sein Vater sich das Leben genommen hatte. Wer war dabei? Was fühlte er? Was wurde gesagt? Was dachte er und warum?

Eine Aussage einer Tante kam zum Vorschein: Er müsse sein Leben lang wütend auf seinen Vater sein, der seiner Mutter all das angetan hatte. Die Tante war zum Zeitpunkt des Geschehens eine vertraute Person für den kleinen Jungen. Er nahm diese Überzeugung an und blieb bei ihr, bis er innerlich damit in Schwierigkeiten geriet und fast psychotisch wurde. Kein Wunder, dass nach der Klassifizierung laut dem diagnostischen und statistischen Handbuch psychischer Störungen eine besorgniserregende Entwicklung der Identität bei ihm festgestellt wurde.

Ich sah, dass die Biologie seiner gespeicherten Überzeugung ihn zu diesem Punkt getrieben hatte. Die Entwicklung seines Denkens und seines Intellekts stagnierte, sein emotionaler Körper blieb zurück und dadurch geriet er überall ins Hintertreffen. Die Folge war, dass er sich von seinen Altersgenossen zunehmend entfremdet fühlte und immer ängstlicher wurde.

Schritt für Schritt traten wir in die Wirklichkeit von damals ein und folgten der Spur seiner Kernüberzeugung, dass er seinem Vater für immer böse sein müsse. Anschließend nahmen wir ihr die Kraft, was ihre eingefrorene Energie freisetzte. Der junge Mann war nun in der Lage, die Trauer fühlen und seine Angst und Einsamkeit erkennen zu können. Sein Herz öffnete sich und er konnte in seiner Trauer darüber weinen, dass er seinen Vater vermisste. Wir führten gemeinsam mit seiner Mutter und der Tante systemische Gespräche.

Auch hier gingen wir zurück zum Augenblick der Nachricht. Die Tante sagte meinem Klienten, dass sie diesen Satz in einer Gefühlswoge gesprochen hatte. Es wurde ihr klar, was sie damit bei ihrem Neffen angerichtet hatte, und sie fühlte sich schuldig. Zum ersten Mal spürte der Junge wieder die Liebe zu seinem Vater. Seine Heilung konnte beginnen. Es brauchte viele Gespräche, um diesen Heilungs- und Entwicklungsprozess zum Abschluss zu bringen. Mein Klient konnte der Biologie der gespeicherten Überzeugung ihre verwirrende und vernichtende Kraft nehmen.

Das folgende, ausführlichere Fallbeispiel betrifft eine 44-jährige Frau, die ebenfalls in einer ›Denk-und-Fühl‹-Schleife feststeckte und daraus resultierend körperliche Folgen erlebte. Ein Kollege meldete sie bei mir zur Einzeltherapie an.

Folgende besondere Geschichte war dem vorausgegangen: Mein Kollege hatte drei Jahre zuvor ein Ehepaar zur Beziehungstherapie in Behandlung gehabt. Die Frau hatte damals eine Affäre mit einem verheirateten Mann begonnen (einem Dritten in der Beziehung). Lange, nachdem die Paartherapie beendet war, rief die Frau meinen Kollegen an und bat ihn um Rat. Ihr Freund, mit dem sie die Affäre gehabt hatte, hatte Krebs. Das veränderte alles. Nachdem die beiden Ehepaare in den vergangenen zwei Jahren eine gewisse Stabilität in ihrem Verhältnis untereinander erreicht hatten, wurde die Beziehung der Frau zu ihrem Mann und den Kindern, sowie zu ihrem Freund, dessen Frau und deren Kindern erneut auf den Kopf gestellt.

Als die Frau zu mir kam, klagte sie über Unsicherheit und Angst. Darüber hinaus fühlte sie große Trauer über den bevorstehenden Verlust und konnte darüber mit niemandem sprechen. Ihren Freund wollte sie schonen, zu seiner Frau entstand Distanz und Peinlichkeit. In dieser komplexen Situation mit heftigen Gefühlen bei allen Beteiligten erwiesen sich die Vereinbarungen über die Beziehungen untereinander als schwer einzuhalten.

Als Therapeutin wollte ich in einem Genogramm erst alle Positionen und Beziehungen der Personen klar und übersichtlich darstellen. Dabei musste ich meine eigenen Vorstellungen von Beziehungen beiseite schieben, auch wenn ich sehr bewunderte, was diesen Menschen zwei Jahre lang gelungen war, unter anderem in der gemeinsamen Erziehung der Kinder. Die Erkrankung des Freundes streute Sand ins Getriebe und das vielschichtige Geflecht geriet in Schieflage. Zwischen den beiden Frauen entstand ein Streit um die Liebe und die Aufmerksamkeit für den kranken Mann. Sie wussten nicht mehr, wo die Grenzen waren. Dadurch wurde meine Klientin unsicher und ängstlich und sie wünschte sich von mir Halt.

Das war keine leichte Aufgabe. Ich wusste, dass es keinen Sinn hatte, die üblichen Schritte im Trauerprozess mit ihr durchzuarbeiten. Abgesehen davon, dass ich selbst nicht an deren Wirksamkeit glaube, hätte es ihr auch nicht geholfen. Sie hatte Erwartungen an die Beziehung zu ihrem Freund, die nun plötzlich nicht mehr erfüllt wurden. Auch durch die unvermeidlichen und schmerzhaften Verschiebungen in der Gesamtheit der Beziehungen fühlte sie sich verwirrt und aus dem Gleichgewicht gebracht. Sie konnte ihren Schmerz und ihre Anspannung nicht mit ihren Lieben teilen.

Im Grunde stand sie vor dem Beginn eines neuen Lebens. Sie hatte keine Wahl. Das Ziel meiner Therapie war also, ihr zu helfen, sich diesem neuen Leben zuzuwenden, ihre Beschwerden und Symptome zu deuten und vor allem, ihr zuzuhören. Die Integration des Verlustes in ihr Leben kam erst viel später an die Reihe.

Ihr Freund starb während der Zeit, in der unsere Gespräche stattfanden. Einige Male konnte ich mit beiden gemeinsam sprechen. Unter anderem dank der Erkenntnisse, die dabei ans Licht kamen, konnten sie alles gemeinsam durchsprechen und in Liebe und in vollem Bewusstsein Abschied nehmen. Die Frau des Freundes konnte meiner Klientin vor dem Tod ihres Mannes doch noch einen eigenen Platz und Zeit mit ihm einräumen. Sie waren oft zu dritt. Der Mann meiner Klientin zog sich allmählich aus dem Ganzen zurück und unterstützte sie, indem er für die gemeinsamen Kinder sorgte. Er gab ihr den Raum, bei ihrem Freund zu sein, und im Endstadium seiner Krankheit war sie öfter dort als zu Hause.

Meine Klientin fand Ruhe nach dem Tod ihres Freundes. Der Sterbeprozess hatte vier Monate gedauert. Sie wollte sich nun wieder auf ihren Mann und die Kinder konzentrieren. In unseren Gesprächen ging es mehr und mehr um die Frage, wie sie mit ihm weiterleben wollte. Sie fühlte großen Abstand und konnte ihn schlecht erreichen.

Schließlich schlug eine Bombe ein, die sie endgültig ins Wanken brachte: die Nachricht, dass ihr Mann sich in der Zwischenzeit in eine Kollegin verliebt hatte. Sechs Monate nach dem Tod des Freundes verließ der Mann das gemeinsame Haus. Er zog zu seinen Eltern und leitete praktisch sofort die Scheidung ein.

23 Jahre war meine Klientin mit ihrem Mann zusammen gewesen. Ihn zu verlieren konnte sie nicht ertragen und geriet in Panik. Zwei solche Verluste innerhalb kurzer Zeit waren zu viel für sie. Ich wollte sie zweimal wöchentlich treffen, um zu verhindern, dass ihre innerpsychische Struktur noch stärker zerfiel. Auf meinen Rat ließ sie sich für eine Weile krankschreiben. Sie war sehr wütend und rachsüchtig, worunter die Kinder litten. Sie reagierte aus ihrem Schmerz heraus und fühlte sich verraten. Wir führten viele Gespräche, um diese Wut in neue Bahnen zu leiten – nicht, um sie wegzuwischen, sondern um sie anders zu lenken, damit sie nicht die Frau selbst, die Kinder und andere betroffene Familienmitglieder zerstörte. Das Wohlbefinden der Kinder stand für mich an erster Stelle.

Ich arrangierte systemische Gespräche mit der Frau und dem Mann, damit die Wut und die Trauer bei der richtigen Person ankamen. Wir haben fünf Gespräche geführt, um ein gutes Leben nach der Ehe zu regeln, und zusätzlich einige Gespräche in Anwesenheit der Kinder. Sie waren damals 13, 11 und 9 Jahre alt. Bei diesen Treffen musste ich mich schwer ins Zeug legen, um einerseits der Wut der Frau Raum zu geben und ihr dabei andererseits zu zeigen, dass dadurch nichts geklärt wurde. Es würde nur alles weiter aus der Form geraten und die Kinder geistig, emotional und körperlich verletzen. Ihre Wut und ihre Rachegefühle waren so übermäßig, dass ich befürchtete, sie könnte sich oder den Kindern etwas antun, nur um ihren Mann zu schaden. Sie war so verletzt und verwirrt, dass ihr Denken völlig entgleiste.

Nach mehreren systemischen Gesprächen wurde allmählich die Trauer sichtbar. Erst dann konnte sie darüber sprechen, was der Verlust ihrer Ehe für sie bedeutete. In ihrem Fall ging es um viele Erfahrungen mit Trauer, die sich übereinandergelagert haben.

Sie kam weiterhin. Ab einem bestimmten Zeitpunkt konnte sie ihren Prozess auch mit der Frau ihres verstorbenen Freundes teilen. Die beiden konnten ihr inniges Band wieder neu knüpfen. Auch die Kinder der beiden Familien fanden sich wieder. Im Leben der Frau kehrte Ruhe ein. Sie begann wieder zu arbeiten und wir bauten die Gespräche langsam ab. Ich überließ ihr die Verantwortung, den Stock, den die Therapie darstellt, bis wir selbst wieder gehen können, wegzuwerfen.

Ein Jahr nach der Scheidung von ihrem Mann und anderthalb Jahre nach dem Tod ihres Freundes konnte sie allein weitergehen, mit Hilfe der Kinder und Unterstützung von Verwandten und Freunden. In diesen anderthalb Jahren gewann sie viel Wissen über ihre psychischen Prozesse. Sie konnte die Folgen von Tod und Scheidung für ihr Denken, Fühlen, Handeln und Sein in ihr Leben integrieren.

Gewiss ist die Trauer für sie noch nicht vorbei. Die ›rohe‹ Phase und die Gefühle, die dazu gehören, sind jedoch übergegangen in das Kümmern um ihre Identität, unabhängig von den beiden Männern in ihrem Leben. Sie hatte wieder den Mut, in die Zukunft zu schauen. Ich konnte sie ruhigen Gewissens entlassen und wir beendeten unsere therapeutische Beziehung mit einem Ritual: Ich ließ sie drei Briefe schreiben. Einen an ihr zukünftiges Selbst, einen an ihren Mann und einen an ihren verstorbenen Freund. Die ersten beiden Briefe zerschnitt sie und warf sie in den Fluss. Den Brief an ihren Freund hat sie noch. Zu gegebener Zeit wird sie mit seiner Frau entscheiden, was sie damit machen und wo.

Die Fallbeispiele zeigen, dass wir oft glauben, wir seien nur Zuschauer in dieser Welt, obwohl es im Grunde unmöglich ist, etwas nur zu betrachten. Wir haben Erwartung und Überzeugungen in Bezug auf die Dinge, auf die wir unseren Blick richten. Manchmal sind uns diese Erwartungen und Überzeugungen bewusst, meist aber nicht. So oder so, unsere Wahrnehmung wird dadurch gefärbt. Indem wir etwas anschauen, nehmen wir teil an dem, was wir sehen. Wenn wir unsere Aufmerksamkeit auf etwas richten, ist unser Bewusstsein daran beteiligt.

Auf dem Gebiet des Bewusstseins scheint es keine klaren Grenzen zu geben, die uns aufhalten oder die uns sagen, wo wir als Menschen enden und wo der Rest des Universums beginnt. Das östliche Modell der sieben Körper und der verschiedenen Dimensionen veranschaulicht, wie genial der Mensch aufgebaut ist und zeigt die Grenze zwischen dem Stofflichen und dem Nichtstofflichen. Auch unsere Vorfahren glaubten stets, dass alles miteinander verbunden ist. Auf der energetischen Ebene ist dies in der Tat so. In unserem Inneren ist alles interaktiv miteinander verbunden. Wir leben in einer interaktiven Realität, in der wir die Welt um uns herum beeinflussen können, indem wir verändern, was in uns vorgeht, während wir zuschauen. Und dieses Beobachten wird von unseren Gedanken beeinflusst.

Als ich zur Einsicht kam, wie hartnäckig der Gedanke »Mein zweiter Mann hätte sich nicht töten und mich mit den beiden Kindern allein zurücklassen dürfen« in mir verankert war, fragte ich mich, wie ich mich fühlen würde, wenn ich diesen Gedanken auch weiterhin hegen würde. Ich entdeckte, dass ich die Wahl hatte, die Realität zu sehen. Und diese

Realität war, dass er Suizid begangen hatte. Einige Jahre nach dem schicksalhaften Augenblick erkannte ich, dass der Gedanke, an dem ich festhielt, jeden Tag aufs Neue – vom Aufstehen bis zum Zubettgehen – große Auswirkungen darauf hatte, wie ich mich fühlte. Das daraus entstehende, vorherrschende Gefühl war Wut, die ich auf alles und alle in meiner Umgebung projizierte. Dadurch verlor ich meine Arbeit und meine Freunde und wurde krank. Ich war das Opfer meiner eigenen Gefühle, hervorgerufen durch diese eine Überzeugung, die ich jahrelang gehegt hatte – bis zum Moment der Erkenntnis nach einer gründlichen Selbstuntersuchung.

Danach konnte ich nicht mehr anders als mein Leben zu verändern. Erst dann konnte ich die Entscheidung treffen, mich für die Wirklichkeit zu öffnen. Im Energiefeld verhalten sich Dinge, die physisch verbunden waren und danach getrennt wurden, als ob sie noch immer verknüpft wären. Der stoffliche Körper der Person, die wir geliebt haben, ist weg, die energetischen Verflechtungen mit dem Menschen nicht.

Die Fähigkeit zu wählen, ist zugleich die Fähigkeit, sich zu verändern. Die Frage ist, wie wir diesen Mechanismus in Gang setzen können. Dies kann nur durch eine Selbstuntersuchung geschehen, durch die das, was vielleicht noch schlummert, geweckt werden kann. Zum Beispiel, indem wir den Überzeugungen auf die Spur kommen, die die Symptome erklären und zum Verschwinden bringen können, oder die Überzeugungen, die einen Krankheitsprozess im Körper umkehren können. Oder indem wir etwas über die Überzeugungen lernen, die Unterstützung und nährende Beziehungen ins Leben bringen, oder die Frieden und Liebe bringen.

Mein neunzehnjähriger Klient lebte von seinem achten bis zum neunzehnten Lebensjahr mit der Überzeugung, dass er weiterhin wütend auf seinen Vater sein musste. Dabei liebte er ihn, litt unter dem Verlust und war ängstlich. Er erlaubte sich jedoch nicht, dies zu fühlen, weil eine Erwachsene zu ihm gesagt hatte, dass er auf seinen Vater nur wütend sein durfte. Seine ganze innerpsychische Struktur fiel langsam auseinander, bis er zu dem ängstlichen Jungen wurde, der Gedächtnisstörungen hatte und aus der Wirklichkeit trat. Erst, nachdem er eine Verbindung zu den Gefühlen und Emotionen hergestellt hatte, die für ihn zu seinem Vater gehörten, taute der gefrorene Bewusstseinsstrom auf. Nach zwei Jahren intensiver Therapie konnte er schließlich wieder die Liebe zu seinem Vater fühlen. Dies half ihm, seine eigene Entwicklung in Gang zu bringen.

Den Kreislauf der Verletzlichkeit, den er durchlaufen hat, nimmt er mit in andere Beziehungen, die er eingeht. Er hat allerdings gelernt, wahrzunehmen, was er denkt und fühlt, wie er sich verhält und was dies in der Interaktion mit anderen für ihn bedeutet. Die Frau, die innerhalb kurzer Zeit ihren Freund und ihren Mann verloren hatte, fühlte sich so sehr betrogen und wurde so rachsüchtig, dass sie jeglichen Sinn für die Realität verlor, um sich schlug und in diesem Prozess fast ihre Kinder schädigte.

Der Fallstrick bei meiner eigenen Selbstuntersuchung war, dass ich immer wissen wollte, was auf mich zukam. Ich war immer ungeduldig und fühlte mich sehr unsicher im Umgang mit allem Unbekannten. Gerade der Umgang mit dem Unbekannten und die Nicht-Planung in einem strikten Zeit- und Ordnungsregime ist nun zentral für meinen Ansatz.

Meine Faszination liegt in der Überschreitung der definierten Grenze zwischen Wissenschaft und Spiritualität – das Kombinieren der Ansichten und Weisheiten der östlichen Mystik und derjenigen der Psychologie zu einer neuen Wissenschaft. Für die Erforschung des menschlichen Bewusstseins ist nämlich beides nötig: der Blick von innen heraus als auch der von außen nach innen. Verhaltensweisen wie reden, treten oder schlagen sind Ausdruck eines persönlichen geistigen Prozesses. Diese stimmen nicht mit dem Bewusstsein überein. Die Tatsache, dass mentale Bilder nicht sichtbar und nur der Person zugänglich sind, zu der sie gehören, bedeutet nicht, dass sie ihre Basis nicht in etwas haben, das außerhalb dieser Person liegt. Der puristische Gedanke, dass das, was jemand anderes nicht sehen kann, wissenschaftlich unzuverlässig ist, sollte uns nicht davon abhalten, subjektive Phänomene wissenschaftlich zu betrachten. Alles, was wir in unserem Geist antreffen, ist subjektiv.

Es ist die Stärke einer wachsenden Gruppe neuer Wissenschaftler, dass sie objektiv den Zusammenhang zwischen vielen individuellen Subjektivitäten untersuchen. In meinem persönlichen Prozess und in der Arbeit mit meinen Klienten habe ich erfahren, dass diese kombinierte Herangehensweise sowohl den Klienten als auch der Therapeutin Hoffnung gibt und wervolle Möglichkeiten bietet.

4. Bewusstsein und Meditation

Bewusstsein spielt sich im Innersten eines Organismus ab, nicht in der Öffentlichkeit.

Dennoch manifestiert es sich auf allerlei Arten nach außen, in dem, was wir sagen, in unseren Emotionen und unserem Verhalten.

Die Manifestationen im Außen beschreiben den inneren Vorgang. Ein gesprochener Satz, der einen Gedanken wiedergibt, tut das auf direkte Weise. Es lässt sich auch ein Zusammenhang herstellen zwischen bestimmten äußerlichen Manifestationen, wie dem Wachzustand, Emotionen und spezifischem Verhalten. Anhand dieser im Außen sichtbaren Erscheinungen können wir dann die inneren Manifestationen in der Person betrachten und beschreiben, die das spezifische Verhalten zeigt.

Daneben können wir die inneren Manifestationen anschauen, die wir als Beobachter bei uns selbst feststellen, wenn wir uns in vergleichbare Umstände begeben. Diese Dreieckskonstruktion ermöglicht es uns, aus extern wahrnehmbarem

Verhalten Schlüsse über den inneren Zustand anderer Individuen zu ziehen. Auf diese Weise wird Bewusstsein zugänglich für Dritte. Unschärfe und Vagheit haben viel mit unserer bewussten Wahrnehmung zu tun.

In Woody Allens Film *Harry außer sich* (1997) wird dieser Mechanismus raffiniert dargestellt. Wir sehen eine Szene, die auch als ›Film im Film‹ bezeichnet werden kann. Der Kameramann merkt, dass der Schauspieler Mel immer verschwommen ins Bild kommt. Zuerst denkt er, es liegt an ihm selbst und daran, dass er die Kamera möglicherweise falsch eingestellt hat. Es gelingt ihm jedoch nicht, sie scharf zu stellen, und er fragt sich, ob der zuständige Mechanismus kaputt ist. Der ist allerdings in Ordnung. Als nächstes schaut er sich die Linse an. Ist sie vielleicht schmutzig und macht dadurch das Bild unscharf? Die Linse jedoch ist blitzsauber.

Schließlich stellt sich heraus, dass das alles mit dem Schauspieler Mel, dargestellt von Robin Williams, zu tun hat. Der Schauspieler selbst ist unscharf. Er ist verschwommen, und jeder, der ihn anschaut, sieht ihn verschwommen. Richtet man die Kamera auf etwas anderes als diesen Schauspieler, ist alles scharf zu sehen.

Der Schauspieler in dem Film hat eine Krankheit, aufgrund derer ihn alle unscharf sehen. Hier liegt die Unschärfe im Objekt. Das macht diesen Film so lustig und steht natürlich in völligem Widerspruch zu der grundlegenden Eigenschaft des Bewusstseins. Die Filmszene ist witzig, weil niemand Mel scharf sehen kann. Die Verschwommenheit ist in dieser Szene zu einer äußeren Eigenschaft geworden und ist keine personengebundene innere Qualität der Wahrnehmung.

Unser Gehirn ist Teil eines Gesamtorganismus, mit dem es in ständiger Wechselwirkung steht. Die konstanten und vorhersagbaren Manifestationen des Bewusstseins sind leicht zu erkennen und zu messen. Zum Beispiel wissen wir, dass das Wachsein ein normaler Bewusstseinszustand ist. Wenn wir wach sind, achten wir aufmerksam auf Reize aus der Umgebung und verhalten uns auf eine Weise, die dem Kontext, in dem wir uns befinden, angemessen ist.

Ob jemand wach ist, lässt sich an seinen offenen Augen direkt beobachten. Wachzustand und Bewusstsein gehören daher immer zusammen. Die einzige Ausnahme ist der Traumschlaf, bei dem wir nicht wach, aber uns doch teilweise der Dinge bewusst sind, die sich im Geist abspielen. Die Erinnerungen, die wir von den letzten Traumfragmenten vor dem Wachwerden haben, deuten darauf hin, dass das Bewusstsein ›eingeschaltet‹ war.

Aber auch das Umgekehrte kann vorkommen. Wir sind wach und doch nicht bei Bewusstsein. Das tritt zum Glück nur bei bestimmten neurologischen Schäden auf. Ein Wachzustand ist allerdings nicht gleichbedeutet mit Bewusstsein. Wenn wir wach sind, ist der Geist ›eingeschaltet‹ und es werden Vorstellungen sowohl von unserem Inneren als auch von unserer Umgebung gebildet. Reflexe werden erzeugt. Diese Reflexe erfordern weder Bewusstsein noch Wachzustand.

Wir brauchen Wörter und Sätze, um Ereignisse, Beziehungen und Sachverhalte in Mitteilungen zu verwandeln, die der Empfänger verstehen kann. Dank der Sprache sind wir in der Lage, die Dinge, die wir wahrnehmen, zu benennen. Meine These lautet, dass das Bewusstsein einen inneren Sinn beinhaltet, der auf Repräsentationen beruht, die ein Gefühl darstellen. Dieser innere Sinn sendet eine starke nonverbale Botschaft aus. Wenn wir mit Trauma konfrontiert werden, bildet sich direkt aus der persönlichen Perspektive ein neuronales Muster. Das fühlen wir und danach handeln wir. Es gibt keinen logischen Prozess und Worte spielen dabei keine Rolle. Alte Traumata und Gefühle werden sofort berührt und geweckt.

Unterbewusstsein

Indem wir reflektieren, erwecken wir unser Bewusstsein. Die Selbstwahrnehmung wird daher als bewusster, wacher Geist bezeichnet. Das Unterbewusstsein umfasst alle psychischen Prozesse, die der bewusste Verstand nicht wahrnimmt. Die Erkenntnis, dass Feuer heiß ist, ist in unserem Unterbewusstsein als Erfahrung gespeichert. Diese Information braucht das Bewusstsein, um uns zu schützen und in sicherem Abstand von den Flammen zu halten.

Im täglichen Sprachgebrauch wird das Unterbewusstsein zu Unrecht mit dem ›Unbewussten‹ gleichgesetzt. Das Unterbewusstsein verarbeitet etwa 20.000.000 Umgebungsreize pro Sekunde, der bewusste Geist nur vierzig. Wenn ein Gegenstand auf uns zufliegt, hat der trägere bewusste Verstand keine Zeit, sich des gefährlichen Projektils bewusst zu werden. Es ist der unterbewusste Geist, der dafür sorgt, dass wir blinzeln. Er ist der stärkste Datenverarbeiter, der sowohl die Innen- als auch die Außenwelt des Körpers wahrnimmt, Hinweise aus der Umgebung liest und das zuvor erlernte Verhalten sofort zeigt. Dies geschieht alles ohne Hilfe des bewussten Verstandes (des Neocortex). Bewusster und unterbewusster Geist arbeiten beim Erlernen komplexer Verhaltensweisen zusammen. Später werden diese anschließend vollkommen unbewusst ausgeführt.

Wie im ersten Bereich, Kapitel 4 *Das Denken und das Tun*, bereits beschrieben, nutzen wir das Unterbewusstsein bei der Verarbeitung großer Informationsmengen, sowie auch bei Gedanken, Emotionen, (irrationalen) Überzeugungen, Intuition, Kreativität, Fantasie, Inspiration und Erinnerungen. Es enthält riesige Mengen gespeicherten Wissens. Während wir schlafen, ist das Bewusstsein vollständig ausgeschaltet. Das bewusste Gehirn brauchst du beispielsweise zum Sprechen, logischen Denken, Analysieren, Entscheidungen abwägen und Planen. Es kann kleine Mengen von Information verarbeiten, hat einen freien Willen und kann sich in gewissem Maß dafür entscheiden, das Unterbewusstsein zu überstimmen. Das Bewusstsein kann sich außerdem immer nur auf eine Sache fokussieren.

Bei all seiner enormen Rechenleistung hat das Unterbewusstsein allerdings auch eine Grenze. Eine Sache kann es ganz und gar nicht: Es kann leider nicht zwischen einem echten Ereignis und einem, an das wir nur denken, unterscheiden. Dieses Phänomen sorgt dafür, dass wir die guten und angenehmen Dinge im Leben anziehen oder aber wir ruinieren unsere gesamte Gesundheit vollkommen, sei es körperlich oder geistig, indem wir beispielsweise in Angst leben.

Was geschieht, wenn wir einen Albtraum hatten? Wir werden wach, das Herz klopft, Schweiß bricht aus, wir haben Angst. Der Albtraum fand im Kopf statt und wir waren nicht wirklich in Gefahr. Unser Verstand (das Bewusstsein) wusste das jedoch nicht und der Körper reagierte physiologisch genau so, als ob es wirklich passiert wäre.

Die Psychologie unterscheidet zwischen dem persönlichen, dem kollektiven und dem familiären Unterbewusstsein. Im persönlichen Unterbewusstsein werden bestimmte frühkindliche Erlebnisse gespeichert und so »ins tiefste Unbewusste verdrängt« (Carl Gustav Jung). In Zusammenhang mit Phobien, psychosomatischen Beschwerden oder Reizbarkeit spielt das persönliche Unterbewusstsein eine wichtige Rolle. Bei traumatischen Ereignissen übernimmt oft die unterbewusste Programmierung die Kontrolle. Das Unterbewusstsein ist immer im gegenwärtigen Moment aktiv.

Der bewusste Geist ist in der Lage, sich in der Zeit vorwärts und rückwärts zu bewegen. Er ist die Stimme deiner Gedanken. Aber wer hält unser Leben am Laufen, wenn wir unser Bewusstsein auf Schmerz, Wut, Ärger und Angst richten? Das Unterbewusstsein. Wie macht es das? Genau so, wie wir durch die Beobachtung von anderen programmiert wurden. Das bedeutet, dass die Art, wie wir mit Trauma umgehen, dadurch vorprogrammiert ist, dass wir Überzeugungen von Altersgenossen, Eltern, Verwandten, Lehrern, Freunden und Bekannten übernommen haben. Diese Überzeugungen unterstützen nicht notwendigerweise die Ziele unseres bewussten Geistes, sie bestimmen aber in bedeutendem Maß unsere Physiologie und unsere Gesundheit.

Der Begriff ›kollektives Unterbewusstsein‹ wurde von Carl Gustav Jung eingeführt. Er umfasst alle Reaktionsmuster, die wir Menschen seit Generationen gemeinsam haben – beispielsweise, wie wir auf die Angst vor dem Tod reagieren: mit Angriff oder Flucht vor der Gefahr. Diese Reaktionen werden nicht nur als Instinkte vererbt, sondern innerhalb einer Kultur weitergegeben.

Das familiäre Unterbewusstsein umfasst unbewusste Wünsche, Erwartungen und Werte, die uns von unseren Eltern und der Gesellschaft während unserer Entwicklung eingeprägt werden, ohne dass wir uns dessen bewusst sind. Wir alle kennen Beispiele dafür. In meiner Familie war es beispielsweise völlig normal, fröhlich weiterzumachen, sich selbst anzutreiben und es sich nicht anmerken zu lassen, wenn man nicht mehr konnte – und vor allem nicht darüber zu reden.

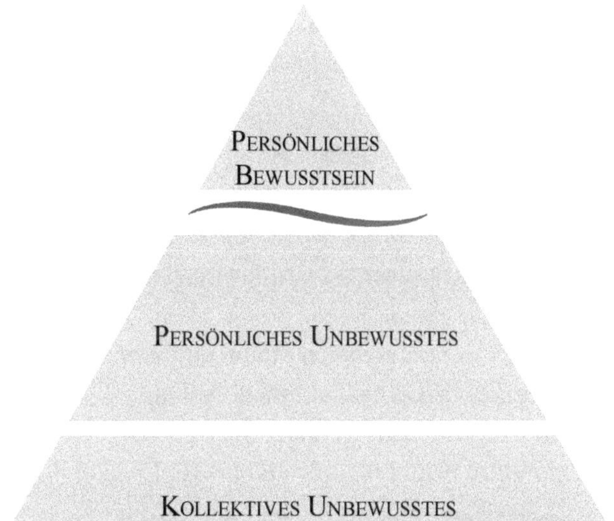

Pyramide C. G. Jung

Das Unterbewusstsein beeinflusst das Bewusstsein, indem es immer wieder Signale sendet, ohne dass wir es merken. Oft sind wir dann durch den Inhalt unserer Träume oder plötzlich auftretende Gedanken oder Vorstellungen verwirrt. Wenn diese beängstigend sind oder mit Scham oder Schuldgefühlen einhergehen, erkennen wir sie höchst ungern als Teil unserer selbst an und drängen sie lieber zurück ins Unterbewusstsein, aus dem sie gekommen waren. Daher werden unsere Handlungen oft von unerklärlichen Gefühlen beeinflusst.

Ist es uns möglich, das Unterbewusstsein kennenlernen? Ja, es ist möglich, bestimmte Teile des Unterbewusstseins bewusst zu aktivieren. Mit Reflexion kommen wir dabei schon ziemlich weit. Wie reflektieren wir jedoch über uns selbst? Ein Zugang dazu ist die Traumwelt.

Übung I: Traumtagebuch

- Leg einen Notizblock neben dein Bett.
- Wenn du aufwachst, notiere das Letzte, was du gesehen hast.
- Geh rückwärts durch den Traum und schreibe ihn auf – von seinem Ende bis zu seinem Anfang.
- Wenn es dir nicht gelingt, dich an den Anfang des Traums zu erinnern, schreib nur das Ende und die dazugehörigen Emotionen oder Gefühle auf.
- Denke während des Tages immer wieder an den Traum und beobachte, welche Erinnerungen daran wiederkommen. Du wirst staunen, wie viel Information Träume über uns zu bieten haben.

Im vorhergehenden Kapitel habe ich gezeigt, dass das Denken bei der Steuerung unserer biologischen Systeme eine wichtige Rolle spielt. Nun stelle ich fest, dass die Dualität tatsächlich existiert. Wenn wir nur großartige Erfahrungen in diesem Leben machen würden und unser Unterbewusstsein nur Glück kennen würde, dann würden wir ein vollkommen glückliches Leben führen, ohne uns dessen jemals bewusst zu sein. Gegen dieses unterbewusste Programm anzukämpfen, ist sinnlos. Tatsächlich können Spannungen zwischen dem unterbewussten Programm und dem bewussten Willen zu schweren neurologischen Störungen führen.

Eines meiner unterbewussten Programme sagte mir, dass ich um jeden Preis immer weitermachen musste. Meine Gefühle wurden eingesperrt. Ich dachte, es würde nur dann gut gehen, wenn ich weiter arbeiten und funktionieren würde.

Sechs Wochen nach dem Tod meines zweiten Mannes war ich wieder am Arbeiten und fuhr quer durchs Land, als ob nichts passiert wäre. Ich tat das für meinen damaligen Arbeitgeber, weil ich davon überzeugt war, dass es das Beste für mich sei. Einfach weitermachen. Das unterbewusste Programm besagte, dass es eine unsichere Angelegenheit war, Gefühle zu zeigen und dass ich dafür sofort von meiner Umgebung bestraft werden würde.

Während ich mich nach der Einäscherung durch die Zeit kämpfte, versuchte mein bewusster Geist, die Kontrolle zu behalten. Gleichzeitig versuchte mein Unterbewusstsein, meinen Körper zu kontrollieren, da ich Angst hatte, die Kontrolle zu verlieren und meine Gefühle zu fühlen und zu zeigen. Ich zwang mich die ganze Zeit, die Kontrolle über meine Gefühle zu behalten. Dies verschlang sehr viel Energie und legte dadurch letzten Endes mein körperliches, geistiges und spirituelles Immunsystem lahm. Ich ging in die Knie und bekam eine Nervenentzündung, wurde depressiv und verlor vollkommen die Orientierung in meinem Leben. Für meinen Kampf gegen das Unterbewusste bezahlte ich einen hohen Preis.

Bei der Verarbeitung einer emotionalen Wunde führen die meisten Menschen einen dramatischen Kampf mit dem Unterbewusstsein und dem programmierten Körper. Je stärker die Kindheit traumatisiert ist, desto härter ist der spätere Schlag. Wie die Familie und das Umfeld sich verhalten und reagieren, spielt eine wichtige Rolle.

In Indien zum Beispiel trauern die Menschen ganz öffentlich. Das erste Mal, dass ich aus der Nähe damit konfrontiert wurde, war bei Meher Baba. Es war die öffentliche Einäscherung eines Kindes, das bei einem Unfall ums Leben gekommen war. Ich weiß noch, dass die verzweifelte Mutter und ihre jämmerlichen Schreie mich völlig lähmten. Es erstaunte mich, dass niemand sie zurückhielt oder ihr eine Beruhigungsspritze gab. Im Gegenteil. Alle machten mit. Für mich als Frau aus dem Westen, die darauf programmiert war, Gefühle zu unterdrücken und Leid beiseite zu schieben, war das unerträglich – und zugleich faszinierte es mich. Es erschien mir wie eine Befreiung, so laut die Verzweiflung hinausschreien zu dürfen.

Einige Monate nach dem Tod meines zweiten Mannes (bevor ich krank wurde) ging ich eines Morgens, nach einer weiteren von vielen schlaflosen Nächten, mit meinem Hund an den Strand. Plötzlich begann ich zu schreien. Ich konnte nicht mehr aufhören. Ich schrie, bis ich brechen musste. Ich schrie und übergab mich abwechselnd. Es fühlte sich an, als käme das Ganze bis aus meinen Zehen herauf. Mein ganzer Körper war beteiligt. Besorgt kam ein alter Mann auf mich zu und fragte, ob alles okay wäre. Vornübergebeugt sagte ich: »Nein, mein Mann ist vom Dach gesprungen und hat mich, ohne etwas zu sagen, mit unseren beiden Kindern zurückgelassen. Ich bin nicht okay. Nein, ich bin nicht okay.« Auf seine Reaktion hin – er sagte: »Dann verstehe ich, dass Sie so schreien müssen. Machen Sie nur weiter« –, musste ich weinen. Das war das erste Mal, dass ich dieses Gefühl ansatzweise zuließ. Danach vergrub ich es wieder tief in mir.

Auch das Wachbewusstsein, das um ein Vielfaches langsamer ist als das Unterbewusstsein, hat Pausen. Direkt vor dem Einschlafen sinkt die Aktivität des Wachbewusstseins auf eine niedrige Frequenz von 7 bis 14 Hertz. Das nennt man auch Alpha-Zustand. Um diesen Zustand zu erreichen, brauchen wir nichts Neues zu lernen. Die Natur hat es so eingerichtet, dass wir alle mindestens zweimal am Tag in diesem Alpha-Zustand gleiten. Jeder Mensch schläft mindestens einmal täglich, und sowohl beim Einschlafen als auch beim Aufwachen kommen wir automatisch dort vorbei. Es ist eine Art Dösen unseres Bewusstseins.

Leider funktioniert es im Alltag für viele Menschen anders. Sie kommen müde von der Arbeit nach Hause, sehen den ganzen Abend fern, bekommen Besuch, telefonieren oder sitzen am Rechner und mailen oder googeln. Danach gehen sie mit vollem Kopf ins Bett und schlafen schnell ein. Sobald die Augen sich wieder öffnen, ist das Leben wieder in voller Härte zur Stelle. Nichts wurde verarbeitet.

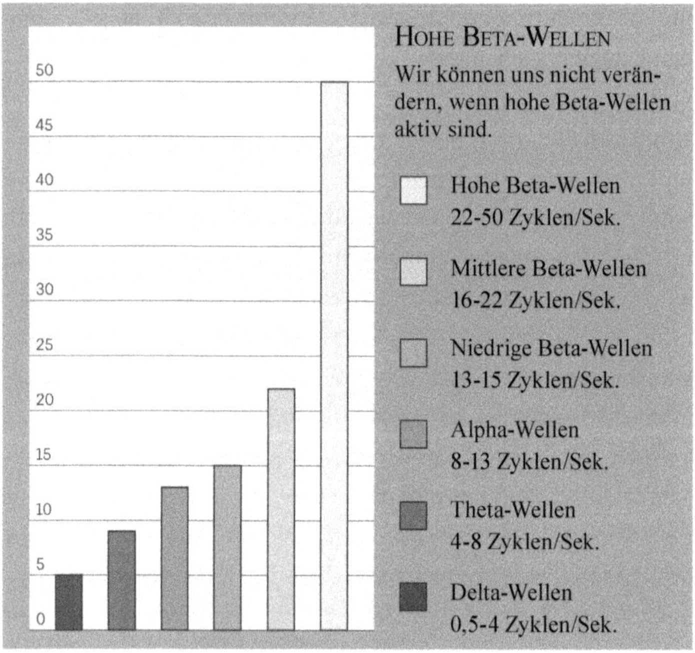

Es gelang mir lange Zeit nicht, diesen entspannten Alpha-Zustand zu erreichen. Mein Körper hatte zu viel Spannung und Stress aufgebaut.

Nachdem dies einige Monate so angehalten hatte, wirkte es sich auf mein Nervensystem aus. Ich wollte keine Schlaftabletten mehr nehmen, also trank ich zwei Gläser Wein und schlief dann ein. Beim Aufwachen war alles in seiner ganzen Härte zurück, sodass ich sofort wieder voll unter Adrenalin stand. Das wirkte keineswegs beruhigend. Auch mein Hormonhaushalt geriet durcheinander. Der Alkohol machte mich depressiver. Seit dem Tod meines zweiten Mannes hatte ich nicht mehr menstruiert. Zwei Jahre später war meine Gesundheit am Boden und bleibende körperliche Schäden waren entstanden. Heute jedoch, zehn Jahre später, lebe ich mit hoher Lebensqualität und einem Gefühl von Glück. Und mit einer verheilten emotionalen und physischen Narbe.

Gehirnwellen

Der Alpha-Zustand bezieht sich auf eine der fünf Arten der Gehirnwellen. Die Gehirnwellen haben Ähnlichkeit mit den Noten in der Musik: Manche stehen für tiefe Frequenzen, andere für hohe, und gemeinsam sind sie in der Lage, Harmonie zu erschaffen. Sie sorgen dafür, dass unsere Gedanken, Emotionen und Wahrnehmungen perfekt ausbalanciert und konzentriert sind.

Das Gehirn ist von elektrochemischer Natur mit einer Variation von elektromagnetischen Feldern. Diese Schwankungen lassen sich als Frequenzen der Gehirnströme in einem Elektro-Enzephalogramm (EEG) messen. Sie liefern uns wichtige Informationen darüber, was wir denken, fühlen, lernen, träumen und erschaffen, und geben zudem Auskunft über die Informationen, die wir gerade verarbeiten.

Die Gehirnwellen von Erwachsenen unterscheiden sich von denen eines Kindes. Jedes Entwicklungsstadium eines Kindes zeigt spezifische Gehirnwellen. Das erklärt, warum kleine Kinder bis zum Alter von etwa sechs oder sieben Jahren die Gedanken, Überzeugungen und Glaubenssysteme ihrer Eltern und ihrer Umgebung leicht absorbieren und als wahr akzeptieren. Untertags sind in unserem Gehirn alle fünf Arten der Gehirnwellen aktiv. In Abhängigkeit davon, was wir in dem betreffenden Augenblick tun, sind manche Wellen in bestimmten Hirnarealen aktiver und andere in anderen Regionen weniger aktiv. Keine Wellenart wird jedoch ausgeschaltet. Welche fünf Arten von Gehirnwellen gibt es und was tun sie?

Geburt bis zum Alter von zwei Jahren

Von der Geburt bis zum Alter von zwei Jahren ist die Gehirnaktivität am geringsten, sie liegt zwischen 0,5 und 4 Hertz (Schwingungen pro Sekunde). Dieser Bereich ist unter dem Namen Delta-Wellen bekannt. Wenn wir erwachsen sind, treten diese Wellen am stärksten im Tiefschlaf auf. Das ist die Zeit, in der sich der Körper regeneriert und heilt und wir unsere Umgebung nicht bewusst wahrnehmen. Die Delta-Wellen sind mit einem tiefen, traumlosen Schlaf verbunden.

Interessanterweise befinden sich Säuglinge und Kinder auch untertags überwiegend im Delta-Bereich. Je älter wir werden, desto seltener produzieren wir diese Gehirnwellen. Mit der Zeit verschlechtern sich der Schlaf und die Fähigkeit, sich zu entspannen.

Im Allgemeinen sind die Delta-Wellen mit unbewussten körperlichen Aktivitäten verknüpft, zum Beispiel mit dem Herzschlag und der Verdauung. Wenn die Delta-Wellen in einem EEG hohe Spitzen zeigen, kann das ein Anzeichen für eine Gehirnschädigung, für Lernschwierigkeiten oder auch schweres ADHS sein. Ein deutliches Tal kann auf Schlafprobleme hinweisen. Ein gleichmäßiges, mittleres Niveau der Delta-Wellen steht für Kreativität, emotionale Verbundenheit und Intuition.

GEHIRNWELLEN

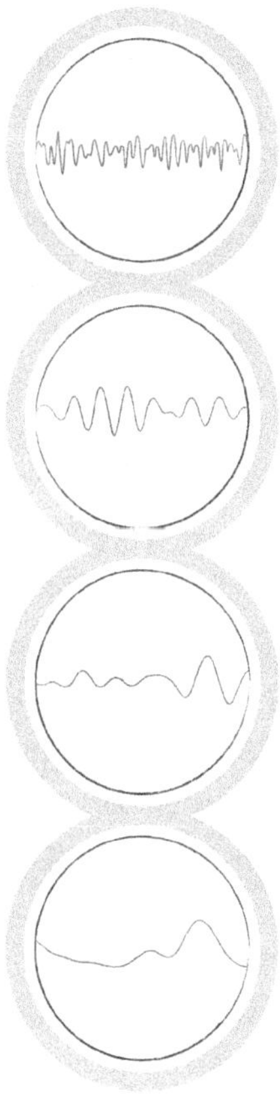

BETA
- Aufmerksamkeit auf die externe Welt gerichtet
- Nutzung des analytischen Verstandes
- Gehirn wachsam/bewusst
- Verarbeitung von Sinnesinformationen

ALPHA
- Aufmerksamkeit auf die innere Welt gerichtet
- Zustand der Fantasie
- Denken und Analysieren verlangsamt
- leicht meditativer Zustand

THETA
- Körper schläft / bewusster Geist ist wach
- halb wach / halb schlafend
- leicht ›programmierbar‹
- kein Schleier zwischen bewusstem und unterbewusstem Geist

DELTA
- Tiefschlaf
- keine bewusste Wahrnehmung
- Körper regeneriert

Alter von zwei bis sechs Jahren

Im Alter von zwei bis sechs Jahren ist die Gehirnaktivität durch Theta-Wellen gekennzeichnet (4 bis 8 Hertz) – das sind Gehirnwellen von niedriger Frequenz. Kinder sind von der Geburt bis zum Alter von etwa sechs Jahren in der Lage, mithilfe dieser niedrigeren Frequenzen viele Informationen in ihr Gehirn aufzunehmen. Das Bewusstsein ist noch unzureichend entwickelt, deshalb gibt es keinen Filter oder Referenzrahmen und alle Informationen werden leicht absorbiert.

Bis zum Alter von etwa sechs Jahren speichern Kinder alles, was sie hören, sehen, riechen, schmecken oder fühlen. Das gilt auch für Überzeugungen, Haltungen, Verhalten von Eltern, Erziehenden, Lehrkräften und Geschwistern. Kinder übernehmen das, was sie über ihre Sinne wahrnehmen, und speichern es als Fakten im Gehirn. Das Prinzip ›mit gutem Beispiel vorangehen‹ ist in dieser Phase äußerst wichtig, da alles im unterbewussten Geist verankert wird.

Botschaften, die wir als Kind hören, etwa: »Du bist dumm«, »Du bist anstrengend«, »Du bist nicht gut«, »Du bist zu dick« oder »Du bist zu langsam«, werden als Tatsachen im unterbewussten Gedächtnis gespeichert. Daraus resultieren hemmende Überzeugungen, die unser weiteres Leben bestimmen. Einmal programmiert, steuert unser Unterbewusstes für den Rest unseres Lebens alles – bis wir die Entscheidung treffen, es neu zu programmieren.

Als Erwachsene sind wir dann im Theta-Zustand, wenn der Körper schläft, während der bewusste Geist wach ist oder wenn wir uns in einem Dämmerzustand zwischen Wachsein und Schlaf befinden. In dieser Phase träumen wir.

Im Theta-Zustand sind wir vollkommen entspannt und ›programmierbarer‹, weil sich zwischen dem bewussten und dem unterbewussten Geist kein Schleier mehr befindet. Die Theta-Wellen machen uns empfänglich für kreative Ideen, Bilder, Traumfetzen und lange vergessene Erinnerungen. Es ist auch der ideale Zustand zum Lernen, zum Neuprogrammieren des Geistes, für Traumerinnerungen und Selbsthypnose. Es ist der Zustand, in dem die Magie des Gehirns stattfindet und in dem wir auf natürliche, intuitive Weise meditieren.

Entwicklung der Gehirnwellen

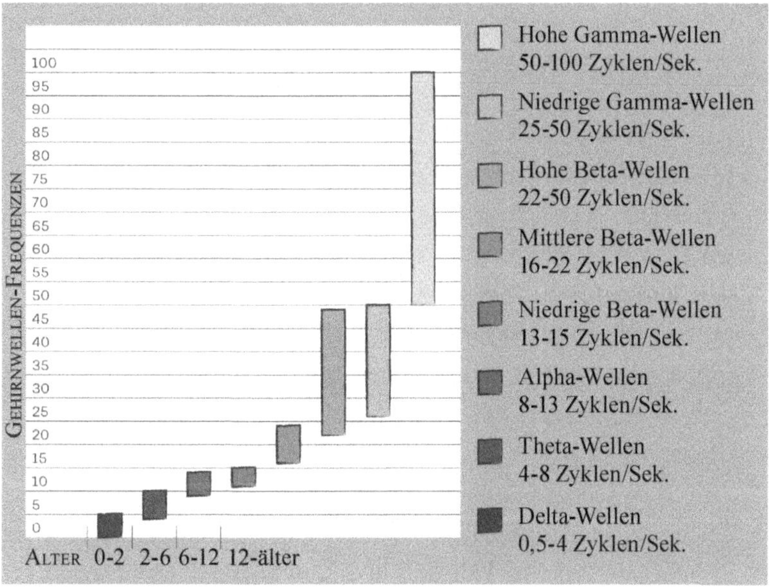

Sechs bis zwölf Jahre

Je älter wir werden, desto weniger offen sind wir für Programmierungen von außen. In diesem Altersspektrum entwickeln Kinder in zunehmendem Maße Alpha-Wellen, also höhere Frequenzen von 8 bis 13 Hertz. Wenn wir im Alpha-Zustand sind, sind wir in einem Zustand ruhiger Bewusstheit. Hier entsteht die Erkenntnis unseres ›Selbst‹. Wir sind wach und dabei entspannt. Das ist der Zustand, in dem wir gut lernen und die aufgenommenen Informationen leicht verarbeiten können. Die Aufmerksamkeit ist stärker auf die innere Welt und weniger auf die äußere Umgebung gerichtet. Wir sind in einem Zustand der Fantasie. Der analysierende Geist verlangsamt das Denken und wir befinden uns in einem leicht meditativen Zustand.

Ab zwölf und älter

In etwa ab dem zwölften Lebensjahr entwickeln Kinder Gehirnwellen mit höherer Frequenz, die sogenannten Beta-Wellen (13 bis 35 Hertz). Dies ist ein Zustand, in dem wir aktiv und konzentriert sind, argumentieren und Entscheidungen treffen. Die Aufmerksamkeit ist stark auf die äußere Welt gerichtet und wir nutzen unseren analytischen Verstand. Das Gehirn ist aufmerksam und wir verarbeiten Sinnesinformationen.

Bei Erwachsenen gibt es drei Ebenen von Beta-Wellen. Auf der niedrigsten Ebene (13-15 Hertz) sind wir entspannt, interessiert und reflexiv. Wir sind in einem Zustand des bewussten, rationalen Denkens. Die mittlere Ebene (16-22 Hertz) macht uns aufmerksamer, wacher und interessierter. Auf der höchsten Ebene der Beta-Wellen (22-50 Hertz) ist der Geist hyperaktiv, der Körper überstimuliert und es besteht keinerlei Kohärenz mehr. Wir sind in einem Zustand hoher Erregung und schütten chemische Stresssubstanzen aus, die uns in den Modus von Flucht, Kampf, Erstarrung oder noch mehr Erregung versetzen. In diesem höchst angespannten, emotionalen Zustand ist es nicht möglich, etwas Neues zu lernen, zu vertrauen, klar zu kommunizieren oder kreativ, effektiv und empathisch zu sein. Das Gehirn ist auf Selbsterhaltung und Überleben fixiert.

Wenn wir uns auf der höchsten Beta-Ebene befinden, treten immer mehr emotionale Ausbrüche auf. Wir erleben mehr Ungeduld, fordern mehr, machen mehr Fehler, fühlen stärkere Wut, treffen öfter falsche Entscheidungen, schaffen größere Konflikte, fühlen mehr Frustration und sind meist weniger produktiv. Es ist uns unangenehm, uns auf die innere Welt der Gedanken und Gefühle zu konzentrieren. Wir sind zu sehr auf die externe Welt und die Probleme fixiert, die sich dort abspielen. Über das Nervensystem kommen fast ausschließlich Informationen herein, die zu dem emotionalen Zustand passen, in dem wir uns in diesem Augenblick befinden. Bewusste Veränderung ist im Beta-Zustand nicht möglich.

Gamma-Wellen: 25 bis 100 Hertz

Die Gamma-Wellen mit ihrer Frequenz von 35 Hertz und höher wurden erst vor Kurzem entdeckt. Es ist nach wie vor schwierig, sie mit einem EEG zu erfassen. Mittlerweile ist bekannt, dass Gamma-Wellen im Thalamus entstehen und sich dann mit unglaublicher Geschwindigkeit vom hinteren Ende des Gehirns zum vorderen bewegen. Zwar ist weitere Forschung nötig, es scheint aber, dass Gamma-Wellen mit kognitiven Verarbeitungsaufgaben auf hohem Niveau verbunden sind: einem Lernstil, der auf schneller Aufnahme und Verarbeitung von Informationen und auf der optimalen Funktion der Sinnesorgane beruht.

Menschen mit geistigen Problemen oder Lernschwierigkeiten zeigen oft weniger als die Hälfte der üblichen Aktivität der Gamma-Wellen. Spitzen in den Gamma-Wellen sind bei Menschen in einem Zustand der Glückseligkeit und während des so genannten REM-Schlafs zu sehen.

Warum diese Informationen über die Frequenzen von Gehirnströmen? Ich bin der Überzeugung, dass uns dieses Wissen hilft, zu erkennen, wann wir uns in einem Zustand befinden, der eine echte Veränderung ermöglicht. Der Schlüssel zu authentischer Gesundheit und Glück liegt darin, jeder Welle zu erlauben, optimal in ihrer Frequenz zu arbeiten. Sie sind nicht statisch, sondern verändern sich mit zunehmendem Alter. Es geht nicht darum, wie besessen an einer Verbesserung der Beta-Wellen zu arbeiten, damit wir uns besser konzentrieren können, oder mehr Gamma-Wellen haben zu wollen, um in einen spirituellen Zustand zu gelangen.

Keine Art der Gehirnwellen ist besser oder ›spezieller‹ als die anderen. Sie sind alle wichtig, denn sie sind das Resultat der elektrischen Aktivität unserer Neuronen und unseres geistigen Zustands. Die Gehirnwellen zeigen, dass geistige Prozesse, Emotionen und Verhaltensweisen ›Energie‹ im Gehirn erzeugen. Der Schlüssel liegt also darin, sich diesen Prozess bewusst zu machen und anschließend zu lernen, sich zu entspannen, empfänglicher und intuitiver zu werden. Entscheidend dabei ist, dass wir lernen, unsere Emotionen zu kontrollieren und die Angst zu überwinden. Meditation hilft uns dabei.

Meditation

Meditation senkt die Frequenz der Gehirnströme. Dies findet nicht nur während der Meditation statt, sondern die Wirkung kann auch im Anschluss weiter zunehmen und über längere Zeit anhalten. Die Forschung hat gezeigt, dass Alpha- und

Theta-Wellen besonders bei Beschäftigungen aktiv sind, bei denen es eine zentrale Rolle spielt, im gegenwärtigen Moment präsent zu sein. Das ist beachtenswert, weil wir bei diesen Tätigkeiten wach, orientiert und aktiv sind, und dennoch versetzen wir Körper und Geist in einen Ruhezustand. Meditieren hilft dadurch, den idealen Bewusstseinszustand zu erschaffen, um unsere Kreativität optimal zu nutzen.

Es steht außer Zweifel, dass Meditieren das Gehirn positiv beeinflusst. Dies findet unter anderem durch die Ausschüttung von Endorphinen statt, was sich vorteilhaft auf den Melatonin- und Serotoninspiegel im Blut auswirkt. Du fühlst dich einfach besser!

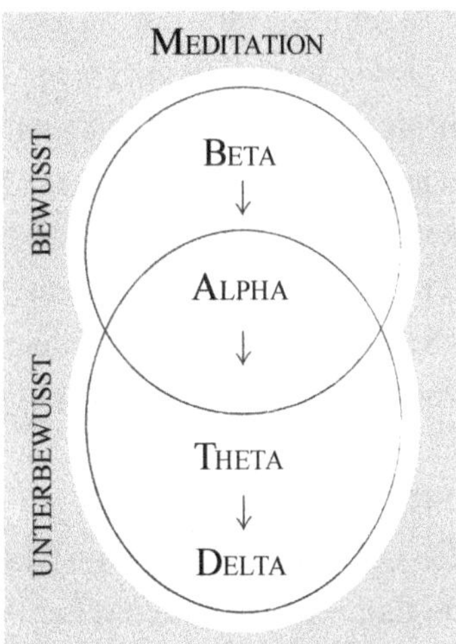

Derzeit werden in der klinischen Praxis Achtsamkeit und Meditation immer häufiger bei der Behandlung psychischer Beschwerden eingesetzt. Der Begriff Achtsamkeit, oder auch das englische ›Mindfulness‹, stammt aus dem Buddhismus. Die Technik ist mit dem Meditieren vergleichbar. Achtsamkeit oder Aufmerksamkeit sind schwer zu beschreibende Begriffe, gerade weil sie für etwas augenscheinlich Einfaches und Alltägliches stehen. Wir kennen schließlich alle Augenblicke von reiner Aufmerksamkeit, zum Beispiel, wenn wir bewusst Musik hören oder einen großartigen Sonnenuntergang beobachten. Wir sind wach, alle Sinne stehen offen, wir fühlen uns wohl, sind anwesend im Jetzt und urteilen nicht.

Wie anders ist das, wenn wir unter Stress stehen oder Schmerzen haben! Wir hören dann die schöne Musik nicht wirklich und bemerken den prächtigen Sonnenuntergang nicht einmal, weil wir von unseren Sorgen, Ärgernissen und Ängsten nicht loskommen, die ein Eigenleben zu führen scheinen. Wir sind reizbar und wollen weg von dem, was da ist. Wenn wir Aufmerksamkeit üben, bringt uns das Entspannung und Klarheit. Wir lernen außerdem, Muster zu erkennen und Akzeptanz und Milde halten bei uns Einzug. Wir werden bewusster und entdecken, dass es mehr gibt als unsere Sorgen oder Schmerzen. Ein Achtsamkeitstraining hilft mit Sicherheit, mit dem Leben anders umzugehen.

Das Achtsamkeitstraining oder Mindfulness Based Stress Reduction (MBSR) wurde in den achtziger Jahren von Jon Kabat-Zinn an der Universitätsklinik von Massachusetts entwickelt. Er führte damit das Trainieren der Aufmerksamkeit als Technik für gestresste westliche Menschen ein. Das Training hat sich in den vergangenen dreißig Jahren als Methode bewährt und seine Wirkung wurde durch die Forschung auf dem Gebiet der (Neuro-)Psychologie bestätigt. Diese Erkenntnisse sickern in viele Bereiche der Gesellschaft durch, auch in Unternehmen, das Gesundheitswesen und die Bildung. Therapeuten, Coaches und Personalverantwortliche beschäftigen sich damit. Achtsamkeit regt zum Verändern bisher praktizierter Konzepte zu Themen wie Trauer, Verarbeitung, Heilung, Konfliktlösung, Kommunikation und Zusammenarbeit an.

Ein Achtsamkeitstraining kann, genauso wie Meditation, traumatisierte Menschen während des Heilungsprozesses eine völlig andere Welt sehen lassen. Ebenso kann es den Therapeuten oder Begleiter zu einem neuen Behandlungsansatz anregen. Allerdings ist dazu mehr nötig als die bloße Kenntnis der Technik, nämlich das Wissen über die lenkende und grundlegende Kraft der Seele, die Essenz unserer Existenz als menschliche Wesen. Sie ist die Kraft, die jeden von uns von all den anderen unterscheidet.

Im Trauma-Stress fallen wir den Illusionen unserer Sinnesorgane zum Opfer und verfangen uns darin. Über unsere Sinnesorgane entsteht ein Bewusstsein von unserer Umgebung, da unsere Sinne die Werkzeuge darstellen, mit denen wir unsere Erfahrungen sammeln. Wir entdecken mit ihnen auch, was wir wissen wollen, um unser Bewusstsein zu stärken. Menschliches Verhalten ist nicht zu verstehen ohne eine Beurteilung der Außenwelt, in der es auftritt und die zu seinem Entstehen beiträgt. Wir nehmen die Außenwelt über unsere Sinnesorgane und damit unseren Körper wahr und setzen diese Wahrnehmung anschließend in Gedanken und Gefühle um.

In der tibetischen Sprache bedeutet Meditation ›werden‹. Durch Selbstbeobachtung und Selbstentwicklung machen wir uns mit dem vertraut, was ist. Wenn wir täglich Zeit dafür aufwenden, uns selbst und unsere Gedanken, Gefühle und Verhaltensweisen zu beobachten, dann werden sie uns immer stärker bewusst. Im Sanskrit bedeutet Meditation ›das Selbst kultivieren‹. Damit etwas Neues wachsen kann, müssen wir erst das Alte entfernen. Etwas im Geist zu kultivieren bedeutet eine Verfeinerung des Geistes und der Lebenskraft. Das kann den Geist erleuchten.

Um uns von der Vergangenheit zu lösen, brauchen wir Zugang zum Steuersystem unseres Unterbewusstseins. Diesen verschaffen wir uns, indem wir uns selbst in unserem Denken, Fühlen und Tun beobachten. Mit Übung gelingt es im Lauf der Zeit, immer besser wahrzunehmen, was in unserem Unterbewusstsein gespeichert ist und so schaffen wir es, uns das bewusst zu machen, was vorher unbewusst war. Dies ist der erste Schritt auf dem Weg zur Heilung. Wir werden mehr und mehr dessen gewahr, was wir denken, wie wir uns fühlen und wie wir handeln. Damit haben wir besser Zugang zu unserem Steuersystem und sind darauf vorbereitet, unsere Programme auf der Grundlage von bewusst gewählten Gedanken, positiven Emotionen und gezielten Handlungen umzuschreiben.

Körperliche Beschwerden haben eine geistige Komponente und umgekehrt. Viele Menschen und Ärzte gehen immer noch von der Vorstellung aus, dass Erscheinungen wie chronische Schmerzen oder Erschöpfung mechanische Probleme sind, wie ein platter Reifen, den man flicken kann. Dieser Ansatz ist vollkommen überholt. Körper und Geist sind oft gemeinsam krank und es bleibt uns nichts anderes übrig, als sie auch zusammen wieder gesund zu machen. Darum ist bei meiner Arbeit ein ›Mind-Body‹-Ansatz die Lösung für die Trauma-Heilung, mit Hilfe dessen wir die Kontrolle über unsere Emotionen zurückerhalten und heil werden können. Meditation und Achtsamkeit sind wesentliche Bestandteile dieses Ansatzes.

Gehirnwellen
Vorbei am analytischen Verstand

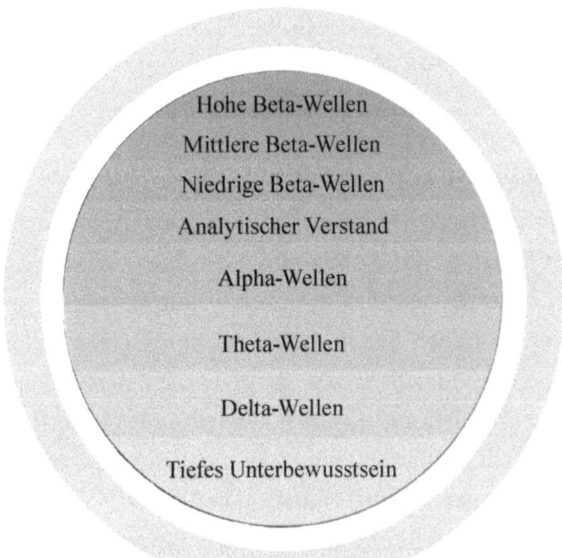

Übung 2: Werde Meister im Manifestieren von Intentionen

Es braucht mehrere Schritte zum Erreichen der Meisterschaft. Wir alle haben Wünsche und Vorstellungen, die wir in unserem Leben manifestieren wollen. Trotzdem gelingt es nur wenigen, diese auch tatsächlich Wirklichkeit werden zu lassen. Besonders, wenn es um unsere körperliche oder geistige Gesundheit geht, glauben wir oft nicht, dass wir tatsächlich darauf Einfluss nehmen können.

Wie fangen wir an?

Wir manifestieren die ganze Zeit Intentionen, indem wir mit unserer Energie Situationen und Menschen anziehen, die zu unserer unterbewussten Programmierung passen. Alles, was wir jetzt im Leben haben, haben wir im Grunde selbst herbeigeführt. Vielleicht freust du dich über diese Worte und schaust zufrieden auf das, was du verwirklicht hast. Möglicherweise tut es dir aber auch weh, es zu lesen, wenn du dich in einer weniger schönen Situation befindest.

Zumeist sind wir uns dessen nicht bewusst, dass unsere Energie große Kraft hat. Es sind insbesondere die mit dieser Energie verbundenen Emotionen und Überzeugungen, die den stärksten Einfluss haben. Sie sind wie eine Art Magnet, mit dem wir ähnliche Energien anziehen.

Wir können uns ganz einfach neu programmieren, indem wir morgens in Gedanken den vor uns liegenden Tag erleben. Wir gehen durch, was getan werden muss, und beobachten mit unserem inneren Auge, wie alles glatt läuft. Mit fröhlichem Gesicht sehen wir uns durch die Welt gehen und empfinden dabei Freude. Damit geben wir dem Unterbewusstsein die richtigen Impulse – und dadurch erledigt sich das eine oder andere wie von selbst.

Wir denken, dass wir die Realität mit unserem bewussten Denken erschaffen. Was uns allerdings in Bewegung versetzt, ist das Unterbewusstsein. Wir handeln von dieser tieferen Schicht aus, in der unsere Überzeugungen über uns selbst und die Welt gespeichert sind. Das Unterbewusstsein denkt nicht. Es ist wie ein Computer programmiert, um Aufgaben auszuführen.

Es ist hilfreich, uns bewusst zu machen, von welchen Überzeugungen unser Unterbewusstsein gesteuert wird. Dies können wir tun, indem wir unser Leben betrachten, denn es ist ein Spiegelbild all dieser Überzeugungen. Wenn du zum Beispiel regelmäßig den Gedanken hast: »Ich kann das nicht«, dann sorgt das Unterbewusstsein dafür, dass du immer wieder Situationen anziehst, in denen diese Überzeugung als wahr bestätigt wird. So manifestierst du. »Siehst du«, denkst du dann, »ich kann das nicht.« Das ist natürlich Unsinn, denn du hast einfach mit den Überzeugungen und der Energie deines Unterbewusstseins dieselbe Art von Energie angezogen. Wir erleben also im Grunde das, was wir auf einer tieferen Ebene denken und worauf wir unser Leben ausrichten.

Jeder Mensch ist programmiert

Wenn wir nicht an unserer persönlichen Entwicklung arbeiten, funktionieren wir für den Rest unseres Lebens entsprechend unserer Programmierung. Wir brauchen einen Spiegel, um zu erwachen und um aus der Trance, der Hypnose, der

Konditionierung, den Illusionen der Jugend aufzuwachen. Wie schon beschrieben, steckt die Programmierung im Unterbewusstsein, zu dem wir in der Regel keinen Zugang haben. Das bedeutet jedoch nicht, dass unsere Programme uns nicht mehr belasten. Wenn es nur so wäre! Das Gegenteil ist jedoch der Fall: Wir werden von dieser Programmierung gelebt.

Was willst du?
Es hat meist nicht mehr allzu viel Sinn, zu fragen, wo die negativen Gedanken, Gefühle, Verhaltensweisen herkommen. Sie sind da und wir können sie uns nur bewusst machen und im Hier und Jetzt verändern. Deshalb ist es viel praktischer, wenn wir uns darüber klar sind, was wir wollen! Viele Menschen wissen nur allzu genau, was sie nicht (mehr) wollen, haben aber keine Vorstellung davon, was genau sie möchten.

Anbei ein Leitfaden für das Setzen und Manifestieren deiner Intention:

1. Suche dir einen Ort für deine Intentionen.

- Nutze diesen Raum so oft wie möglich, um dich zu konditionieren.
- In diesem heiligen Raum ist alles möglich. Es ist dein ganz persönlicher heiliger Ort, an dem du dich ganz und gar mit deinen Wünschen, Träumen und Zielen verbindest.

2. Geh mit fokussiertem Geist in deinen heiligen Raum.

- Mache dir deine Intention klar und betrete den Raum.

- Führe eine kurze Meditation durch und nimm ganz bewusst Kontakt mit deiner Atmung auf. Erlaube dir, in ein ruhiges und konzentriertes Bewusstsein einzutreten.
- Konzentriere dich nun auf deine fünf Sinne.

3. Übe deine Intention in mehreren Schritten.

- Erlebe den inneren Film deiner Intention Augenblick für Augenblick. Teile ihn dir also in kleine Schritte ein, die du möglichst detailgenau durchgehst.
- Wenn dir das positive Erleben bestimmter Teile schwerfällt, wiederhole sie gedanklich immer wieder.
- Wenn dir Bilder erscheinen, die dich an deinen Erfolg zweifeln lassen, wende deine Aufmerksamkeit von ihnen ab und fokussiere dich wieder auf deine Intention.
- Konzentriere dich besonders auf den Augenblick, in dem du dein Ziel erreichst.
- Nutze alle Sinne und achte insbesondere auf das, was du in deinem Körper fühlst. Spüre es im ganzen Körper.

4. Stelle dir das Erlangen deines Ziels als eine feste Tatsache vor, die du bereits erreicht hast.

- Was willst du für dich erschaffen? Gib dir die Erlaubnis, ohne Hemmungen groß zu denken.
- Schicke alles in das Feld der unbegrenzten Möglichkeiten.
- Rieche, schmecke, fühle, höre und sieh innerlich dein bereits erreichtes Ziel.
- Lass dir dabei Zeit und speichere das Gefühl, alles erreicht zu haben, in jede deiner Zelle.

5. Stelle eine Verbindung zwischen dir und deiner Intention her.
Die besten Ergebnisse erreichst du, wenn deine Überzeugungen kongruent sind: Prüfe, ob dein Denken, Fühlen und Handeln mit deinem Ziel in Harmonie sind.

6. Geh dir selbst aus dem Weg.

- Halte dein Ego im Zaum.
- Schalte das analytische Gehirn aus.
- Konzentriere dich auf die Sinneseindrücke, die du im Hier und Jetzt wahrnimmst.
- Lebe in einem Zustand des Hyper-Bewusstseins: Nimm so gut wie möglich alle deine Gedanken und Gefühle wahr und entscheide, ob sie zu deinem Ziel und deinem künftigen Selbst passen.
- Konzentriere deine Aufmerksamkeit auf einen Fokuspunkt: Fülle deinen ganzen Geist mit deiner Intention.
- Stelle dir die totale Einheit mit dem Universum vor und fühle sie.

7. Sende deine Intention aus deinem Herzen heraus in die Welt.

- Spüre Dankbarkeit und andere hochschwingende Emotionen wie Liebe und Wertschätzung für deine Manifestationen in deinem Körper und lass die Gefühle in dein Herzzentrum fließen.
- Strahle die Energie dieser Emotionen aus deinem Herzen in die Welt hinaus.

8. Wachse über dich hinaus. Werde größer als deine Umgebung, als dein Körper, als die Zeit.
Also: Wisse, was du willst, konzentriere dich darauf, visualisiere es, fühle es, als ob es in deinem Leben bereits vorhanden wäre, und schau dann, welches die nächsten Schritte sind, die dich dort hinbringen. Werde AKTIV!

Schritte für den Alltag:
1. Wie du dich fühlst, beeinflusst deine Ergebnisse.

- Überprüfe auf deinem Weg regelmäßig mit Hilfe anderer Menschen, wie gut du die verschiedenen ›Zutaten‹ des Manifestierens umsetzt.
- Besprich den schlechtesten und den besten Zustand, in dem du je gewesen bist.
- Schreib täglich auf, wie es dir körperlich, psychisch, mental und spirituell geht.

2. Verkörpere deine Intention.

- Lebe in der Rolle deines künftigen Selbsts.
- Kaufe Dinge oder stelle Sachen her, die deine Ziele symbolisieren, z.B. ein Moodboard oder einen Mind Movie. Damit erschaffst du eine sichtbare Repräsentation deines Ziels.
- Erforsche, wie du dich in deinem neuen Ich und in deiner neuen Rolle fühlst.

3. Sei möglichst genau.
Hier sind einige Anregungen zu deiner Auswahl:

- Erlebe deine Intention detailgenau mit all deinen inneren Sinnen. Nutze alle Sinne.

- Mache eine Zeichnung.
- Leg öffentlich ein Gelübde ab.
- Bewege dich in Minischrittchen auf dein Ziel zu: Geh die Intention in Phasen an, mit Intentionen für jeden dieser Abschnitte, bis zur Zielerreichung.
- Lebe in der Rolle deines künftigen Selbsts und damit in dem Bewusstsein, dass du dein Ziel bereits erreicht hast.
- Nutze Symbole für Ziele.
- Fertige eine Blaupause an, z.B. einen Grundriss deines Traumhauses.
- Stelle einen Zeitplan auf.
- Blockiere Zweifel.
- Belohne dich für das Erreichen deines Ziels und aller Zwischenziele.
- Konzentriere dich auf das, was du WILLST, nicht auf das, was du NICHT willst.
- Wenn es um Heilung geht, konzentriere dich auf die Symptome, nicht auf die Diagnose. Wenn eine allgemeine Intention nicht wirkt, nimm dir vor, dass die richtige Therapie sich zeigt und in dein Leben kommt.
- Verwende zum Formulieren deiner Intuition positive Wörter, z.B: ›für immer frei von‹, ›dauerhafter Sieg über‹.
- Definiere keine Intention für große, allgemeine Ziele (etwa Weltfrieden oder einen Lottogewinn).
- Konzentriere dich auf das, was du wirklich brauchst bzw. willst.

Nutze den Prozess, um in das Gefühlsfeld der Intention zu kommen. Du bist ein spirituelles Wesen in menschlicher, materieller Gestalt. Du bist es wert und du bist genau so richtig, wie du bist! Die unten stehenden Fragen geben dir Gelegenheit, über die Person nachzudenken, die du sein willst – die bestmögliche neue Version deiner selbst. Das Leben ist keine Generalprobe.

Was für ein Mensch bist du? Nenne die drei wichtigsten Werte, die deine Persönlichkeit ausmachen.

1. ______________________________

2. ______________________________

3. ______________________________

Nenne 3 Personen, die dich inspirieren. Welche Person würdest du gerne sein?

1. ______________________________

2. ______________________________

3. ______________________________

Schreibe die Top 3 der Wünsche auf, wer oder wie du gern wärst ... (z. B. Autor, Unternehmer, Redner, gesund, geistig und emotional stark, hält Vorträge vor großem Publikum).

1. ______________________________

2. ______________________________

3. ______________________________

Glaubst du, dass du diese Dinge in den kommenden 12 Monaten wahr werden lassen kannst? Wenn ja, welche drei Schritte könntest du in den kommenden Tagen unternehmen, damit deine Energie in die richtige Richtung fließt? Vergiss nicht: Es kommt nicht darauf an, wie klein oder groß diese Schritte sind – jeder Schritt zählt.

____

____

____

Welche fünf Dinge geben dir das Gefühl von Frieden, Entspannung, Präsenz und Wohlbefinden?

1. ______________________________

2. ______________________________

3. ______________________________

4. ______________________________

5. ______________________________

Tu dies ab jetzt jeden Tag!

Du hast deinen eigenen Stil gefunden? Was ist die physische Essenz, die dich ausmacht? Das können die Dinge sein, die du magst, Menschen in deinem Umfeld oder die Art und Weise, wie du LIEBE siehst. Beschreibe alles, was deine Energie anhebt (z. B. singen, schöne Musik hören oder spielen, in der Natur sein, wandern, die Farben Lavendel oder Rot, weiße Orchideen, rote Rosen, reiten, klassische Musik, gutes Essen, schwimmen, lesen, Yoga, meditieren).

____

____

____

____

____

Welche fünf Hauptrollen spielst du in deinem Leben?
Beispiele: Mutter, Tochter, Vater, Sohn, Freund, Freundin, Arbeitgeber

1. ______________________________

2. ______________________________

3. ______________________________

4. ______________________________

5. ______________________________

Nenne fünf Orte, die du noch besuchen willst.

1. ______________________________

2. ______________________________

3. ______________________________

4. ______________________________

5. ______________________________

Was würde niemand von dir denken, dass du es WIRKLICH tun willst? Was könntest du tun, damit es tatsächlich geschieht?

____

____

____

____

____

____

Was sind deine drei Vorhaben, die du in den letzten 12 Monaten umgesetzt hast?

1. ____________________________________

2. ____________________________________

3. ____________________________________

Nenne drei Dinge, Quellen, Hilfsmittel oder Techniken, die dir helfen, deine Ziele zu erreichen.

1. ______________________________

2. ______________________________

3. ______________________________

Wie wirst du dich fühlen, wenn sich deine Intentionen manifestiert haben? Schreibe die erhebenden Emotionen auf. Würdest du dich vielleicht frei, geliebt, kraftvoll, mutig, sexy, dankbar, super glücklich, ganz, einfühlsam, leidenschaftlich, sicher, würdig fühlen?

Ordne deine Intentionen der Wichtigkeit nach auf einer Skala von 1 bis 10. (1 bedeutet: »Ich brauche das jetzt« und 10: »Kann warten.«) Schreibe zu jeder Intention, warum du für ihre Manifestation dankbar bist. Fühle es so, als ob es schon geschehen wäre, und schreibe dann zum Beispiel: Ich bin so froh über und dankbar um meinen Wohlstand, weil ich nun sorgenfrei leben kann.

____

____

____

____

Der Schlüssel zu diesem Prozess ist VERTRAUEN und HINGABE.

Übung 3: Meditationen

Beginne deinen Tag mit der geführten Meditation *Starte deinen Tag* und am Abend, kurz vor dem Einschlafen, beende ihn mit der *Gut schlafen Meditation*. Den Link zum kostenlosen Downloaden findest du im Anhang.

DRITTER BEREICH

DIE ÄUSSERE UMGEBUNG UND DIE RÜCKGEWINNUNG DES EIGENEN LEBENS

Den Wind können wir nicht verändern,
den Stand der Segel dagegen schon.

Wie wendig und resilient wir sind,
können wir selbst entscheiden.

Heilung ist die Rückkehr zu einem Leben
mit Herz und Seele in einem gesunden Körper.

I. Der Einfluss der unmittelbaren Umgebung auf Denken, Fühlen und Verhalten

Wir wissen nicht genau, von wem und was
wir uns beeinflussen lassen.
Oft ist es eine Grauzone.

Veränderungen im eigenen Verhalten
ergeben sich allmählich.

Manchmal ist uns nicht einmal klar,
dass unsere Umgebung unser Verhalten
direkt oder indirekt beeinflusst.

Als Kind können wir uns unsere Umgebung nicht selbst wählen. Herkunftsfamilie, Haus, Verwandtschaft, Dorf oder Stadtviertel, sozialer Status, Pflegeeltern, Heim und zahlreiche andere Faktoren gehören zum gesellschaftlichen Kontext, der direkt oder indirekt Einfluss auf unser Denken, Fühlen und Verhalten nimmt.

Ist die Atmosphäre in dieser Umgebung sicher oder unsicher, schwer oder leicht, hell oder dunkel? Sogar Farben, Gerüche und weitere Elemente beeinflussen uns – stärker, als uns oft bewusst ist.

Wir Menschen brauchen eine sichere Umgebung, die Geborgenheit gibt. Als Kinder gedeihen wir am besten in einem Umfeld, das wir gut kennen, umgeben von Menschen, die uns vertraut sind. Im eigenen Zuhause fühlen wir uns meist wohl, weil wir selbst zum Teil mitbestimmen, wie die Atmosphäre und die Umstände dort sind.

Leider können wir nicht immer Einfluss auf unsere Umgebung nehmen und nur selten bietet ein Umfeld für alle Beteiligten die idealen Umstände. Wir Menschen verfügen allerdings über ein enormes Anpassungsvermögen und haben gelernt, mit Veränderungen im Umfeld umzugehen. Dass wir so flexibel sind, bedeutet jedoch nicht, dass eine Anpassung immer gut für uns ist.

Die Personen um uns herum bestimmen zu einem großen Teil, wie unsere Umgebung aussieht und vor allem, wie sie sich anfühlt. Die Atmosphäre ist das Wichtigste. Wir Menschen beeinflussen einander dadurch, wie wir denken, fühlen und uns verhalten. Diese Energie wird von jedem von uns ausgestrahlt und ist nonverbal.

In einer sehr deprimierenden, unsicheren Umgebung verändert sich unsere Stimmung aufgrund dieser Energie. Befinden wir uns hingegen in einem warmen, freundlichen Umfeld, neigen wir schneller dazu, soziale Interaktionen mit anderen aufzunehmen. Unsere Umgebung kann also Stress verursachen oder auch verringern. Ein Teil dieser Einflüsse aus unserer Kindheit und Umgebung hat in fortgeschrittenem Alter mitunter nachteilige Folgen.

Während meiner Pubertät entstand durch meinen psychisch kranken Vater viel Stress bei uns zu Hause. Die Sorgen um ihn, seine Unberechenbarkeit in Verhalten und Stimmung, sowie der häufige Streit zwischen meinen Eltern lasteten schwer auf mir. Durch den anhaltenden Stress in unserer Familie konnte ich mich zu Hause nie richtig entspannen.

Während Stress uns in der Urzeit instinktiv zum Fliehen oder Kämpfen brachte, gehen wir heute anders damit um. Wir fliehen in der Regel nicht, sondern unser Körper sucht andere Lösungen. Ich selbst klinkte mich innerlich komplett aus und vertiefte mich ins Lesen, Tagträumen und Essen, der Hypoerregung des Traumas, ohne zu fühlen.

Ein Kind braucht ein sicheres und resilientes Umfeld, um sich optimal entwickeln zu können. Jede Altersstufe stellt andere Anforderungen an Eltern und Umgebung. Selbst Eltern, die erkannt haben, wie viel Verantwortung sie tragen, handeln mitunter trotzdem so unverantwortlich, dass sie ihrem Kind nicht das erwünschte sichere Zuhause bieten.

Als Kind konnte ich mich nicht in vollkommener Sicherheit entwickeln, ich bin in einer unsicheren Situation erwachsen geworden. Wahrscheinlich fiel es mir deshalb so schwer, meinen eigenen Kindern günstige Bedingungen zu bieten, nachdem ihr Vater sich das Leben genommen hatte.

Als ich vollauf damit beschäftigt war, irgendwie den Kopf über Wasser zu halten, suchte ich glücklicherweise Hilfe, was zu der Zeit, in der ich aufwuchs, ganz und gar nicht üblich war. Meine Mutter holte sich viel zu spät Unterstützung. Mich dagegen drängten mehrere Menschen in meinem Umfeld dazu, aktiv zu werden. Sie sahen, dass etwas schief lief, und machten sich große Sorgen. Genau wie meine Mutter es in der Situation mit meinem kranken Vater getan hatte, kämpfte ich mit aller Kraft für meine Kinder, meine Familie und mich selbst. Heute sehe und verstehe ich das besser, und dadurch konnte ich mir und meiner Mutter vergeben.

Wir wissen alle, worauf es ankommt, damit Kinder resilient und fröhlich aufwachsen können. Es beginnt mit vertrauensvollen, liebevollen und sicheren Beziehungen zu Eltern, Geschwistern und anderen Familienmitgliedern. Dann folgen Freundschaften mit Altersgenossen und Erwachsenen außerhalb der Verwandtschaft, in der Schule, in der Nachbarschaft, im Sportverein. Wichtig ist dabei, zu lernen, sich in andere hineinzuversetzen und Mitgefühl und Empathie zu entwickeln.

Des weiteren gehören dazu Körperpflege, gute Ernährung, Spielen, Lernen, Ausruhen, das Erleben von Erfolg und Misserfolg und die Entwicklung einer gesunden Arbeitseinstellung. Durch all dies wächst die Selbsterkenntnis, wird Selbstvertrauen aufgebaut und die individuelle Identität oder Persönlichkeit entwickelt. Wir haben dann gelernt, andere zu respektieren, uns an verschiedene Situationen anzupassen und zu verstehen, was die Umgebung von uns erwartet. Schließlich können wir für uns selbst sorgen, unsere Sicherheit und mögliche Risiken einschätzen und Probleme lösen.

Kinder, die von häuslicher Gewalt, Streit und Aggression direkt betroffen waren oder unbeabsichtigt Zeugen davon wurden, kämpfen in der Regel mit vielen unverarbeiteten Emotionen in Form von Schuld, Scham und Angst. Auch ich habe lange mit diesen Emotionen gerungen. Aus dem starken Minderwertigkeitsgefühl heraus, das in solchen Situationen entsteht, glauben wir, es verdient zu haben, dass wir so behandelt werden. Kinder haben es nie verdient, geschlagen oder auf irgendeine andere Art misshandelt, missbraucht oder vernachlässigt zu werden. Selbst, wenn sie noch so ungehorsam oder vielleicht nicht einfach zu erziehen sind, sie haben jederzeit das Recht auf einen sicheren Ort, ein sicheres Zuhause. Das muss man ihnen sagen.

Die Auswirkungen von Gewalt, Misshandlung oder emotionaler Verwahrlosung bei Kindern sind nicht immer sichtbar, hinterlassen aber tiefe Traumaspuren. Der Effekt einer solchen Erziehung und häuslichen Situation auf Denken, Fühlen und Verhalten ist stark.

Die weiter oben beschriebenen Informationen dazu, was Kinder brauchen, um sicher und resilient zu werden, gelten genauso für unser Leben als Erwachsene. Auch im Erwachsenenalter hat das Durchleben einer überwältigenden Erfahrung große Auswirkungen auf unsere Identität und unseren Seinszustand. Wir haben bereits festgestellt, dass das emotionale Gehirn nutzungsabhängig ist. Also auch im Bezug auf diese Erfahrungen in der Erziehung und der häuslichen Situation. Wenn wir uns dies nicht bewusst machen, stärkt jedes neue Ereignis den alten neuronalen Pfad im Gehirn und bestätigt diesen im Körper. Nicht nur unsere Kinder, sondern auch wir selbst sind der Pflege völlig ausgeliefert, die wir bekommen und die wir uns geben.

Unsere Entscheidungen bestimmen unser Leben. Es ist jedoch oft so, dass wir bei der Frage, wie wir als Kind von unseren Eltern behandelt wurden, die Wahrheit meist verdrängen, leugnen oder verbergen. Wir kleben ein Pflaster darauf und schon existiert es nicht mehr! Die meisten Eltern geben nicht gern zu, dass ihr Verhalten für ihr Kind einschüchternd war, sie sind oft sogar wirklich überzeugt, dass es kein ernstes Problem gibt. Dies ist häufig so, weil sie selbst in ihrer Kindheit eine vergleichbare oder für ihr Empfinden viel schwerere Situation oder Behandlung erlebt haben. Auch sie mussten Überlebensmechanismen entwickeln und haben ihre Erfahrungen verdrängt oder geleugnet. So können Traumata in Familien über Generationen weiterleben. Der Schmerz wird zum größten Teil hinter geschlossenen Türen zugefügt und erlitten.

Das Kind, das so etwas miterlebt, ist ein einsames Kind. Auch ich war solch ein einsames Kind. Es gibt niemanden, zu dem wir mit unserem Schmerz und unserer Traurigkeit gehen könnten, niemanden, der sieht, wie schlimm es für uns ist und auf uns zugeht. Es ist tabu, das Thema anzusprechen, oder der Unglaube überwiegt. (»Das kann nicht wahr sein«, oder: »Was geht mich das an.«) In meiner Praxis habe ich regelmäßig mit Klienten zu tun, die seit ihrer Jugend mit Gefühlen der vollständigen Verlassenheit und Verlorenheit kämpfen. Kinder sind unschuldige Gefangene ihrer Lebensumstände.

Inzwischen liegen viele wissenschaftliche Erkenntnisse über die langfristigen Folgen traumatischer Erfahrungen in jungen Jahren vor. Die psychischen und physischen Folgen sind immens und können meiner Meinung nach nicht genug betont werden. Ich selbst hatte jahrelang mit einem Entwicklungsrückstand in kognitiver und emotionaler Hinsicht zu kämpfen. Dies hatte sichtbare Veränderungen in der Struktur und Funktion meines Gehirns zur Folge. Schon allein deshalb bestand bei mir als Erwachsene ein größeres Risiko für körperliche Krankheiten und psychische Störungen wie Depression und Sucht. Ich habe während meines Heilungsprozesses entdeckt, dass die Neurowissenschaften wertvolles neues Wissen und neue Erkenntnisse darüber liefern, wie man das Gehirn ›coachen‹ kann. Das Konzept der selbstgesteuerten Neuroplastizität bietet die Möglichkeit, neue Verbindungen im Gehirn zu erzeugen, die ihrerseits Einfluss auf unser Bewusstsein und Verhalten haben. Bei tieferen Traumata, die zum Beispiel mit Vernachlässigung oder Gewalt in der Kindheit zu tun haben, erfordert das enorme Willenskraft und kontinuierliche Aufmerksamkeit. Warum jedoch ist Veränderung so schwierig?

Das Gehirn ist in erster Linie dazu geschaffen, Verhalten zu automatisieren, damit wir nicht mehr bewusst darüber nachzudenken brauchen. Dies erhöht die Überlebenschancen unter schwierigen Umständen. Das sogenannte Reptilienhirn (Cerebellum) bestimmt unser tägliches Verhalten stärker als der jüngere Neocortex (das denkende Gehirn) mit den näher an der Oberfläche gelegenen Teilen der Hirnrinde. Unser Reptilienhirn ist zuständig für das Entdecken von Veränderungen und das Senden von Signalen, die uns auf Ungewohntes aufmerksam machen. Es ist ein Fehlerdetektor, der alles um uns herum scannt. Es ist unser Überlebensgehirn.

Erst in zweiter Linie haben wir es mit unserem Arbeitsspeicher zu tun, der sich im vorderen Teil des kognitiven Gehirns befindet. Er hat ein begrenztes Durchhaltevermögen und braucht mehr Energie als die tiefer liegenden Strukturen, die automatisches Routineverhalten auslösen. Radfahren, Zähneputzen und Schreiben sind Routineaktivitäten, die wir ausführen, ohne darüber nachzudenken. Wenn wir die Zähne meist mit der rechten Hand putzen, ist das Putzen mit der linken Hand deutlich schwieriger. Das gilt auch für das

Schreiben. Im Verkehr plötzlich links fahren zu müssen, ist nicht automatisch das neue Normal. Das Umschalten bedeutet Anstrengung und unser Gehirn ist vor allem darauf ausgerichtet alles beizubehalten, was möglich ist. Im Fachjargon sagt man, das Gehirn ist auf ›Homöostase‹ ausgerichtet. Jede Kraftanstrengung, die mit Veränderung einhergeht, wird abgelehnt, weil das Gleichgewicht erhalten bleiben muss.

Was aber macht bleibende Veränderungen trotzdem möglich? Dies lässt sich in wenigen Worten sagen: Resilienz entwickeln, das Gehirn coachen und aktiv werden.

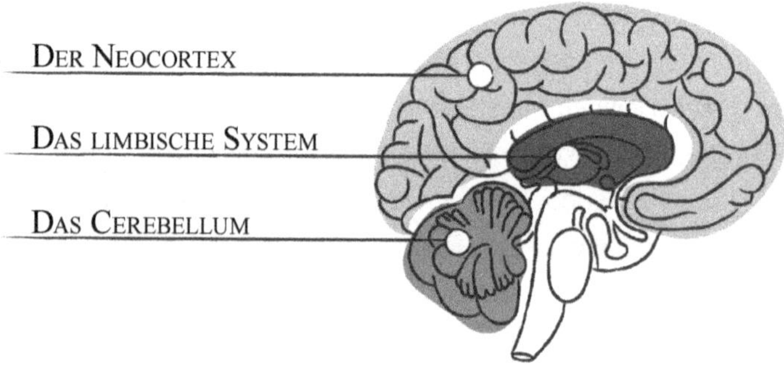

In Zusammenhang mit dem Thema Sicherheit und ›Verteidigungsstrategie‹ ist Stephen Porges‘ neue ›Polyvagaltheorie‹[1] über die Gesicht-Herz-Verbindung ergänzend und inspirierend. Im Wesentlichen geht es hierbei um die Regulierung des autonomen Nervensystems als neuronale Plattform.

Diese Regulierung kann zwei Arten von Verteidigungsstrategien in Gang setzen. Die erste ist aus der psychologischen Literatur allgemein bekannt und wurde weiter oben im Zusammenhang mit Trauma und Stressreaktion besprochen: die

Mobilisierung mit dem Ziel Fliehen oder Kämpfen. Die zweite Verteidigungsstrategie kommt in den Lehrbüchern noch kaum vor. Sie geht einen Schritt weiter und wird meist als ›Erstarren‹ beschrieben. Diese Strategie tritt bei ernster Unsicherheit oder Lebensgefahr auf und zeigt sich als Immobilisierung mit Verbergen, Dissoziation oder Bewusstseinsverminderung, oder selbst dem augenscheinlichen Tod als Ziel.

Porges illustriert dies treffend in dem folgenden Zitat: »Diese Reaktion tritt häufig bei kleinen Säugetieren auf, zum Beispiel bei einer Maus, die von einer Katze gefangen wird. Im Maul der Katze sieht die Maus aus wie tot, sie ist es aber nicht. Diese adaptive Reaktion der Maus nennen wir ›Totstellen‹. Sie tut so, als ob, das ist jedoch keine bewusste oder willkürliche Reaktion. Es ist eine adaptive biologische Reaktion auf ihre Unfähigkeit zu entkommen oder sich zu verteidigen, wie es dem Kampf- oder Fluchtmechanismus entspräche. Dieses reflexartige Verhalten ähnelt dem eines Menschen, der vor Angst ohnmächtig wird.«

Stressreaktion

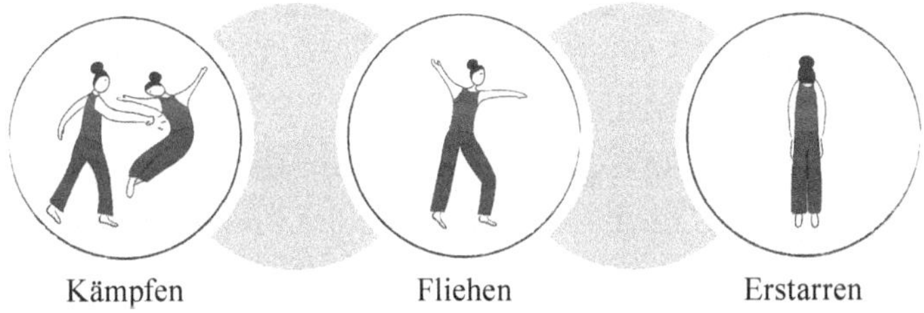

Porges schreibt, dass der evolutionär betrachtet neueste Teil des Nervensystems der Säugetiere über eine Verbindung zwischen Gesicht und Herz soziales Verhalten fördert. Die neuronale Regulierung der querverlaufenden Muskeln von Gesicht und Kopf scheint neurophysiologisch mit der neuronalen Regulierung des Herzens verbunden zu sein. Diese Verbindung zwischen Gesicht und Herz bei Menschen und anderen Säugetieren sorgt für ein System sozialer Bezogenheit, das Sicherheitssignale über Gesichtsausdrücke und Töne sendet und auffängt.

Die Art und Weise, wie wir schauen und zuhören, ist somit eine Informationsquelle für andere Menschen, anhand derer sie beurteilen, ob sie sich uns gefahrlos nähern können. Porges ist der Meinung, dass das Fehlen von Sicherheitsempfinden das wichtigste zugrundeliegende Element ist, das sowohl über biologische als auch verhaltensbezogene Wege zu psychischen Beschwerden und körperlichen Krankheiten führt.

Aus der klinischen Praxis ist bekannt, dass ein Klient mit einer bestimmten Diagnose in seiner Reaktion nicht unbedingt einem anderen Klienten mit genau derselben Diagnose ähneln muss. Während eine Person auf ein traumatisches Ereignis – zum Beispiel eine schwerwiegende Bedrohung – relativ gleichgültig reagiert, löst eine ähnliche Situation bei einem anderen Menschen eine lebensgefährliche Reaktion aus (wie bei der Maus, die sich im Maul der Katze tot stellt). Das bestätigt den Gedanken, dass in der Traumabehandlung die Reaktion letztlich wichtiger ist als das Ereignis selbst. Sie wird unter anderem durch die neuronalen Pfade bestimmt, die von sozialen Interaktionen angeregt werden.

Der Kern der Sache ist also, dass das Nervensystem des Menschen (und anderer Säugetiere) immer auf der Suche nach Sicherheit ist und dass wir andere brauchen, um uns sicher zu fühlen. Sicherheit und Liebe sind deshalb entscheidend für Heilungsprozesse und bilden die Basis von Gesundheit, Wachstum und Regeneration. Meine These lautet daher, dass unser Bedürfnis nach Sicherheit und Liebe – und folglich der soziale Kontext, in dem wir leben – bei Heilungsprozessen mehr Aufmerksamkeit bekommen muss. Kranke Menschen in einer unsicheren Umgebung unterzubringen ist kontraproduktiv.

Wie kann dem Gehirn geholfen werden, sich in Stresssituationen sicher zu fühlen?

Wenn wir mit stressigen Situationen in unserer externen Welt konfrontiert werden, haben das denkende Gehirn (Neocortex) und das Überlebensgehirn (limbisches System und Cerebellum) verschiedene Bedürfnisse.

In der jüngsten neurowissenschaftlichen Forschung wurde ein ›dual processing‹-Modell der Entscheidungsfindung entwickelt, das durch Daniel Kahnemann als ›langsames Denken‹ und ›schnelles Denken‹ populär wurde und in seinem Buch[2] beschrieben wird.

›Langsames Denken‹ – unsere bewusste Entscheidungsfindung, Argumentation und Willenskraft – findet im denkenden Gehirn (Neocortex) statt. Der Neocortex versetzt uns in die Lage, uns zu konzentrieren, beispielsweise, um uns an relevante Informationen zu erinnern, sie im Gedächtnis zu behalten, nötigenfalls zu bearbeiten und dann die richtigen Entscheidungen zu treffen. Um diese Funktionen zu fördern, hat das denkende Gehirn ein eigenes Lern- und Gedächtnissystem, das Informationen im Kontext von Zeit und Raum abspeichert und zu denen wir Zugang haben. Wir erkennen das Aktivsein des Neocortex daran, dass wir einen ununterbrochenen Kommentar von Denken, Vergleichen, Beurteilen und Erzählen im Kopf hören. Seine Strategie, uns zu beschützen, besteht aus Antizipieren, Analysieren, Planen, Beratschlagen und Entscheiden.

Schnelles Denken hingegen – das sich in Emotionen, in stressbedingter Erregung, Gewohnheiten und dem grundsätzlichen Überleben äußert –, wird vom Überlebensgehirn ausgeführt, dem evolutionär älteren limbischen System, dem Hirnstamm und dem Cerebellum. Eine der wichtigsten Funktionen des Überlebensgehirns ist die Neurozeption, ein unbewusster Prozess der Gefahrenbewertung, der darauf abzielt, uns in Richtung Chancen und Sicherheit und weg von Bedrohungen, Gefahr und Schmerz zu lenken. Seine Strategie, uns zu beschützen, ist ganz einfach: Gehe auf Chancen zu und meide Gefahren.

Um die Neurozeption zu optimieren, hat das Überlebensgehirn ein implizites Lern- und Gedächtnissystem – schnell, automatisch und unbewusst – mit dem das denkende Gehirn umgangen wird. Das Wichtigste dabei ist, dass das Überlebensgehirn nonverbal ist, es kann also nicht mit uns kommunizieren, indem es denkt oder erzählt. Stattdessen aktiviert es Neurotransmitter und Hormone, die physische Empfindungen und Emotionen im Körper hervorrufen. Das Überlebensgehirn nimmt dann eine größere Bedrohung wahr – und generiert eine stärkere stressbedingte Erregung –, wenn es Stressoren als neu, unvorhersehbar, unkontrollierbar und bedrohlich für unser Ego, unser Identitätsgefühl oder unser physisches Überleben wahrnimmt (Lupien, 2009; Stanley, 2019).

Häusliche Gewalt, Misshandlung, emotionale Verwahrlosung und Verstoßenwerden verkörpern all diese Merkmale und sind daher sozusagen ›maßgeschneidert‹, um Stress und Angst zu verursachen. Wenn das Überlebensgehirn sich als hilflos, machtlos oder ohne Kontrolle wahrnimmt und Aspekte der erlebten Situation Signale oder Trigger enthalten, die mit traumatischen Ereignissen der Vergangenheit zusammenhängen, wird es darüber hinaus wahrscheinlich zusätzlichen traumatischen Stress verursachen (Scaer, 2005; Stanley, 2019).

Neurozeption ist zwar unbewusst, ihre Wirkung spüren wir aber unmittelbar im Körper. Wir können wahrnehmen, dass unser Herz schneller schlägt, dass wir schneller oder flacher atmen oder vielleicht sogar die Luft anhalten. Meist spüren wir Beklemmung in der Brust, Unwohlsein im Bauch, Muskelspannung in Armen, Beinen, Gesäß, Schultern, Nacken oder Rücken, und wir ziehen unsere Schultern bis zu den Ohren hoch. Zudem können eine zusammengesunkene Körperhaltung, ein trockener Mund oder eine angespannte Kiefermuskulatur, klamme Hände oder Schweißausbrüche auftreten, sowie das Gefühl, nervös zu sein oder jeden Augenblick aus der Haut fahren zu können. All dies nahm ich wahr, als die Polizei mit der schlechten Nachricht bei mir vor der Tür stand.

Im Geist können wir gleichzeitig rasende Gedanken wahrnehmen, die mit Planen, sich Sorgen machen oder dem Versuch, die Situation zu klären, zu tun haben. Dazu kommen vergleichende Gedanken wie »Ich muss darüber hinweg kommen, denn meine Situation ist längst nicht so schlimm wie die von Person Soundso«, abwertende Gedanken wie

»Ich habe wenigstens noch meinen Job« oder kritische Gedanken wie »Hätte ich nur dies oder das getan, dann hätte ich es verhindern können«.

Wir merken vielleicht auch, dass wir uns ängstlich, verwirrt, erschrocken, abgelenkt, unter Druck gesetzt, ungeduldig, wütend, überwältigt, gefühllos, ruhelos, müde, beschämt, schuldig, ausgebrannt oder schwindlig fühlen. All das sind Anzeichen dafür, dass das Überlebensgehirn die Gefahr erkannt und eine Stressreaktion ausgelöst hat.

Hier ist das Paradoxon: Die Strategien, die das denkende Gehirn oft anwendet, um sich besser zu fühlen, machen Stress und Angst mit großer Wahrscheinlichkeit schlimmer. Wir sollten nicht vergessen, dass der Schutzplan des denkenden Gehirns aus Antizipieren, Analysieren, Planen, Hin- und Herüberlegen und Entscheiden besteht. Das tut es in der Regel, indem es sich bewusst an ähnliche Ereignisse aus der Vergangenheit erinnert und aus deren Blickwinkel dann in die Zukunft schaut.

Natürlich geht diese Strategie höchstwahrscheinlich nicht auf, wenn wir erneut in einer traumatischen Situation landen oder mit den Tätern oder ähnlichen Situationen konfrontiert werden. Das denkende Gehirn bekommt es mit der Angst zu tun, wenn es nicht genug Informationen hat, um genau vorherzusagen, was in der kommenden Zeit geschehen wird. Es hasst Unsicherheit, denn es will antizipieren, planen und verhindern, dass unerwünschte Dinge geschehen – was in einem solchen Augenblick praktisch unmöglich ist. Wenn es nicht genug Informationen hat, um genaue Vorhersagen zu treffen, beginnt es ein Glücksspiel darum, was wahrscheinlich geschehen wird, indem es unaufhörlich ›Was wäre, wenn‹-Szenarien durchspielt. Es kann darüber hinaus Bewältigungsstrategien wählen, die alles nur noch schlimmer machen. Wenn das denkende Gehirn beispielsweise versucht, eine Situation positiv zu betrachten, Stressursachen abzuwerten oder uns dafür zu verurteilen, dass wir uns gestresst fühlen, erschafft es die Bedingungen, die es in ein gespanntes Verhältnis mit dem Überlebensgehirn bringt. Die gegensätzliche Haltung der beiden verschlimmert unbewusst Stress und Angst.

Wie können wir die informations- und sicherheitssuchenden Teile des Gehirns ins Gleichgewicht bringen?

Weil das denkende Gehirn und das Überlebensgehirn während einer überwältigenden Krisensituation ein gespanntes Verhältnis zueinander haben, verstärken viele Entscheidungen, die uns eigentlich beruhigen sollen, vielmehr den Stress und die Angst. Das denkende Gehirn neigt dazu, seine Angst zu reduzieren, indem es versucht, die Unsicherheit zu verringern. Es will das Gefühl haben, dass es alles im Griff hat, aber seine Entscheidungen können das Überlebensgehirn dazu veranlassen, noch mehr Stress auszulösen. Was können wir also tun?

Wir können direkt zum Ursprung des Stresses und der Angst gehen, indem wir unserem Überlebensgehirn helfen, sich sicher zu fühlen. Wir dürfen nicht vergessen, dass das, worauf wir unsere Aufmerksamkeit lenken – bewusst oder unbewusst – enorme Folgen für unser Überlebensgehirn, unser Nervensystem und unseren Körper hat. Mit diesem Gedanken im Hinterkopf sollten wir uns darauf trainieren, zu erkennen, worauf sich unsere Aufmerksamkeit im jeweiligen Augenblick richtet. Sie kann nach außen gerichtet sein (wenn wir beispielsweise einem Menschen zuhören, der gerade spricht) oder nach innen (zum Beispiel, wenn wir uns mit kreisenden Gedanken oder chronischem Schmerz im Körper beschäftigen). Sobald uns bewusst wird, worauf sich unsere Aufmerksamkeit und Konzentration richten, können wir beobachten, was sich in unserem Körper abspielt. Weil das Überlebensgehirn nonverbal ist, müssen wir uns die körperlichen Empfindungen anschauen, um seine Signale zu interpretieren und zu verstehen.

Manchmal machen uns eine Aufmerksamkeitsübung oder eine Meditation ruhiger, manchmal schaffen sie aber auch mehr Anspannung. Wenn wir bei unserer Selbsterforschung bemerken, dass das Überlebensgehirn Stress und Angst ausgelöst hat, können wir uns auch dafür entscheiden, den Fokus auf Möglichkeiten zu richten, die es darin unterstützen, sich sicher zu fühlen. Das schafft die Voraussetzungen für echte Heilung. Wenn wir beispielsweise unsere Aufmerksamkeit auf die Kontaktpunkte zwischen Körper und Umgebung lenken – etwa das Gewicht und den Druck des Gesäßes auf einen Stuhl –, hilft das dem Überlebensgehirn, Stabilität und Erdung zu empfinden. Um ein Trauma auf einer tieferen Ebene zu heilen, müssen wir ein Bündnis zwischen dem denkenden Gehirn und dem Überlebensgehirn aufbauen.

Du kannst die verschiedenen Strategien, die bisher in diesem Buch vorgestellt wurden, nutzen, um deinem denkenden Gehirn und deinem Überlebensgehirn zu helfen, Verbündete anstelle von Gegner zu werden. Damit diese gut wirken, muss zuvor ein regulierendes Mittel gewählt werden, das im betreffenden Moment mit der erlebten Wirklichkeit des Überlebensgehirns übereinstimmt. Nehmen wir einmal an, dass du durch Angst und Wut überreizt bist. In diesem Fall kannst du nicht erwarten, dass beruhigende Musik, positive Umdeutung oder Meditation funktionieren, weil Überlebensgehirn und Körper das Bedürfnis haben, überschüssige Energie zu verbrennen.

Wenn wir die Realität kennen, in der sich das Überlebensgehirn befindet, können wir in einer Weise aktiv werden, dass es merkt, wir hören zu und reagieren auf die Signale, die es uns sendet. Hier noch ein weiteres Beispiel: Du stellst beim Hineinfühlen in deinen Körper fest, dass du angespannt, ängstlich und unruhig bist. Dies sind Hinweise deines Überlebensgehirns, das darum bittet, jetzt physisch in Bewegung zu kommen. Anstatt dich einfach nur ein bisschen zu strecken und am Computer sitzen zu bleiben, wäre es besser, deine nächste Aufgabe zu verschieben und eine halbe Stunde spazieren zu gehen. Zumindest könntest du zehn Minuten lang aufstehen und dich gründlich dehnen.

Jede Entscheidung, die wir entsprechend den Signalen des Überlebensgehirns treffen, zeigt, dass wir seine Nachricht gehört haben. So können wir es beruhigen und uns vor zusätzlichem Stress schützen. Noch wichtiger ist, dass wir mit jeder auf den Hinweisen des Überlebensgehirns basierenden Entscheidung diesem Teil unseres Gehirns helfen, ein Gefühl der Meisterschaft zu entwickeln. Warum ist das wichtig?

Wir dürfen nicht vergessen, dass das Überlebensgehirn, wenn es sich als hilflos oder machtlos empfindet, erst recht traumatischen Stress auslöst. Wenn wir daher Entscheidungen fällen, die ihm ein Gefühl von Kontrolle geben, schaffen wir den bestmöglichen Schutz vor dem Erleben eines Traumas und vergrößern unsere Resilienz im Umgang mit der externen Umgebung und der jeweiligen Situation, in der wir uns befinden.

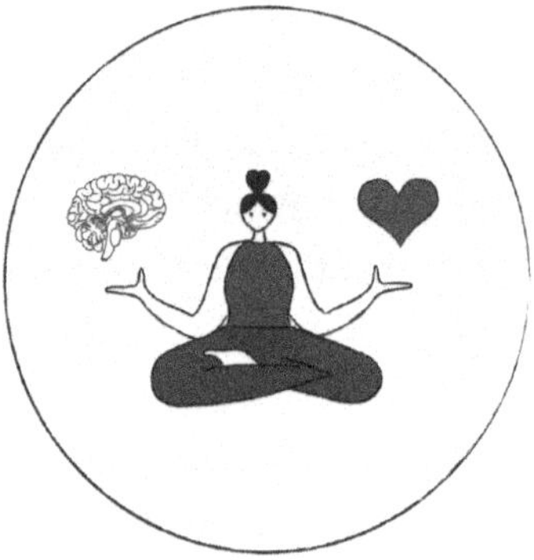

2. Resilienz entwickeln und das Leben wieder in Besitz nehmen

Die Kraft, die der Welt die größte Erfüllung schenkt, ist die zärtliche Umarmung zwischen Mutter und Kind.
Dalai Lama

Was ist Resilienz? In der Physik ist Resilienz die Fähigkeit von Systemen, auf veränderte Umstände oder Störungen so zu reagieren, dass alle wesentlichen Merkmale in einem neuen Gleichgewicht wiederhergestellt werden können. So kann zum Beispiel Metall, das sich zusammengezogen oder ausgedehnt hat, wieder in seinen ursprünglichen Zustand zurückkehren. Wird es allerdings von einem großen, schweren Gegenstand so stark eingedrückt, dass deutliche Dellen und Schäden entstehen, kann es nicht mehr in seinen ursprünglichen Zustand zurückwechseln. Man denke an Autowracks nach einem schweren Unfall. Man könnte also sagen, dass Resilienz die Fähigkeit ist, auf natürliche Weise Veränderungen ohne bleibenden Funktionsverlust aufzufangen.

Dasselbe gilt für unseren Körper, unser Denken und unsere Emotionen. Unser Körper besitzt von Natur aus ein starkes Regenerationsvermögen und verfügt über eine enorme Kapazität, geistige und emotionale Schläge abzufangen, sodass die daraus folgenden Veränderungen ohne allzu großen Schaden ausgeglichen werden können.

Als multidimensionale Wesen verfügen wir über körperliche, geistige und emotionale Resilienz. Geistige und emotionale Resilienz gehören zusammen und bilden die Fähigkeit, mit Schwierigkeiten, Rückschlägen, Veränderungen und Stress richtig umzugehen. Resilient zu sein ist eine wertvolle Eigenschaft, die uns proaktiv macht und hilft, auch unter veränderten Umständen die Regie über unser Leben und die Ereignisse zu behalten. Die körperliche Resilienz kommt meiner Ansicht nach in der Selbstheilungskraft zum Ausdruck: Gebrochene Knochen wachsen zusammen, Wunden heilen, Bakterien und Viren werden beseitigt und Krankheiten verschwinden oft auch von selbst.

Meine Hypothese lautet, dass wir alle während unseres Lebens in kleinerem oder größerem Maß geistige und emotionale Resilienz entwickeln. Epigenetische externe Einflüsse sind dabei die bestimmenden Faktoren: Erziehung, Familienkultur, Umgebung und sozialer Kontext. Leider verläuft das Leben nicht immer so, wie wir es uns wünschen. Je mehr Schicksalsschläge wir einstecken müssen, desto schwieriger wird es, unsere Resilienz zu erhalten.

Jeder Mensch auf dieser Erde hat eine Sollbruchstelle. Bei mir geschah der Bruch, als mein zweiter Mann sich das Leben nahm. Ich hatte dieses tragische Ereignis nicht kommen sehen. Bis zu jenem Zeitpunkt war ich gut zurechtgekommen, mit all meinen Beulen, Dellen und anderen Deformationen – ich war immer wieder in den früheren Zustand zurückgekehrt.

Wenn Gefühle von Machtlosigkeit und Stress überhandnehmen, das Überlebensgehirn also auf Hochtouren läuft, geschieht das in der Regel, weil unsere Handlungsmöglichkeiten nicht ausreichen, um etwas an der Situation zu ändern. Das ist oft bei kleineren Kindern der Fall. Es kann auch sein, dass wir einfach schon zu viel erlebt haben und irgendwann völlig am Ende sind oder dass wir etwas erfahren haben, das zu tiefgehend war, um es zu fühlen. Vielleicht war es ein überwältigendes Erlebnis, bei dem uns die richtige Unterstützung fehlte. Was es auch war, irgendwann können wir wahrscheinlich nicht mehr damit umgehen. Wir zeigen daraufhin ineffektives Verhalten, fügen uns möglicherweise in unser Schicksal, leisten keinen Widerstand, bleiben passiv oder werden depressiv und trauern, jammern und klagen. Am Ende sind wir komplett durcheinander und kommen vom Weg ab.

Resilienz sorgt für effektiveres Verhalten. Wir können uns Lösungen für die Dinge überlegen, die wir tatsächlich beeinflussen können, lernen aus dem Geschehenen und sind in der Lage, das Gelernte in die Problemlösung einzubringen. Wir akzeptieren die Umstände, die wir nicht unter Kontrolle haben oder hatten und ziehen Kraft aus uns selbst oder unserer Umgebung. Um unser Leben wieder in Besitz nehmen zu können, müssen wir daran arbeiten. Dieser Prozess beginnt damit, eine Reihe von Kompetenzen zu entwickeln:

- Verantwortung übernehmen – wir beginnen dort, wo wir jetzt stehen
- Selbstkenntnis entwickeln, indem wir unsere innere Psychologie kennenlernen (erste Dimension)

- Stressresistenz und Flexibilität entwickeln (zweite Dimension)
- Mit Hilfe der beschriebenen Übungen das Gehirn darin coachen, ein gesundes Verhältnis zwischen dem denkenden Gehirn und dem Überlebensgehirn zu entwickeln
- Entscheidungen auf der Grundlage einer klaren, auf die Zukunft gerichteten Intention treffen
- Bewusstheit entwickeln und im Leben mehr Raum für Selbstreflexion, Meditation, Körperarbeit schaffen
- die Improvisationsfähigkeit steigern
- Optimismus und Humor größeres Gewicht geben
- Kreativität und Kommunikation bei der Entwicklung von Resilienz mit einbeziehen

Kein Mensch ist frei von Stress oder ärgerlichen Erlebnissen. Auch resiliente Menschen kennen Gefühle wie Verzweiflung oder Enttäuschung. Sie wissen aber, dass diese zum Verarbeitungsprozess gehören und deshalb vorübergehend sind. Sie setzen sich damit auseinander und bleiben zukunftsorientiert.

Mentale und emotionale Resilienz sind für ein richtiges Verarbeiten von überwältigenden Erlebnissen unverzichtbar. Wir haben dann vielleicht Dellen und Kratzer, unsere Resilienz ermöglicht uns aber, uns schneller zu erholen. Das bedeutet nicht, dass wir unsensibel oder hart werden müssen. Es ist wichtig, uns klarzumachen, dass das Ereignis selbst weder richtig noch falsch ist. Der Suizid meines Mannes lässt sich nicht als richtig oder falsch etikettieren. Er ist einfach Wirklichkeit.

Bei plötzlichen, tiefgreifenden Verlusten entsteht eine tiefe emotionale Wunde, die unser innerstes Wesen, den Kern unserer Existenz, berührt. Eine automatische Rückkehr in den Zustand vor dem Ereignis erfolgt nicht. Jedoch kommen im Traumaprozess etliche existenzielle Fragen an die Oberfläche: Wie haben die Ereignisse in unserem Leben unsere Identität berührt oder verändert? Welche Auswirkungen hat der Stress auf Körper und Herz, sowie auf Emotionen und Gedanken? Auf welche Weise haben die Ereignisse den Fluss unseres Lebens unterbrochen? Haben wir die Verbindung mit uns selbst und anderen verloren? Inwiefern nahm unser Gefühl von Autonomie und Sicherheit Schaden? Fühlen wir noch Vitalität und Lebensenergie?

Der lang anhaltende Stress, dem ich nach dem Tod meines zweiten Mannes ausgesetzt war, brachte mit sich, dass ich nicht schlafen konnte. Ich trank mehr Alkohol und nahm mehr Medikamente, als gut für mich war und naschte viel, um Emotionen wegzuessen. Dieses Verhalten beeinträchtigte meine Gesundheit und schwächte meine körperliche Resilienz. Kein einziger Schulmediziner oder Therapeut bot mir eine andere Lösung an als noch mehr Medikamente in Form von Schlaftabletten und Kortikosteroiden. Sie fragten nicht einmal danach, was ich aß oder trank.

Schlafmittel sind Benzodiazepine oder davon abgeleitete Stoffe und dämpfen die Aktivität der Gehirnzellen. Deshalb werden wir schläfrig. Sie beheben jedoch das Schlafproblem nicht, sondern betäuben nur. Schon nach kurzer Zeit verändern diese Chemikalien unser Schlafverhalten und unsere geistige Resilienz nimmt ab. Außerdem machen sie süchtig und schon bald kommt das Gehirn nicht mehr ohne sie aus.

Auf längere Sicht führen sie zu Benommenheit, Konzentrations- und Gleichgewichtsstörungen, zu Aggression und Impulsivität. Kurz gesagt, diese Mittel dürften eigentlich nicht so fleißig verschrieben werden, wenn Menschen nicht schlafen können.

Der Arzt Hans Moolenburgh* nennt das ›Verschiebekunde‹: Das Ziel der Medizin ist nicht mehr die Heilung, sondern hat sich auf die Unterdrückung von Symptomen verschoben. Ausreichend Schlaf ist wichtig, weil das denkende Gehirn im Schlaf den Regenerationsprozess des Überlebensgehirns nicht blockieren kann. Auch regelmäßiges Herz-Kreislauf-Training sorgt dafür, dass der Körper überschüssige Stresshormone abbauen kann.

Für die Heilung einer geistigen und emotionalen Wunde ist es wichtig, ein ruhiges, entspanntes Leben zu führen und nicht weiterzuhasten, als ob nichts gewesen wäre. Ich war bereits sechs Wochen nach der Einäscherung meines zweiten Mannes wieder bei der Arbeit. Das Arbeitsunfähigkeitsgesetz zwang meinen Arbeitgeber damals, mich schnell wieder einzugliedern.

Tagsüber war ich bei der Arbeit und meine emotionale Wunde verschwand hinter den Kulissen. Nachts jedoch setzte sich mein Unterbewusstsein damit auseinander, was passiert war, und ich konnte nicht schlafen. Mein Gehirn machte Überstunden. In der Arbeit wurde nicht viel darüber gesprochen. Aus dieser Zeit habe ich gelernt, dass sich eine tiefe emotio-

*Dr. Hans Moolenburgh (1925-2018) war ein gesellschaftlich sehr engagierter Hausarzt und Autor.

nale Wunde nicht mit Schlaftabletten, Alkohol, Drogen oder harter Arbeit bekämpfen lässt, und vor allem, dass wir nicht einfach darüber hinweggehen können und dürfen. Denn gerade dann verschwindet unsere Fähigkeit, uns wieder in Form zu bringen – wir übernehmen uns physisch, geistig und emotional und verlieren unsere emotionale und geistige Resilienz. Um etwas richtig verarbeiten zu können, dürfen wir nicht zu schnell darüber hinweggehen. Wir brauchen eine sichere, liebevolle und unterstützende Umgebung. Nur dadurch können wir ganz in unserem Körper anwesend sein und bleiben.

Die Resilienz unseres Nervensystems ist mit einem Gummiband vergleichbar. Je stärker wir daran ziehen und je mehr wir es dehnen, desto weniger elastisch wird es. Es leiert aus, verliert seine Kraft und kehrt nicht mehr in die ursprüngliche Form zurück. Auf diese Weise kann es zu einem Burnout kommen und der Heilungsprozess dauert dann umso länger. Die Resilienz, die wir vor dem überwältigenden Ereignis hatten, ist ohne, dass wir es bemerkt haben, in eine Abwärtsspirale geraten.

Wir alle verfügen über ein gewisses Maß an Resilienz. Eine gut verheilte Narbe ist besser als eine, die sich immer wieder entzündet, aufbricht und sich irgendwann nicht mehr schließt. Am Ende verliert das Gewebe die Resilienz, die es braucht, um sich wieder zu regenerieren. Dasselbe Prinzip gilt auch für emotionale und geistige Wunden. Ich kam abrupt zum Stillstand, weil mich mein Körper im Stich ließ. So weit braucht es jedoch nicht zu kommen.

Was hilft uns dabei, uns dauerhaft zu verändern?

Auf jeden Fall brauchen wir die Fähigkeit, unsere Aufmerksamkeit gezielt zu lenken, zu reflektieren, Erkenntnisse zu gewinnen und aktiv zu werden. Die Meditation ist hierbei ein Hilfsmittel.

Gezielt unsere **Aufmerksamkeit** auf etwas zu richten spielt eine entscheidende Rolle beim Schaffen von (physischen) Veränderungen im Gehirn. Passend dazu, worauf unsere Aufmerksamkeit gelenkt wird, bildet das Gehirn neue Verbindungen (selbstgelenkte Neuroplastizität). Das Verändern der Gehirnarchitektur erfordert allerdings viele Wiederholungen. Es ist keine schnelle Lösung und keine einmalige Übung. Darüber hinaus rate ich zu einem lösungsorientierten Stellen von Fragen. Konzentration auf die Lösung bringt Lösungen, Konzentration auf das Problem verschärft das Problem.

Reflexion ist nicht dasselbe wie Analysieren oder Nachdenken. Es ist die Fähigkeit, uns mit uns selbst zu beschäftigen und den Blick nach innen zu richten. Um Kontakt mit uns aufzunehmen und Einsichten über uns selbst zu gewinnen, ist es entscheidend, eine Verbindung zwischen dem emotionalen und dem kognitiven Gehirn herzustellen.

Wenn es uns gelingt, unsere volle Aufmerksamkeit auf unsere Einsichten zu lenken, können wir aktiv werden. Eine neue Einsicht schenkt uns meist viel Energie, und damit gelingt es uns, den Autopiloten abzuschalten, selbst das Steuer in die Hand zu nehmen und den Kurs zu bestimmen. Wir sollten wissen, dass der Autopilot aus dem Bestreben des Gehirns entsteht, im Gleichgewicht zu bleiben und sich nicht verändern zu müssen.

Aktivität folgt auf Einsicht. Zu Beginn des Trauma-Heilungsprozesses müssen wir damit rechnen, dass unser Arbeitsspeicher schnell voll ist. Bei schwer traumatisierten Menschen ist daher die Aufmerksamkeitsspanne sehr kurz. In kleinen, oft wiederholten Schritten können jedoch neue Gedanken, Gefühle und Verhaltensweisen eingeübt werden.

Hierdurch entstehen neue neuronale Verbindungen, die sich schließlich zu einem neuen, stabilen Netz ausformen. Je tragfähiger dieses Netz wird, desto weniger Energie kostet das Leben mit den herbeigeführten Veränderungen im Laufe der Zeit. Das neue Denken, Fühlen und Verhalten wird nach und nach im unteren Teilen des Gehirns (dem Reptilienhirn) installiert und dadurch automatisch. Die Veränderung ist damit dauerhaft.

Durch **Meditation** können wir Resilienz entwickeln und so unser Leben wieder in unseren Besitz nehmen. Studien über den Einsatz von Achtsamkeit und Meditation bei der Behandlung von psychischen Beschwerden deuten darauf hin, dass Menschen, die regelmäßig meditieren, ein stärkeres Immunsystem haben, seltener krank werden, einen niedrigeren Blutdruck haben, besser schlafen und sogar länger leben. Es gibt unzählige Entspannungsmethoden, Meditationstechniken, Yoga- und Atemübungen, Massageformen, sowie Selbsthypnose, die uns unterstützen, ohne unserer Gesundheit zu schaden. Daneben sind auch ›alltägliche‹ Praktiken im Leben von Bedeutung: gesunde Ernährung, Musik, Bewegung, Wandern, Kreativität, Sport, Yoga, mit anderen in Verbindung bleiben und körperliche Berührung. Sie helfen, unsere Resilienz zu erhalten oder weiterzuentwickeln.

Mir haben in meinem Heilungsprozess eine Reihe von Aktivitäten, Behandlungen und Beschäftigungen geholfen: Entwicklung von Selbstkenntnis durch Meditation, Coaching und Trainings. Therapien, unter anderem mit EMDR und Brainspotting, Neurofeedback-Therapie, EM-Wave von HeartMath und Atemübungen. Bewusst gesünder essen, mehr Bewegung, tanzen, Massagen, Saunabesuche, Musik hören und Poesie lesen. Es half mir auch, Kontakt mit Menschen zu haben, die meinen Prozess aus einem ganzheitlichen, spirituellen Ansatz heraus verstanden, und mit Fachleuten zu arbeiten, die bereits ihre eigenen Erfahrungen gemacht und den Weg bereits selbst gegangen waren. Zudem war es immer ein Segen, mich kurz aus der Hektik der Welt zurückziehen zu können. Gerade dann wagte ich, meine Trauer darüber zu fühlen, was mit mir geschehen war, und mich zugleich um meine Wunden zu kümmern. Ich besuchte Meditationswochenenden, Workshops, Retreats und Lesungen, nahm an einem Training in Trauma-Familienaufstellung teil und las Bücher über Selbstheilung.

Für meine körperlichen Beschwerden suchte ich außerhalb der üblichen Pfade komplementäre Behandlungsmöglichkeiten und entdeckte im Ausland eine Therapie zur Stärkung meines Immunsystems, die dendritische Zelltherapie. Dies ist eine Form der Immuntherapie, bei der die Abwehrzellen des Körpers angeregt werden, Abwehrstoffe gegen bestimmte (Krebs-)Zellen zu bilden, mit dem Ziel, diese zu beseitigen.

Wie wirkt die dendritische Zelltherapie? Es ist schon länger bekannt, dass Krebszellen von unserem Immunsystem angegriffen und beseitigt werden können. Das ist auch nötig, denn nach heutigen Erkenntnissen entstehen in unserem Körper täglich Krebszellen. Wie viele es sind, wird noch diskutiert, aber es geht wohl um mehrere Dutzend am Tag. Dennoch bilden sich nicht täglich Dutzende von Tumoren in unserem Körper. Das menschliche Immunsystem muss dabei also eine Rolle spielen, indem es die frisch entstandenen Krebszellen unschädlich macht. Ein Heilungsansatz über das Immunsystem liegt auf der Hand, aber auch viele der inzwischen veröffentlichten Ergebnisse von Labortests und klinischen Untersuchungen sind vielversprechend. Bei der dendritischen Zelltherapie wird das Abwehrsystem gestärkt, indem Blut abgenommen wird, seine dendritischen Zellen aktiviert werden und es anschließend wieder in den Körper injiziert wird.*

BERÜHRUNG UND MASSAGE

Menschen sind soziale Wesen. Einzelhaft ist eine grausame Strafe. In einer Zeit mit emotionalem Schmerz können wir in unserer Einsamkeit sogar psychotisch werden, weil das Gehirn bestimmte Stoffe freisetzt, die dies begünstigen.

Unsere entfernten Vorfahren lebten in Stammesverbänden und entwickelten soziale Fähigkeiten wie Sprache und Empathie, die für unser heutiges Leben wesentlich sind. In einer Zeit der Trauer ist es für unsere Gesundheit von großer Be-

*So wurde an der Universitätsklinik Utrecht und an der Radboud-Universität Nijmegen eine Untersuchung zur dendritischen Zelltherapie begonnen. Im Ausland wird ebenfalls an dieser Methode geforscht. Ob sie wirksam und sicher genug ist, um sie Menschen mit Krebs regelmäßig anzubieten, ist derzeit noch nicht mit Sicherheit zu sagen.

deutung, mit unseren Mitmenschen in Kontakt zu bleiben. Sich trösten und berühren zu lassen, ist in den ersten Wochen nach einem überwältigenden Ereignis noch eher die Regel. Bitter ist allerdings, dass dies im Laufe der Zeit nachlässt, während wir weiterhin viel Bedarf danach haben. Wir wagen dann oft nicht mehr, darum zu bitten – so ging es mir jedenfalls. Das soll natürlich nicht heißen, dass wir jeden Tag mit Freunden zusammen sein müssen, um uns trösten zu lassen. Die Möglichkeit, mit anderen zu sprechen und Emotionen zu teilen, hat jedoch Einfluss auf unser allgemeines Wohlbefinden. Eine Schicksalsgemeinschaft kann Wunder wirken, es sei denn, die Teilnehmenden bestärken einander nur in ihrem Verlust. Wir alle brauchen einander, um unsere Wunden zu heilen. Wir brauchen einander nicht, um uns gegenseitig tiefer in die Grube zu stoßen.

Mir half es, mit meinem Hund spazieren zu gehen und die Kinder zu versorgen. Später, als ich krank wurde, stellte sich heraus, dass ich mich selbst vernachlässigt hatte. Wenn wir uns weder Wasser noch die richtigen Nährstoffe geben, werden wir krank.

Im ersten Jahr fror ich ständig und wurde einfach nicht warm. Es half, die Spannung wegmassieren zu lassen, in die Sauna zu gehen und mit einer Infrarotlampe oder einer Wärmflasche Wärme zuzuführen. Berührung und Massage wirken heilend und helfen uns, in den Alpha-Zustand zu kommen. Wenn Gehirn und Geist nicht mehr synchron laufen und wir Schlafprobleme haben, hilft eine Massage, das Melatonin, den nächtlichen Neurotransmitter, der uns für das Schlafen entspannt, ›einzuschalten‹. Sauna und Massagen unterstützten mich dabei, tiefer zu schlafen, um morgens entspannter aufzuwachen. Sie wirkten sich außerdem positiv auf meine durch den Stress beeinträchtigte Körperhaltung aus. Aus meiner Sicht ist es wichtig, dass wir für die richtige Atmosphäre sorgen, uns berühren und mit Massage verwöhnen lassen. Es stehen viele Möglichkeiten zur Wahl: von tiefenwirksamen ayurvedischen Massagen bis zum Rebalancing und der Cranio-Sacral-Therapie.

Oft unterschätzen wir die Bedeutung gewöhnlicher Dinge wie Essen, Atmen, Bewegen und zahlreiche Sinneserfahrungen. Gerade, weil sie so alltäglich sind, können sie dauerhaft unsere körperliche und geistige Gesundheit stärken oder auch untergraben. Um letzterem vorzubeugen, können wir allerlei unternehmen: Organisiere zum Beispiel mit Freundinnen oder Freunden einen festen Meditationsabend, kocht gemeinsam und esst gesunde Mahlzeiten. Massiert einander und hört schöne Musik. Haltet euch in der Natur auf, geht am Strand oder im Wald spazieren. Das hilft, ein Trauma oder andere Probleme zu ertragen und zu verdauen.

Einige Zeit nach dem Tod meines Mannes nahm ich an einer Fastenwoche in einem Kurort teil, um Körper und Geist bis in die Tiefen der Zellen zu reinigen. Indem ich all den beschriebenen Spuren folgte, konnte ich meinen Körper allmählich heilen. Im weiteren Verlauf des Prozesses gelang es mir, die Gewohnheit abzulegen, meinen traumatischen Verlust mit Schmerz und Trauer, mit Mangel und Vernichtung zu assoziieren. Dafür lernte ich, mich auf Liebe, Heilung und Befreiung zu konzentrieren und damit wieder gesund und resilient zu werden.

ERNÄHRUNG

Gesundes Essen ist für die Prävention von Krankheiten von großer Bedeutung. Der Körper und das Immunsystem müssen bei Stress viel aushalten. Eine gesunde Ernährung senkt nicht nur die Wahrscheinlichkeit zukünftiger chronischer Krankheiten, sondern liefert auch im Hier und Jetzt mehr Energie, bessere Konzentration und gehobenere Stimmung.

Kleine Beschwerden wie Sodbrennen, Müdigkeit oder hoher Blutdruck – nur allzu oft die Folgen von schlechtem Essen und Stress – verschwinden dadurch von allein. Es ist bekannt, dass langfristiger Stress tief in unseren Blutzuckerhaushalt und den Blutdruck eingreift und damit auch unsere Vitalität und Resilienz beeinträchtigt. Gesunde Ernährung ist dann ein kraftvolles Heilmittel.

Das habe ich erst nach meinem Nervenzusammenbruch herausgefunden. Die Ärzte verschrieben mir Dexamethason, auch als Prednison bekannt. Dieses Mittel half zwar, die Nervenentzündung zu lindern, aber seine langfristige Wirkung auf den Rest meines Körpers, insbesondere auf mein Immunsystem, war katastrophal. Das sagten mir die Ärzte nicht, als sie das Mittel verordneten. In meinem Mund bildeten sich Entzündungen und ich entwickelte eine neue Autoimmunerkrankung, einen erosiven Lichen planus. Zwei Jahre nach dem Tod meines zweiten Mannes bekam ich überall im Körper offene Stellen und wurde chronisch krank.

Drei Jahre danach bekam ich ernste Beschwerden an der Speiseröhre. Die Situation schien irreversibel. Der große emotionale Schmerz manifestierte sich in offenen, bösartigen Wunden an den Schleimhäuten meines Körpers. Aufgrund meiner körperlichen Beschwerden landete ich schließlich, nach einen langen Umweg durch das reguläre Gesundheitssystem, bei einem Arzt für orthomolekulare Medizin. Sein wichtigster Rat lautete, meine Ernährung umzustellen. Er wies mich darauf hin, dass der Körper bei lang anhaltendem Stress zusätzliche Nährstoffe braucht.

Wir haben sehr großes Vertrauen in die westliche Heilkunde, vielleicht manchmal zu viel. Oft glauben wir, dass, wenn wir krank werden, ein Team von Ärzten, Pflegekräften, Psychiatern und Psychologen zur Verfügung steht, um uns zu heilen. Im Krankenhaus standen diese Menschen in der Tat für mich bereit – mit einem sündhaft teuren Scanner, mit Infusionen, einem unruhigen Vierbettzimmer, Fertigmahlzeiten und einer klinischen Behandlung für meine Beschwerden.

Was mir jedoch fehlte, war das echte Interesse daran, wer ich war und was alles mit mir geschehen war. Kein Neurologe interessierte sich für die Ursache meiner Symptome und warum mein Körper mit einem Ausfall meiner Beine und einer Neuritis reagierte. Sie erkannten wohl die Probleme, ließen es aber beim Verschreiben von Prednison und Antibiotika bewenden. Sehr verwirrt und verunsichert kam ich nach Hause und viele Fragen blieben unbeantwortet. Im Nachhinein hatte ich große Zweifel, ob ich mit Hilfe der Medikamente wieder gehen können würde.

In Krankenhäusern werden vor allem Medikamente, chirurgische Eingriffe und Chemotherapie eingesetzt, um Menschen von einer bestimmten Krankheit zu ›heilen‹. Der einzige Grund, warum wir beispielsweise bei einer Erkältung oder Grippe wieder gesund werden, ist, dass unser Immunsystem das Virus oder Bakterium besiegt. Ich ging mit meinen Problemen hoffnungsvoll von Arzt zu Arzt und kam nach einiger Zeit dahinter, dass meine spezifischen Beschwerden letztlich nicht behandelt werden konnten. Ich war bestimmt nicht die Einzige, die mit einem versagenden Nervensystem und einem Burnout auf der Strecke blieb. Bei meiner Mutter war es Herzversagen, bei anderen Rheuma, hoher Blutdruck oder ein psychisches Problem. Ironischerweise schenken wir unserer eigenen Fähigkeit, Krankheiten anzugehen, die als Folge von chronischem Stress im Körper entstehen, wenig Vertrauen. Ich plädiere deshalb dafür, den Ursachen und Hintergründen eines Leidens mehr Aufmerksamkeit zu schenken. Dieser ganzheitliche Ansatz ist kostengünstiger, richtet weniger Schaden an und ist viel humaner.

Der Einfluss von Stress, Angst und Wut auf die Gesundheit wird stark unterschätzt. Das kommt unter anderem daher, dass Emotionen nichts Greifbares sind und es sich als schwierig erweist, sich ihre Auswirkungen auf unseren stofflichen Körper vorzustellen. Dabei geht es hier letztlich um die Verbindung zwischen Geist und Körper. So hat sich beispielsweise gezeigt, dass Menschen, die leicht wütend werden und schnell aus der Haut fahren, ein höheres Herzinfarktrisiko haben. Ähnliches gilt auch für Menschen mit chronischem Stress. Psychiater wissen schon lange, dass Personen mit Depression anfälliger für Herz- und Gefäßkrankheiten sind, sogar noch mehr als starke Raucher und Diabetiker. Hier zeigt sich der starke Einfluss der Psyche auf unsere Gesundheit.

Wer in einer langen Trauerzeit oft Angst hat oder depressiv wird, ist empfänglicher für Krankheiten, von Herzproblemen bis hin zu Krebs. Das trifft auch auf Menschen zu, die zu viel essen und trinken und sich zu wenig bewegen. Ungesundes Essen führt zu einem ungesunden Körper: Wir sind, was wir essen. Probleme können aufgrund von mangelhafter Nahrung entstehen, es kann aber auch sein, dass unser Verdauungssystem nicht gut funktioniert. Beide Ursachen führen zu einem deutlich höheren Risiko für Angststörungen, Depressionen und Psychosen, als man lange glaubte. Über verschiedene Mechanismen interagieren unser angeblich nichtstofflicher Geist und der stoffliche Körper miteinander.

Weiter vorn in diesem Buch schrieb ich, dass unser Körper bei Stress das Hormon Cortisol ausschüttet. Cortisol bereitet uns aufs Kämpfen oder Fliehen vor. Es erhöht den Blutdruck, was dafür sorgt, dass mehr Blut in die Gliedmaßen und Muskeln strömt, sodass wir augenblicklich weglaufen oder zuschlagen können. Das war in der Urzeit sehr praktisch. Heutzutage sorgt Cortisol dafür, dass durch den hohen Blutdruck und mehr geronnenes Blut die Wahrscheinlichkeit für einen Herzinfarkt deutlich zunimmt. Cortisol unterdrückt zudem das physische Immunsystem, wodurch wir anfälliger für allerlei Infektionskrankheiten und ebenso für Krebs werden.

Da Stress zu einer Immunreaktion führt, können uns Nahrungsergänzungsmittel hier einen Schub geben und helfen, das chemische Ungleichgewicht auszugleichen. Wir sollten nur nicht auf eigene Faust dazu greifen, denn auch Nahrungsergänzungsmittel sind ein weltweites Milliardengeschäft und es wird uns von allen Seiten empfohlen, uns gesund zu schlucken. Es gibt sehr wohl Nahrungsergänzungsmittel, deren positive Auswirkung auf die Gesundheit bewiesen ist. Hierbei handelt es sich um Stoffe, mit denen ein Großteil der Bevölkerung unzureichend versorgt ist.

Wir können zwei Arten von Nährstoffmangel unterscheiden: Defizienz und suboptimale Versorgung. Wenn Ärzte von einem Mangel sprechen, meinen sie in der Regel eine Defizienz, also ein ernsthaftes Defizit, das krank macht. Suboptimale Versorgung dagegen ist ein leichter Mangel, der die Gesundheit langsam untergräbt und auf lange Sicht zu Krankheitserscheinungen führen kann. Das gilt beispielsweise für Vitamine und Mineralstoffe.

Die allgemeine Ansicht ist, dass Nahrungsergänzungsmittel keineswegs nötig sind, wenn wir gesund und abwechslungsreich essen. Das ist allerdings bei vielen Menschen nicht der Fall. Außerdem ist unser Lebensstil mit viel Stress und chemischem Ungleichgewicht im Körper an sich schon gesundheitsschädlich. Hinzu kommt die fragliche Qualität unserer Obst- und Gemüsesorten. Die modernen Zucht- und Anbaumethoden wirken sich auf die Zusammensetzung von Nährstoffen, Vitaminen und Mineralstoffen aus. Es kann also sein, dass auch eine gesunde, abwechslungsreiche Ernährung nicht zu einer ausreichenden Nährstoffversorgung führt. Das trifft ganz sicher in Zeiten zu, in denen wir chronischem Stress ausgesetzt sind. Ein Multivitaminpräparat ist dann als Ergänzung ideal, um einen möglichen Mangel auszugleichen. Wir dürfen dabei nur nicht vergessen, dass ein Übermaß an Nahrungsergänzungsmitteln schädlich sein kann und vor allem den Umsatz der Hersteller und Vermarkter fördert. Orthomolekulare Diätetik ist eine Sache für Fachleute.*

---

*Aus eigener Erfahrung kenne ich den Nutzen von zusätzlichem Magnesium und B-Vitaminen. Magnesium spielt eine wichtige Rolle beim Stoffwechsel. Es stabilisiert die Energie (Adenosintriphosphat, ATP), die alle molekularen Reaktionen in Gang hält.

In stressigen Zeiten verbrauchen wir mehr Energie und benötigen zusätzliches Magnesium für einen ausreichenden Stoffwechsel. Davon sind in der täglichen Nahrung nicht genügend enthalten.

Nach meinem Krankenhausaufenthalt wegen des Ausfalls meiner Beine lag der Magnesiumgehalt in meinem Blut nahezu bei Null. Mein Stress hatte buchstäblich alles Magnesium aufgefressen. Der Arzt für orthomolekulare Medizin verschrieb mir damals 300 bis 600 mg Magnesium täglich. Er verordnete mir zudem B-Vitamine, weil diese eine wichtige Rolle für den Stoffwechsel und das Nervensystem spielen. Ohne genauer auf die Wirkung von Magnesium und B-Vitaminen einzugehen, kann ich sagen, dass sie mir geholfen haben, eine suboptimale Versorgung auszugleichen. Mein Rat ist: Lass dich auf mögliche Mängel kontrollieren und bitte einen guten Orthomolekularmediziner oder Naturheilkundler um Rat.

Zusammengefasst läuft es darauf hinaus, dass wir, wenn wir einen Heilungsprozess beginnen, im Voraus nicht wissen können, was uns helfen wird und was nicht. In meinem Fall haben beide Disziplinen zusammen mich gerettet – Schulmedizin und Komplementärmedizin. Jede auf ihre Art. Ich sage keinesfalls, dass die konventionelle Medizin mich kränker gemacht hat – wohl aber die Wirkung bestimmter Medikamente, die ich verordnet bekam. Ähnliches habe ich allerdings auch mit Überempfindlichkeiten bei einem der Nahrungsergänzungsmittel erlebt, die ich einnahm. Sowohl die konventionelle als auch die eher komplementäre, ganzheitliche Medizin machen Fehler beim Verschreiben von Medikamenten oder Nahrungsergänzungsmitteln.

Ich habe große Schwierigkeiten damit, wenn Menschen die eine oder andere Form der Medizin scharf verurteilen. Unser Körper und seine Zusammensetzung sind so einmalig, dass wir sehr genau und kontinuierlich darauf achten müssen, ob eine Therapie, ein Medikament oder ein Nahrungsergänzungsmittel gut anschlägt – egal, ob es ein Medikament ist, das von einem Kassenarzt oder -psychiater verordnet wird, oder ein Nahrungsergänzungsmittel, das von einem Orthomolekularmediziner verschrieben wird, der glaubt, dass seine Behandlungsmethode die einzige ist, die hilft.

Meiner Meinung nach ist es wichtig für die physische, geistige und spirituelle Gesundheit der Menschen, dass beide Disziplinen zusammenarbeiten, anstatt einander zu verurteilen und zu polarisieren. So entscheiden sich immer mehr Menschen für eine komplementäre, weniger invasive, stärker auf das Selbstheilungsvermögen ausgerichtete Behandlung. Diese passt offenbar besser zu ihnen, ihrem sozialen Kontext, der Hintergrundsituation, der Kultur und den Beschwerden, seien sie körperlich, emotional oder geistig. Ausschlaggebend ist, dass genau danach geschaut wird, was die betroffene Person an Therapie braucht. Die Zusammenarbeit der Fachleute ist hier der Schlüssel.

Hast du schon einmal daran gedacht, dass man auch mit Energie heilen kann? Liebe = mc^2. Erinnerst du dich daran? Du selbst bist eine Atombombe aus Liebe und Kraft. Liebe stellt die innere Verbindung wieder her und sorgt dafür, dass wir eine noch größere Resilienz entwickeln.

Wenn wir anstelle von $E = mc^2$ die Energie akzeptieren, um die Welt durch Liebe zu heilen, kann man durch die Liebe multipliziert mal Lichtgeschwindigkeit hoch Quadrat zu dem Schluss kommen, dass die Liebe die mächtigste Kraft ist, die es gibt. Denn sie hat keine Grenzen. (...)

Nach dem Scheitern der Menschheit in der Nutzung und Kontrolle über die anderen Kräfte des Universums, die sich gegen uns gestellt haben, ist es unerlässlich, dass wir uns von einer anderen Art von Energie ernähren.

Wenn wir wollen, dass unsere Art überleben soll, wenn wir einen Sinn im Leben finden wollen, wenn wir die Welt und alle fühlenden Wesen, das sie bewohnen, retten wollen, ist die Liebe die einzige und die letzte Antwort.

Vielleicht sind wir noch nicht bereit, eine Bombe der Liebe zu bauen, ein Artefakt, das mächtig genug ist, allen Hass, Selbstsucht und Gier, die den Planeten plagen, zu zerstören. Allerdings trägt jeder Einzelne in sich einen kleinen, aber leistungsstarken Generator der Liebe, dessen Energie darauf wartet, befreit zu werden.

Einstein

Erfahrungsberichte aus der Familie

Meine Schwägerin und gute Freundin

Karfreitag 2008: Ich lasse die Bedeutung dieses Tages zu mir durchdringen. Die Matthäuspassion steht auf dem Programm, und zum ersten Mal seit Monaten erlaube ich mir, mich nur mit meinem eigenen Kummer zu beschäftigen. Wenn es einen Tag gibt, an dem es um Trauer geht, ist es der Karfreitag, und dieses erste Ostern nach dem Tod meines Schwagers schlägt heftig bei mir ein.

Die vergangenen acht Monate waren eine Lektion in ›Überleben und die Liebe erhalten‹. Meine Schwägerin und Freundin Anouk weiß nicht, wo sie Halt finden kann, ihre Kinder Frans und Ariane sind viel zu tapfer für ihr Alter. Meine liebe Schwiegermutter ist zutiefst bekümmert und mein allerliebster Robert ist die wandelnde Verletzlichkeit. Wir versuchen natürlich, füreinander da zu sein. Ich pflege, unterstütze, helfe – und gönne mir zu wenig Recht auf meine eigene Trauer, auch bedingt durch mein Umfeld. Alle reagieren erstaunt, wenn sie merken, wie traurig ich bin. Es gibt scheinbar eine Rangordnung der Trauer, in der eine Schwägerin weniger Anspruch auf Traurigkeit hat als die Ehefrau oder der Bruder.

Das meinen übrigens nicht Anouk, mein Schwager und meine Schwägerinnen oder andere nahe Familienangehörige und Freunde, die selbst eng in den ganzen Prozess einbezogen sind. Sie wissen, dass ich genauso völlig durcheinander bin wie sie selbst, genauso tief geschockt. Es sind vielmehr die Menschen etwas außerhalb dieses Kreises, die offenbar nicht verstehen können, dass auch ich jemanden verloren habe.

Es existierte ein starkes Band zwischen meinem Schwager und mir und wir waren eng miteinander verbunden. Auch ich habe jemanden verloren – und nicht nur ihn, sondern, durch den gewaltigen Schock, auch mich selbst. Aber diese Erkenntnis gestehe ich mir ebenfalls nicht zu. Denn, genau wie mein Umfeld, bin ich der Meinung, dass ich nicht das Recht dazu habe. Anouks Trauer und die der Kinder ist so unendlich viel größer. Trauer jedoch kennt keine Hierarchie, sie ist launisch und hat ein Eigenleben. Ob ich nun ein Recht darauf habe oder nicht: Ich fühle Schmerz, Schmerz, Schmerz.

Just an der Stelle ›Erbarme dich‹ der Matthäuspassion klingelt das Telefon. Es ist Anouk: »Du musst sofort kommen, ich kann nicht mehr auf meinen Beinen stehen!« Ich fahre eiligst hin und finde den totalen Zusammenbruch vor. Im Krankenhaus stellt sich heraus, dass Anouks Beine beide gelähmt sind. Anouk ist am absoluten Tiefpunkt angekommen, das Chaos ist komplett.

Einige Wochen später

Anouk ist wieder zu Hause und muss die Dinge sehr, sehr ruhig angehen lassen. Ich sitze bei ihr auf dem großen, roten Ledersofa und wir trinken Tee. Wir überlegen, wie wir das ein oder andere organisieren.

Seit kurzem ist Anouk in einer neuen Beziehung. Dieser Mann füllt die Lücke, die sich zu öffnen droht. Er kommt zu ihr nach Hause, als sie noch im Krankenhaus liegt, und versorgt die Kinder. Schnell übernimmt er eine große Rolle im Kümmern, sowohl um Anouk als auch um die Kids. Für mich fühlt sich das Ganze allerdings nicht gut an, es geht viel zu schnell. Anouk trifft Entscheidungen, die dazu führen, dass sie nach Nimwegen zieht. Auch das geht zu schnell und Nimwegen ist zu weit weg. Aber kann ich mich hier auf mein Urteil verlassen, lädiert und durch die Mangel gedreht, wie ich bin? Welches Recht habe ich, gegen die Entscheidungen einer anderen Person zu protestieren, deren Ziel es ist, zu überleben? Wenn ich sehe, wie schwer es ist, in der gegebenen Situation den Fuß auf dem Boden zu behalten? Wenn ich doch weiß, dass etwas geschehen muss, weil es nicht anders geht? Ich habe außerdem zu viel Respekt vor Anouk und zu wenig Vertrauen in mich selbst, um wirklich zu protestieren.

Aus der Rückschau denke ich, vielleicht war ich auch einfach zu erschöpft dazu. Und dann bleibt auch noch die Frage, ob es etwas bewirkt hätte. Jetzt, nach so vielen Jahren, mit dem Wissen, das wir mittlerweile haben, ist klar, dass weitgehende Entscheidungen kurz nach einem solchen Schicksalsschlag nicht vernünftig sind, da wir tief verletzt und nicht zurechnungsfähig sind. Und alle Menschen in unserem Umfeld, auch diejenigen, die normalerweise klare und sinnvolle Ratschläge geben, sind ebenfalls betroffen.

Eigentlich müsste man rund um traumatisierte Personen ein Unterstützungssystem einrichten, das aus Menschen besteht, die nicht selbst betroffen sind, die keinen Verlust erlitten haben. Die sich liebevoll kümmern, einen verwöhnen und verhindern, dass wir bedeutende Entscheidungen treffen. Die uns in unserem Prozess helfen, ohne ihn verändern zu wollen. Die uns sein lassen, wo wir sind.

In unserer Kultur müsste etwas entstehen, das Trauma als lang anhaltende Erscheinung akzeptabel macht, d.h., dass wir unseren Schmerz und Kummer über längere Zeit zeigen dürfen und andere da sind, die dann für uns sorgen. Es müsste sich allgemein die Erkenntnis durchsetzen, dass Betroffene unzurechnungsfähig sind, und der Kreis um sie herum hätte dann darauf zu achten, dass sie keine dummen Dinge tun.

Nach einem schweren, traumatischen Verlust müssten einige ungeschriebene Standardregeln gelten, darunter vielleicht auch eine, die für Menschen gilt, die sich gerade von einer Sucht entwöhnt haben: ein Jahr lang keine wichtigen Entscheidungen treffen! Also weder den Job kündigen noch das Haus verkaufen, keine neue Beziehung eingehen, weder scheiden lassen noch umziehen, kein Tattoo stechen lassen, keine Schönheitsoperation, keine teuren Anschaffungen – einfach nichts tun, was bleibende oder langfristige Auswirkungen auf das Leben hat.

Und in diesem sicheren Kreis könnten wir dann langsam, aber sicher, ohne weiteren Schaden zu erleiden oder anzurichten, Schrittchen für Schrittchen wieder zu Kräften kommen, wieder zum Mensch werden. Mir hätte das geholfen, und den anderen, mit denen wir das alles erlebt haben, wahrscheinlich auch.

Margreet

Der Bruder meines Mannes

Was ist über Trauma und Trauer zu sagen? Bevor ich anfange, Anouks Buch zu lesen, frage ich mich: Was habe ich über Trauma und Trauerarbeit zu sagen, als Bruder, als Angehöriger?

Der Tod meines jüngeren Bruders hat sich bei mir tief in Körper und Geist eingenistet. Wie ein ständig drohender Tränenausbruch, aber auch wie eine Kugel aus Liebe, eine unerschöpfliche Quelle von tiefem Wissen, das irgendwann seinen Weg in die Poesie finden muss. Unendlich tief sind sie eingraviert, die Augenblicke des Begreifens. Der Anruf von Anouk, dass er Suizid begangen hatte, die Autofahrt zu ihrem Haus, ohne zu wissen, was ich dort vorfinden würde, ungewiss, ob die Botschaft wirklich verstanden wurde.

Es folgen Telefonate mit der Polizei – der Leichnam ist noch nicht freigegeben. Ich höre mich lächerliche Dinge sagen wie »Mein Bruder hat Suizid begangen, seine Frau möchte die Leiche sehen.« Ich drehe Kreise in dem Zimmer, in dem er gestern noch war und von wo er heute Morgen aufgebrochen ist. Da ist das Sofa, auf dem er immer gesessen war. Draußen geht ein Mann mit einem Kind auf den Schultern vorbei. Es gibt keinen Ton zu dieser Szene, es ist wie in einem Stummfilm.

Wir informieren Verwandte und Freunde – am schwersten ist es, unserer Mutter Bescheid zu sagen. Erst ein paar Nächte später weine ich zum ersten Mal wirklich, unaufhörlich. *Falling out of love* von Trijntje Oosterhuis läuft in der Dauerschleife – dieses Lied ist für mich noch heute ein großartiger Titel für das, was mein Bruder getan hat. Wir organisieren seinen Abschied. Anouk wünscht sich eine leichte Feierlichkeit als Gegengewicht für diese schwere Tat. Margreet organisiert Zelte, Catering, Feier, Karten und alle möglichen weiteren Dinge. Eine Flut von Anrufen und Briefen setzt ein.

Endlich können wir zur Leiche. Ja, mein Bruder ist zur Leiche geworden. Es dringt erst wirklich zu mir durch, als ich ihn da liegen sehe, das Gesicht schön zurechtgemacht. Durch das Laken sieht man spitze Knochenstücke hervorstehen. Ich stehe da mit seinem Sohn, Hand in Hand. Mir wird klar: Ich werde bedingungslos weiter für Frans sorgen. Ich glaube, dass ich das auch sage. Ich weiß, dass ich jetzt noch genauso fühle.

Im Haus von meinem Bruder und Anouk ist die Zentrale. Es gibt immer Suppe, große Schüsseln Obstsalat und gutes Essen. Das hilft. Einander wieder und wieder umarmen und küssen, das hilft. Musik auswählen, das hilft. Mit meinem jüngsten Bruder suche ich gemeinsam Lieder für die Trauerfeier aus. Ohne Zweifel entscheiden wir uns für Genesis als zentrales Stück und Stevie Wonder für den Moment, in dem der Sarg weg ist. Swingend auf dem Weg zum Himmel. For you, I would catch a falling star ...

Jetzt, da ich das schreibe, kommen mir wieder die Tränen, so viele Jahre später in einem Sommerhaus in Südspanien.

Vor meinem inneren Auge tauchen Bilder der Vorbereitungen in Haamstede auf. Am Zaun brannten Fackeln, als am Abend vor dem Begräbnis der Leichenwagen einfuhr. Der Sarg meines Bruders stand noch für eine Nacht im Rittersaal des Schlosses, das unserer Familie gehört. Überall sind Blumen. Alle sind stundenlang dort gesessen, vormittags sogar meine Mutter mit einer Tasse Tee.

Trauer ist das Erkennen und die Konfrontation mit der Wirklichkeit auf der Suche nach neuen Fundamenten unter unserem brüchigen Dasein.

Meine besten Freunde kommen – GP aus Deutschland, Mick aus England. Das hilft. Es ist ein großartiger Abschied auf der Wiese in Haamstede. Ein schöner Sommertag, Zelte im Halbkreis aufgeschlagen, ein großes Feuer brennt. Redner, am schönsten der älteste Bruder Jan, mit seinem unvergesslichen Vergleich mit dem Verlust eines Mittelfingers. Herman war der mittlere von uns fünf. Kein Stinkefinger.

Es hilft, all die Menschen in Weiß, all das Küssen und Umarmungen. Freund Heiko, der auf der Wiese ein Trompetensolo spielt: *The first time ever I saw your face*, das hilft. Ungeniert und lauthals dabei weinen, das hilft. Während wir den Sarg wegtragen, erklingt: *Like the dust that settles all around me, I must find a new home.*

Als ich aus dem Zelt komme, fühle ich die warmen Strahlen der Sonne. Ich schließe kurz die Augen und genieße sie. Wärme, das hilft. Und bei den pappigen Brötchen unter den Bäumen singt Stevie *As* und *Another Star.* Danach die Fahrt zum Krematorium auf Walcheren, durch die prächtige Sommerlandschaft. Alle sitzen im Saal, zu hören ist nur das Violinensolo *Tabula rasa* von Arvo Pärt.

Sind wir wütend? Nein, wir sind nicht wütend. Aber geschockt, dass du deine Kinder zurücklässt, uns zurücklässt.

Entscheidend für unsere Trauer ist wahrscheinlich der Film der Überwachungskamera, der zeigt, dass alles mit Vorbedacht und Überlegung geschehen ist. Er steigt hinauf auf die höchste Ebene, schaut über den Rand, raucht eine Zigarette und geht.

Später wird das Auto gefunden. Mit einem großen Messer in einem Geschirrhandtuch, der Ersatzvariante. Es war also keine augenblickliche Eingebung, wohl aber eine Verzweiflungstat. Den Film wollte oder konnte ich mir nie anschauen, die später gefundenen Tagebücher wollte ich nie lesen.

In seinem Zimmer liegt Mulischs *Die Entdeckung des Himmels*, aufgeschlagen bei einer Stelle über Suizid. Wir suchen nach Indizien, nach Hinweisen, nach Erklärungen, suchen nach Schuld, suchen nach Vergebung. Das wird nie aufhören.

In der Trauerarbeit nach einem so traumatischen Verlust spielt es sicher eine Rolle, ob wir uns selbst vergeben können, ob wir genug getan haben, ob wir nicht doch ...

Der Trauerprozess

Meine Mutter hatte es nach dem Tod meines Vaters bereits vorgemacht. Sie hatte eine Art Altar in ihrem Schlafzimmer aufgestellt. Ein Kästchen, in das sie kostbare Erinnerungen legte, darunter ein sorgfältig ausgewählter Wandbehang, auf dem man Menschen durch eine Berglandschaft in den Himmel ziehen sieht. Sie ist tief gläubig und davon überzeugt, dass mein Vater direkt in den Himmel eingegangen ist und sich dort mit seinem Cousin Henk über Bachs Fugen unterhält. Mit dem Begräbnis hielt sie sich nicht lange auf: Er war schließlich schon im Himmel.

Das Haus aufräumen, ihn hinausräumen, das sei nötig, sagten alle. Alle Kleidungsstücke rochen nach ihm, brachten Erinnerungen an Situationen, Urlaube, das Sitzen im Sessel im Wohnzimmer. Sie packte es mit Liebe an. Schön ist, wie sie jetzt in ihrer Demenz Vater weiterleben lässt, manchmal ganz buchstäblich in dem Kästchen.

Für ihren Sohn hat sie auch eine Schachtel angelegt. Ebenfalls sorgfältig ausgewählt, mit Notenpapier voll fröhlicher Noten beklebt. Das mochte er sehr. Was für ein großartiges Vorbild, meine Mutter. Sie kann jedoch nicht darüber sprechen, sie könnte es nicht.

Mein Gedicht vom 11. Dezember, zu seinem Geburtstag, steht zwischen den Familienfotos. Mein jüngster Bruder hat es offenbar für sie aufgeschrieben:

Seltsam

Es riecht nach Stockfisch in der Küche,
mein Geist schmückt einen Stuhl,
schmeckt Torte und Cappuccino.

Sehe dich manchmal spazieren gehen
in der Stadt oder erscheinen im Spiegel.
Es gibt kein Fest. Kein Singen.
Aber doch Raum für die Liebe.

Anouk hat alles allein aufgeräumt. Ich habe ihr zumindest nicht dabei geholfen. Wie schrecklich muss das gewesen sein.

Und ich? Ich habe kein Kästchen, nicht einmal ein Foto von ihm hier stehen. Irgendwo tief in meinem Schrank liegt das große Messer, das im Auto war. Ich habe den Anzug, den ich bei der Beerdigung anhatte, nie mehr getragen, wohl aber aufbewahrt. Die Musik vom Begräbnis habe ich nie mehr laufen lassen, ich wage es auch nicht mehr *Falling out of love* von Trijntje abzuspielen. Ich habe darüber nachgedacht, auf der Wiese in Haamstede eine Bank aufzustellen, zu seinem Gedächtnis. Denn dort ist er für mich geblieben.

Ich hoffe, dass seine Tochter einmal den Wandbehang meiner Mutter erbt.

Das Schuldgefühl

Am Wochenende des Suizids meines Bruders war Haamstede-Wochenende. Das bedeutet, ein Treffen unserer großen

Familie auf dem Schloss Haamstede in Zeeland. Das Schloss liegt in unserem Familienbesitz und ich war damals der Vorsitzende. Während der Versammlung habe ich mich immer wieder umgesehen, ob sie schon da waren, denn sie kamen meist zu spät. Nach der Versammlung erfuhr ich, dass sie abgesagt hatten. In diesem Moment war noch keine Rede von Panik. In den letzten Jahren war es ihm unglaublich gut gegangen, vielleicht sogar zu gut. Sie hatten ein Haus in Haarlem gekauft, nah an den Dünen, mit guten Schulen in der Nachbarschaft.

Er hatte mich angerufen, ob ich vorbeikommen könnte. Vor diesem Wochenende hatte es nicht geklappt. Vielleicht nach dem Treffen, am Sonntag?

Margreet und ich fuhren an diesem Sonntag früher nach Hause. Am Abend hatte ich einen Auftritt mit meiner Salsaband. Erst kurz schlafen, dann vielleicht noch schnell zu meinem Bruder. Ich schlief an diesem Nachmittag fest, als Anouk anrief.

Vielleicht hätte ich ihn vor diesem Wochenende besuchen sollen, vielleicht hätte es geholfen. Nein, ich weiß es besser, zum Glück. Aber so zerbrechen sich alle Nahestehenden den Kopf, auf der Suche nach dem Augenblick, in dem sie vielleicht noch einen Unterschied hätten machen können. Schuldig habe ich mich trotzdem nie gefühlt, besonders nicht, als ich erfuhr, wie gut die Aktion vorbereitet war. Ich glaube auch nicht, dass eins der anderen Kinder oder ihrer Partner sich wirklich schuldig fühlen oder gefühlt haben. Mit meiner Mutter habe ich nie richtig darüber gesprochen. Erst als alles vorbei war, wurde mir klar, dass meine Mutter gegen eine Feuerbestattung war, da so ihr Sohn am Tag des Jüngsten Gerichts nicht auferstehen konnte.

Wütend

Ich bin noch nie im Leben im Stich gelassen worden. Viele in meiner Umgebung allerdings schon. Zum Trauerprozess bei einem Suizid gehört auch Wut. Was für ein Idiot lässt einfach seine Frau und seine Kinder zurück? Ohne Abschied, ohne Erklärung, ohne Nachricht? Im Vergleich zu ihnen kann ich mich nicht verlassen und verraten fühlen. Aber ich bin es natürlich trotzdem.

›Wütend‹ ist so ein Familienwort, über das mein Bruder sofort in Lachen ausgebrochen wäre: Vor Jahren hatten einige Kinder als Nikolausüberraschung für Vater ›Boos‹-Brillen gebastelt, bei denen die O in dem Wort ›boos‹ (wütend) die Gläser darstellten. Damals lief ein Arbeitskampf im öffentlichen Dienst mit dem Motto »Boos op Koos« (Wütend auf Koos) – so hieß der zuständige Minister. Bei der dritten Brille dieser Art war mein Vater definitiv ›not amused‹. So wurde das Wort zu einem Code in unserer Familie. Und so kichert unser Bruder selbst nach seinem Tod noch unsere Bedenken weg.

Das Gedenken

Seine Asche ist in einer Urne auf dem Friedhof von Haamstede beigesetzt. Ich war nur einmal da, um zu sehen, ob tatsächlich ›Liebe!‹ auf dem Stein stand. Seitdem war ich nicht mehr dort und habe auch nicht die Neigung, Blumen niederzulegen.

Die Rituale

Nicht umsonst gehört die Bestattung zu den wenigen Ritualen, die die Säkularisierung überlebt haben. Es ist heilend, sich von Freunden, Verwandten und Bekannten umgeben zu wissen. Eine gute Bestattung hilft.

Bei der Arbeit

Schon bald nach der Einäscherung ging ich wieder arbeiten. Ich hatte ein Bedürfnis nach festen Strukturen, etwas Bekanntem in meinem leergeräumten Leben. Die Firma, für dich ich tätig war, steckte in schwierigen Zeiten, in denen selbst mein Arbeitsplatz auf dem Spiel stand.

Ich bin die Sache ernsthaft angegangen und habe alle meine Verantwortlichkeiten anderen übergeben, weil ich noch in keinster Weise zu klarem Denken fähig war. So konnte ich mit meinen Kollegen auch in Ruhe darüber sprechen – sie selbst wagten es kaum, zu fragen, wie es mir ging. Ich hätte ihnen auch keine Antwort geben können.

Ich beförderte mich selbst zum ›Allzweckwerkzeug‹, das man für alles gebrauchen konnte: kopieren, Kaffee vorbeibringen oder Briefe kuvertieren. Ich fand es wunderbar, streifte durchs Büro und unterhielt mich mit allen. Ich führte bessere Gespräche denn je. Mehrere Kollegen hatten ähnliche Erfahrungen gemacht, von denen sie mir erzählten. Sie taten es sehr vorsichtig. Ich genoss den Kontakt und das Gefühl, dass ich wohl doch noch existierte, auch wenn mein Geist daran zweifelte. In dieser Zeit kam alles beinhart und ungefiltert durch. Ich beschrieb mich selbst als Krake mit hundert Tentakeln. Ich hörte, roch und fühlte alles. Sobald in einer

Sitzung die Spannung stieg, hielt ich es nicht mehr aus und verließ den Raum: ein großartiges Gefühl. Als es mir schon wieder viel besser ging, habe ich diese Taktik noch das eine oder andere Mal heimlich genutzt!

Zusammenbleiben

Der Suizid meines Bruders brachte uns in der ersten Zeit als Familie und mit unseren besten Freunden näher zusammen, fast wie selbstverständlich. Das wurde nach einer gewissen Zeit natürlich schwieriger. Glücklicherweise beschloss Anouk, die Beziehung zur Verwandtschaft, und daher zu mir, aufrecht zu erhalten. Sie schenkte meiner Mutter viel Aufmerksamkeit und kümmerte sich sehr darum, dass Frans und Ariane sicher im Haamstede-Clan landeten.

Aber alles wird schwieriger, da ist immer dieser leere Platz. Anfangs sogar ganz buchstäblich, bei der Feier zu seinem ersten Geburtstag nach seinem Tod. Tief beeindruckt hat mich, dass die Kinder eigentlich als erste so weit waren, ihm einen neuen Platz zu geben. Nämlich abwesend anwesend. Es tut weh, wenn wir alle gemeinsam Weihnachten feiern, wenn wir nach einer guten Art und Weise suchen, wie wir an seinen Tod oder sein Leben erinnern können. Es reibt und es ist unangenehm, denn wir haben alle unsere eigenen Gefühle dazu und können sie so schwer mitteilen. Vielleicht hoffen wir auch, dass er gerade in diesen Gefühlen weiterlebt.

Darüber hinwegkommen

Gibt es Tipps für andere Betroffene? Ich kann nur sagen, was mir selbst wirklich geholfen hat. Das Wohnen am Wasser half, der Wind in meinem Gesicht und das Geschnatter der Gänse am anderen Ufer im Naturschutzgebiet. Auch das Zusammensein mit meiner Frau Margreet hat mir unwahrscheinlich geholfen. Weil sie selbst so betroffen war, auch wenn unser Umfeld überwiegend ganz anders darüber dachte.

Eine besondere Massage mit warmen Lavasteinen auf einer griechischen Insel half auch. Ich hatte das Gefühl, dass mein Bruder auf einem der Schränke saß und zuschaute und wir hatten unseren Spaß dabei.

Und eine Behandlung im ganzheitlichen Wellness-Resort Kamalaya in Thailand hat mir sehr geholfen: Ich bat darum, gegen Traurigkeit behandelt zu werden. Von einem Heiler bekam ich einen besonderen Trank dafür. So viele Schlucke am Morgen, so viele am Nachmittag. So muss man mit Trauer umgehen: sie benennen, ihr ins Auge sehen und sie wie eine Erkältung behandeln lassen. Wir sind nicht bejammernswert, wir haben einfach Kummer, untröstlichen Kummer.

Einen Preis gewinnen

Im Theater *De Engelenbak* in Amsterdam war es beim so genannten *Open Bak* üblich, dass das Publikum in der Pause zu einem Thema ein Gedicht verfasste. Eines Abends war das ›mit anderen Augen sehen‹. Zum ersten Mal verwendete ich eine Assoziation mit meinem Bruder.

mein Bruder ist nicht da
alles ist verändert
nur ich nicht

Ich gewann an diesem Abend das T-Shirt. Verlegen gab ich zu, dass das Gedicht von meinem verstorbenen Bruder handelte.

Der Flügel

Mein Vater kaufte zu Beginn seiner Ehe einen prächtigen Bechstein-Flügel von seinem Cousin. Mein Vater war ein begabter Pianist, konnte glückselig Bach und Choräle spielen. Ich habe selbst oft mit ihm gespielt an Sonntagnachmittagen: Telemann, Händel, Fauré.

Mein Bruder spielte auch Klavier. Auch er spielte großartig. Vor allem sein Anschlag war unübertroffen. Zu meinem Erstaunen konnte er nicht improvisieren und nicht wirklich gut vom Blatt spielen. Wir haben deshalb selten zusammen gespielt. Aber die Liebe zur Musik hatten wir definitiv gemeinsam. Glücklicherweise fand ich in den CDs, die er hinterließ, viele von meinen Lieblingsmusikern wieder, sodass mir eine Erinnerung von etwas blieb, das wir gemeinsam hatten.

Mein Bruder hätte den Flügel von meinen Eltern erben sollen. Aber als meine Mutter aus ihrer Wohnung in Amersfoort auszog, war das Häuschen, in dem er, Anouk und die Kinder wohnten, zu klein und so musste das große Instrument eingelagert werden. Das Glück war also groß, als sie ein neues Haus bei Haarlem fanden, in dem der Flügel einen schönen Platz bekommen konnte. Dieses Haus haben sie jedoch nie bezogen, der Flügel blieb im Lager.

Irgendwann beschloss ich, ihn der Familie anzubieten, damit er irgendwo ein gutes Zuhause fand. Ein Verwandter bot sich an. Seinem Sohn Anthonie gefiel der Flügel seines Vaters nicht so richtig. Wir beschlossen, es zu wagen. Der Flügel wurde nach Ouddorp transportiert, wo Anthonie ihn ausprobieren wollte. Er wurde für gut befunden und in Ordnung gebracht. Wenig später beschloss auch Anthonie, seinem Leben ein Ende zu setzen. Auf dem Piano in seiner Wohnung stand die Partitur, die er gerade mit seinem Vater einstudierte.

Aus Liebe

Fünfundzwanzig Jahre lang bin ich mit meinem Vater zur Matthäuspassion gegangen. Immer am Palmsonntag, Concertgebouw-Orchester, Reihe 22. Er las in der Partitur mit – die Seiten raschelten, zum Ärger der Zuhörer in unserer Umgebung. Bei der Sopranarie *Aus Liebe will mein Heiland sterben* liefen ihm jedes Jahr die Tränen über die Wangen. Er wollte mir nie erzählen, warum. »Großartige Musik«, sagte er dann einfach.

Nach so vielen Jahren habe ich Frieden gefunden mit der Tat meines Bruders. Auch er hat es ›aus Liebe‹ zu uns allen getan. Er hat mit Sicherheit gedacht, dass es uns allen besser ginge, wenn er nicht mehr da wäre, als Klotz an unseren Beinen.

Ich kann nicht ausschließen, dass von jetzt an auch mir die Tränen übers Gesicht laufen, wenn ich höre: »Aus Liebe will mein Heiland sterben«.

Und jetzt?

Das Ganze ist nun 14 Jahre her und er ist herabgekommen. In den Saal von Haamstede, auf die Wiese. Er steckt in einem endlosen Weinkrampf in meiner Seele und ist zugleich eine unerschöpfliche Quelle der Liebe. Er steckt im starren Blick meiner Mutter, die langsam in eine andere Wirklichkeit aufgebrochen ist. Er befindet sich mit Freek auf dem Flügel. Er ist abwesend anwesend bei allen Feiern und Geburtstagen, vor allem bei denen seiner Kinder natürlich.

Der Trauerprozess besteht vielleicht gar nicht aus Abschied nehmen, sondern daraus, die Erinnerung wie feinen Staub auf alles um uns herum rieseln zu lassen. Staub zu Staub.

Robert

Übung 1: Dankbarkeitsübung

1. Überlege einmal, wer dir am meisten geholfen hat, die Person zu werden, die du bist, oder dort hinzukommen, wo du heute bist. Um wen bist du dankbar? Schreibe mehrere Namen auf.

2. Denke an die erste Person, deren Namen du notiert hast, und erinnere dich an einen Augenblick, den du mit ihr erlebt und in dem du etwas Wichtiges gelernt hast. Oft können wir, wenn wir an Mutter, Vater oder Großeltern denken, Hunderte dieser Begebenheiten nennen.

   Fokussiere dein Gedächtnis auf einen dieser Momente. Schreibe in wenigen Worten neben den Namen, was die Person zu diesem Zeitpunkt getan oder gesagt hat, wofür du dankbar bist. Wiederhole das mindestens mit zwei bis drei weiteren Menschen von deiner Liste.

3. Kannst du in wenigen Worten beschreiben, wie du dich gefühlt hast, während du dich an diese Menschen und an deine Erlebnisse mit ihnen erinnert hast? Es geht also nicht um das Ereignis von damals, sondern um das Gefühl jetzt beim Erinnern.

   Beispiele für solche Gefühle sind: geliebt, stark, tief verbunden, unterstützt, kraftvoll, selbstsicher, dankbar, warm, gesehen und gehört, inspiriert, ermutigt, selbstsicher, sicher, mutig, fähig, respektiert, kompetent, akzeptiert, bereichert, unerschrocken, bestätigt, versorgt.

4. Wenn du eine Zeit lang keinen Kontakt mehr zu einer der Personen auf der Liste hast, möchte ich dir vorschlagen, sie anzurufen und zu sagen: »Ich habe an dich gedacht. Vielen Dank.«

5. Über die Frage, die ich dir jetzt stelle, kannst du auch später oder morgen nachdenken: Auf wessen Liste würdest du stehen?

Ich habe auf vier verschiedenen Kontinenten Menschen diese Übung machen lassen und es hat keine Rolle gespielt, ob es in Mumbai, Mailand, New York oder Amsterdam war. Jeder, der dabei eines der folgenden Gefühle empfunden hat – dankbar, geliebt, versorgt, freudig aufgeregt oder ruhig – hatte soeben etwa fünf Minuten im parasympathischen Nervensystem zugebracht. Dies ist letztlich der einzige psychophysiologische Zustand, der uns in die Lage versetzt, uns zu erneuern und zu regenerieren und das Überlebensgehirn zu verlassen.

Mein höchstes Ziel als praktizierende Psychologin, Trainerin und Coach ist die nachhaltige Veränderung von Menschen auf die von ihnen erwünschte Art und Weise. Dieser Veränderungsprozess ist komplex und verläuft fast immer mit Unterbrechungen und nicht linear. Bei manchen Gelegenheiten kommt etwas zum Vorschein, das uns in die Lage versetzt, voranzukommen, bei anderen Gelegenheiten gelingt das nicht.

Diese Lektion habe ich in meiner jahrzehntelangen Arbeit mit Menschen verschiedenster Art gelernt, von Alkohol- und Drogenabhängigen bis zu Führungskräften und Fachleuten in Unternehmen: Sie alle haben gemeinsam, dass sie zu Beginn eines solchen Veränderungsprozesses eine bestimmte Vorstellung von einem idealen Selbst haben, eine persönliche Vision, einen Traum, etwas, das sie in ihrem Leben geschehen sehen wollen. Dabei kann es um die Arbeit oder um eine Beziehung gehen – im Grunde aber geht es hier um das Leben selbst.

ÜBUNG 2: STÄRKEN UND SCHWÄCHEN BILANZIEREN

1. Erstelle eine Liste deiner Stärken und Schwächen.

2. An welchen Punkten würdest du gern arbeiten?

3. Betrachtest du diese Punkte mit Humor und Inspiration?

4. Versuche einmal mit neuen Gedanken, Gefühlen, Verhaltensweisen zu experimentieren, und damit, das zu üben, was du verändern willst.

5. Lerne, über Möglichkeiten anstelle von Problemen, über Träume anstelle von Erwartungen, über Optimismus anstelle von Pessimismus nachzudenken. Langfristige, erwünschte Veränderungen beginnen fast immer in einem positiven emotionalen Zustand. Starten wir von einem negativen emotionalen Zustand aus, aktivieren wir Stresshormone, und dies beschränkt uns sowohl im kognitiven und emotionalen Bereich als auch in unserer Wahrnehmungsfähigkeit ein.

ÜBUNG 3: EINFLUSS DER EXTERNEN UMGEBUNG

In dieser Übung entwerfen wir eine Karte der externen Umgebung, die Einfluss auf unser Denken, unsere Entscheidungen, unser Verhalten, unsere Erfahrungen und letztlich auf unser Fühlen hat.

1. **Menschen**
   Wer sind die Menschen, mit denen du lebst oder arbeitest? Wen siehst du regelmäßig, mit wem sprichst du häufig?
   Denke an Partner, Eltern, Geschwister, Kinder, Freunde und Nachbarn, aber auch an Menschen an deinem Arbeitsplatz, in deinem Team, im Sportverein, in Bus oder Bahn.

2. **Dinge**
   Schau dich um. Welche Dinge siehst du als die wichtigsten in deiner Wohnung (Wohnzimmer, Küche, Schlafzimmer, Arbeitszimmer) und an deinem Arbeitsplatz?
   Beispiele: Bett, Badewanne, Schreibtisch, Bücher, Computer, Kaffeemaschine, Ordner, Kaffeebecher, Fotos, Zahnbürste, Auto, Geschirr, Smartphone

3. **Zeiten und Orte**
   Kannst du die Orte und Zeiten nennen, die für deine besonders routinemäßigen Abläufe typisch sind? Um welche Arten von Routine handelt es sich?
   Beispiele: Ankommen am Arbeitsplatz um 7 Uhr, an derselben Stelle parken, um 18 Uhr zu Abend essen, vor dem Bettgehen duschen, Gassi gehen, Besprechung am Montagmorgen mit dem Chef, Yogakurs, Verabredung mit deinen Freunden am Freitag.

Die Frage hinter dieser Inventarisierung deiner Umgebung lautet: Welchen Einfluss haben Menschen, Dinge, Zeiten und Orte auf dich? Wie bleibst du du selbst?

PERSÖNLICHKEIT UND DAS VERÄNDERN VON DENKEN, FÜHLEN, HANDELN, ERFAHRUNG

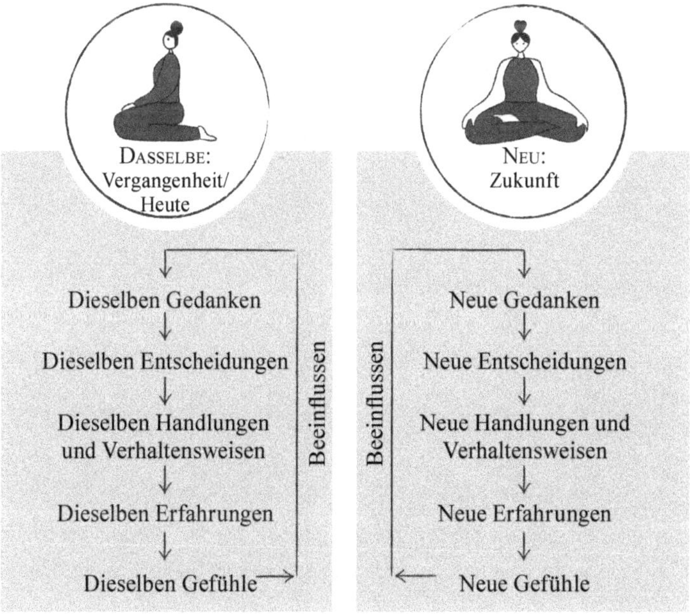
DASSELBE:
Vergangenheit/
Heute
Dieselben Gedanken
Dieselben Entscheidungen
Dieselben Handlungen und Verhaltensweisen
Dieselben Erfahrungen
Dieselben Gefühle
Beeinflussen
NEU:
Zukunft
Neue Gedanken
Neue Entscheidungen
Neue Handlungen und Verhaltensweisen
Neue Erfahrungen
Neue Gefühle
Beeinflussen

VIERTER BEREICH

Spiritualität und die Wiederherstellung der inneren Verbindung

»Du bist nicht ein Tropfen im Ozean.
Du bist der Ozean in einem Tropfen.«
Rumi

I. Die innere Verbindung wiederherstellen

Der Kern der menschlichen Erfahrung
ist das Bedürfnis nach Liebe,
Sicherheit und Anerkennung

Ich habe bereits über die Selbstheilungskräfte geschrieben und über die Bedeutung des Wissens darüber, wie sich Energie im Körper bewegt und wo Energie, wenn es nötig ist, Einfluss auf die Psyche oder den Körper nehmen kann. Die Kombination von alter Weisheit und neuer Wissenschaft gehört für mich inzwischen zum Kern eines modernen Gesundheitswesens.

Durch meinen eigenen Heilungsprozess habe ich gelernt, die Beziehung zwischen Körper und Geist vollkommen anders zu verstehen. Es geht darum, die Verbindung zu uns selbst wiederherzustellen, indem wir uns zuallererst der negativen Emotionen und Gedanken bewusst werden. Die Vorstellung eines Netzwerks, das alle Systeme des Organismus verbindet, hat meine Perspektive auf mein Menschsein verändert. Aus dieser Perspektive sind Körper und Geist eins. Weil das Immunsystem und das zentrale Nervensystem über ein Gedächtnis verfügen und lernfähig sind, wage ich zu behaupten, dass die Intelligenz nicht nur im Gehirn sitzt, sondern in jeder Zelle unseres Körpers. Damit ist die traditionelle Trennung zwischen Körper und mentalen Prozessen – einschließlich der Emotionen – nicht mehr gültig.

Der Körper ist die Manifestation unseres Geistes im physischen Raum. Das habe ich bereits mit den Forschungsergebnissen von Candace Pert untermauert. Sie zeigt, wie unsere innere Chemie, die Neuropeptide und ihre Rezeptoren, der tatsächliche biologische Unterbau unseres Bewusstseins sind und dass diese Chemie sich als unsere Emotionen, Überzeugungen und Erwartungen manifestieren. Dies beeinflusst die Art und Weise, wie wir die Welt erleben und wie wir reagieren. Pert spricht von einem intelligenten, ganzheitlichen System, einem Netzwerk, das alle unsere Systeme und Organe miteinander verbindet und gleichzeitig bewusste und unbewusste Aktivitäten organisiert. Deepak Chopra gibt eine treffende Beschreibung im Vorwort zu *Moleküle der Gefühle*[1]: »Man kann es als eine Art mobiles Gehirn betrachten, das sich durch den ganzen Körper bewegt. Dieses körperweite Informationsnetz ist immer in Bewegung, dynamisch und flexibel.«

Die medizinische Wissenschaft hat sich vor allem auf die Erforschung körperlicher und psychischer Beschwerden konzentriert. Die Untersuchung der Gründe, warum Menschen gesund bleiben, bekommt wenig oder gar keine Aufmerksamkeit. Auch in der psychologischen Ausbildung wird dies nicht getan. Dasselbe gilt für die spirituelle Dimension der menschlichen Natur, die dazu beiträgt, Gesundheit, Krankheit und persönliches Wachstum zu verstehen. Was ich hier den spirituellen Bereich nenne, gehört zu einer Reihe von höherdimensionalen Energiesystemen, die direkten Einfluss auf unser Gehirn und unseren Körper nehmen. Diese Systeme werden in alten Heiltraditionen als Bestandteil unserer multidimensionalen menschlichen Anatomie gesehen und beschrieben. Die westliche Medizin dagegen erkennt sie nicht an, obwohl hierzu in letzter Zeit auch anderes zu hören ist. Der Brückenschlag geschieht durch die Verschiebung von einem materialistischen, mechanistischen Weltbild (Newton) zu einem quantenmechanischen, ganzheitlichen Bild (Einstein). Gerade die allerneuesten wissenschaftlichen Erkenntnisse bestätigen die jahrtausendealten ganzheitlichen Ansätze für Gesundheit und Heilkunde. Das Schlüsselwort dabei ist Energie.

Ich schrieb bereits, dass wir aus Energie entstanden und auf der tiefsten Ebene reine Energie sind. Wir sind mehr als Fleisch, Blut, Eiweiß, Knochen, Nukleinsäuren und Fette. Aus dem Blickwinkel der Quantenphysik betrachtet, werden wir, die wir Energiewesen sind, von Emotionen und Gedanken beeinflusst, weil diese ebenfalls aus Energie bestehen. Mein Vorgehen zur Heilung schließt sich daran an. Es ist eine einfache, ganzheitliche und energetische Methode mit verschiedenen Ebenen. Die Heilung, von der ich spreche, geht von der Perspektive aus, dass wir als Mensch in jeden Aspekt einbezogen sind. Der Schlüssel dazu ist die selbstständig wiedergewonnene Harmonie und Liebe, nicht nur ein diagnostisches Instrument oder eine Meditationsübung.

Die spirituelle Dimension berührt die fundamentalste Qualität des menschlichen Daseins. Schon in meinen ersten Jahren als praktizierende Psychologin spürte ich, dass es zur Heilung mentaler und emotionaler Wunden einfachere, weniger invasive Methoden geben musste, als die Verschreibung von Antidepressiva und anderen Mitteln. Als ich selbst krank wurde, vertiefte ich mich weiter in diese Materie.

2. Höherdimensionale Energiesysteme und Energiezentren

Die Liebe besiegt alles:
Verändere deine Geschichten und
verwandle sie in Liebesgeschichten.

Das Einstein-Paradigma, angewandt auf die energetische Heilkunde, betrachtet den Menschen als ein Netzwerk komplexer Energiefelder, die mit physischen Zellsystemen interagieren. Diese Energiefelder ins Gleichgewicht zu bringen, trägt dazu bei, unsere Zellphysiologie wiederherzustellen.

Heilen durch Energie ist also möglich, verlangt aber eine höhere Ebene des menschlichen Funktionierens. Eine der Bedingungen dafür ist, dass wir Emotionen und Gedanken als einen Aspekt des Bewusstseins und zugleich als magnetische, nicht-physische Materie betrachten und behandeln – als Energie, die eine Frequenz ausstrahlt. Die Energie von Gedanken und Emotionen wirkt sich auf andere Lebensformen und andere Menschen aus. Unsere negativen Emotionen und Gedanken tun somit nicht nur uns selbst weh, sondern möglicherweise auch anderen – und umgekehrt kann die Negativität anderer auch uns beeinflussen.

Wenn wir in der Lage sind, unsere Emotionen auf eine höhere Ebene zu bringen, führt das zu einer anderen Energiefrequenz. Wir gelangen in einen veränderten Seinszustand, in dem erhebendere Emotionen wie Liebe, Freude, Empathie, Mitgefühl, Ekstase, Dankbarkeit, Freundlichkeit und Fürsorglichkeit vorherrschen. In diesem Zustand bieten wir dann auch anderen Menschen einen Raum, in dem sie Zuflucht finden und ihrerseits ihre Emotionen fühlen und Vertrauen ins Leben entwickeln können. Letztendlich können sie dann selbst ihre Gesundheit beeinflussen und erschaffen. Der entscheidende Augenblick in meinem Heilungsprozess war die Entdeckung, dass die Gesundheit meines physischen Körpers stark von der Energie meines Denkens und meiner Emotionen beeinflusst wurde.

›Erschaffung‹ Hormone und Gedanken

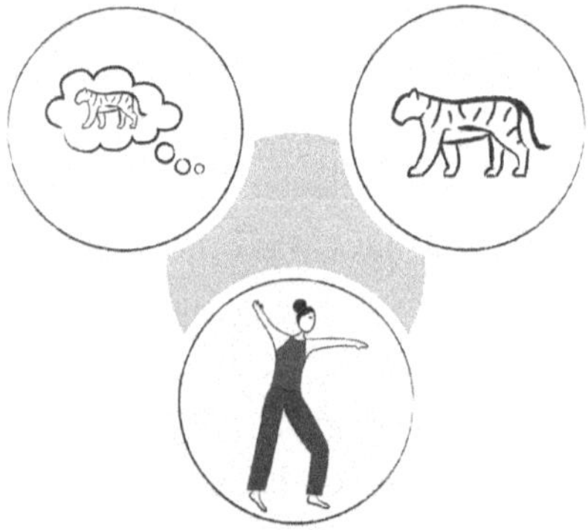

Wir können lernen, Energie wahrzunehmen, die wir nicht sehen können. Ob uns das gelingt, hängt von der Art und Weise ab, wie unser Gehirn auf Wahrnehmung programmiert ist und ob unsere Sensibilität möglicherweise im Laufe der Zeit abgenommen hat.

Von Geburt an strömen über allerlei Kanäle Theorien, Meinungen, Perspektiven, Vorurteile, Tatsachen und Lehren auf uns ein. Wir hoffen alle, dass das, was wir gelernt haben, auf Wahrheit beruht. Wenn wir also auf neue und völlig andere Informationen treffen, ist es nur normal, dass unser Gehirn Zeit braucht, diese als wahr zu akzeptieren – das Gehirn will sich schließlich nicht verändern! Es ist in erster Linie dazu da, unser Verhalten zu automatisieren, damit wir nicht darüber nachzudenken brauchen. Das bot in der Entwicklungsgeschichte der Menschheit die besten Überlebenschancen.

Die newtonianischen Modelle des medizinischen Denkens, die wir gegenwärtig antreffen, von der Pharmakologie bis zur Chirurgie, betrachten das physiologische und psychologische Verhalten des Menschen als abhängig von Körper und Gehirn, der strukturellen Hardware. Sie sind damit jedoch unvollständig, weil sie den Vitalkräften keine Aufmerksamkeit schenken, die uns beseelen und zum Leben erwecken.

Einstein führte uns mit seiner berühmten Gleichung $E = mc^2$ zu einem anderen Verständnis. Er behauptete, dass Energie und Materie duale Ausdrucksformen derselben universellen Substanz sind – einer Ur-Energie oder Ur-Schwingung, aus der wir alle bestehen. Weiter argumentiert: Alle Organismen sind auf eine subtilen Lebenskraft angewiesen, die durch eine einzigartige Organisation von molekularen Komponenten Synergien schafft. Aufgrund dieser Synergien ist das lebendige Ganze größer als die Summe seiner Teile. Diese vitale Kraft schafft Ordnung in den lebenden Systemen und erneuert fortwährend unseren Körper, das zelluläre Gefährt unseres Ausdrucks. Wenn diese Lebenskraft den Körper bei seinem Tod verlässt, wird der physische Mechanismus langsam zu einer unorganisierten Ansammlung chemischer Substanzen abgebaut. Dies ist eins der einzigartigen Prinzipien, die das Leben von den nicht-lebenden Systemen und den Menschen von Maschinen unterscheiden.

Heftige, überwältigende Ereignisse können das spirituelle Immunsystem belasten. Wir merken das vor allem, wenn wir unser Lebensziel verlieren und keinen Sinn mehr in unserem Leben sehen. Die vorherrschende westliche Wissenschaft kann damit nicht umgehen, schlichtweg deshalb, weil sie keinen Blick für die vitalen Kräfte hat, die das Menschsein beseelen.

Dieses Unvermögen hängt zweifellos mit der Spaltung zusammen, die vor Jahrhunderten zwischen Religion und Wissenschaft stattgefunden hat. Unter dem Einfluss des newtonianischen Modells wurde damals in der westlichen Heilkunde der Blick auf die Funktionen des Körpers und damit auf das Wahrnehmbare, Äußerliche und Mechanische reduziert. Wenn es mystische Kräfte mit Einfluss auf Leben und Tod gab, dann gehörten sie in den Bereich von Religion und Spiritualität.

In den letzten Jahrzehnten ist rund um die Themen Krankheit und Gesundheit eine vorsichtige Annäherung zwischen östlicher und westlicher Philosophie zu bemerken. Ohne Vorbehalt spreche ich deshalb von spirituellen Wissenschaftlern, die den menschlichen Körper als lehrreiches Modell betrachten, an dem wir nicht nur lernen können uns selbst zu verstehen, sondern auch die innere Funktion der Natur und das Geheimnis des Universums.

Licht

Um die traditionelle Heilkunde zu verstehen, ist die praktische Kenntnis von Licht und insbesondere Laserlicht von entscheidender Bedeutung. Laserstrahlen sind bekannt als ›geordnetes‹ Licht, bei dem alle Wellen sich wie Soldaten im Gleichschritt bewegen, die bei einer Parade aufmarschieren.

Für Laserstrahlen gibt es vielerlei Anwendungen in Wissenschaft, Medizin und Industrie. Man denke an Laser-Augenchirurgie oder die Holografie. Ein Hologramm ist eine dreidimensionale Abbildung von Energie-Interferenzmustern. Sie demonstrieren ein einzigartiges Prinzip der Natur und zeigen, dass jede Form die Essenz des Ganzen enthält. In der Natur gibt es zahlreiche Beispiele für diese Interferenzmuster.

Auch in der Zellstruktur des Körpers können wir das holografische Prinzip erkennen. In der Zellbiologie wurde bewiesen, dass jede Zelle eine Kopie einer Master-DNA-Blaupause enthält und somit die Informationen einer einzigen Zelle ausreichen, um einen vollständigen menschlichen Körper aufzubauen. Dieses holografische Prinzip ist auch von Bedeutung für das Verständnis der bioenergetischen Felder, die mit der physisch-chemischen Struktur des menschlichen Körpers zusammenhängen – also mit seinem natürlichen Wachstum, seiner Entwicklung und Regeneration.

Es gibt allmählich immer solidere wissenschaftliche Grundlagen für Hypothesen zur Wirkung und Bedeutung eines solchen holografischen Energiekörpers. Ein beeindruckendes Beispiel stammt bereits aus den 40er Jahren des 20. Jahrhunderts und betrifft die Arbeit des Neuro-Anatomen Harald S. Burr an der Yale University. Er untersuchte die Energiefelder, die lebende Pflanzen und Tiere umgeben, insbesondere die von Salamandern. Er entdeckte, dass Salamander ein Energiefeld besaßen, das ungefähr die Form eines ausgewachsenen Exemplars hatten. Dieses Feld enthielt eine elektrische Achse, die an Gehirn und Rückenmark ausgerichtet war. Burr wollte wissen, in welchem Entwicklungsstadium des Tieres diese Achse ihren Ursprung hatte, und konnte die Energiefelder in allen Stadien, beginnend mit der Embryonalentwicklung des Salamanders, aufzeichnen. Seine Forschung deutete darauf hin, dass alle sich entwickelnden Organismen dazu bestimmt sind, einem vorgegebenen Wachstumsmodell zu folgen und dass diese Schablone durch das individuelle elektromagnetische Feld des Organismus generiert wird.

In der Zeit, in der Burr* sich mit dem Messen der elektromagnetischen Felder von Lebewesen beschäftigte, arbeitete der Russe Semjon Kirlian an einer Fotografietechnik, bei der Lebewesen in Anwesenheit eines hochfrequenten elektrischen Feldes (hohe Spannung, niedrige Stromstärke) fotografiert werden. Beide Wissenschaftler entwickelten experimentelle Techniken, die in der Lage waren, Veränderungen auf dem Gebiet der lebenden Systeme zu messen. Burr verwendete konventionelle Spannungsmesser und veröffentlichte Daten in Form von Mikrospannungsebenen. Kirlian untersuchte dieselbe Art elektrischer Felder wie Burr, machte sie aber mit seinen elektrografischen Techniken als Bilder des lebenden Objekts, umgeben mit dem eigenen Energiefeld, sichtbar.

---

*Harold Saxton Burr. (1889-1973) Wissenschaftler und Professor an der Yale University. Er lehrte Neuroanatomie und Bio-Elektrodynamik.

Inzwischen hat sich auf der Grundlage dieser und anderer Entdeckungen ein Ansatz in der Heilkunde entwickelt, der sich mit dem Verstehen von Energie und Schwingungen und deren Interaktion mit molekularen Strukturen und Organismen beschäftigt. Man könnte ihn ›Einstein-Medizin‹ nennen, wegen der grundlegenden Erkenntnis, dass Energie und Materie ein- und dasselbe sind.

Es ist ein anerkanntes Prinzip in der Physik, dass Energien von unterschiedlicher Frequenz im selben Raum gleichzeitig existieren können, ohne dass es zu destruktiven Interaktionen kommt. Wir werden ständig und überall, wo wir leben und arbeiten, mit Radio, Fernsehen, WLAN und anderen elektromagnetischen Wellen bombardiert. Diese elektromagnetische Energie ist für unsere Augen und Ohren nicht wahrnehmbar, weil sie die Empfindlichkeit unserer Sinnesorgane übersteigt. Das bedeutet jedoch nicht, dass diese Wellen uns nicht beeinflussen können oder dass sie nicht existieren.

Im zweiten Bereich des Buches stellte ich den Gedanken zur Diskussion, dass der feste Zustand der physischen Materie nur eine Sinnesillusion ist. Hierzu kommt nun noch der Gedanke, dass es eine holografische Energieschablone gibt, die mit dem physischen Körper assoziiert, aber andere Frequenzeigenschaften hat. Der Unterschied zwischen der physischen und der ätherischen Materie lässt sich demnach auf einen Frequenzunterschied zurückführen.

Es gibt ein bekanntes Experiment von Randolph Byrd aus dem Jahr 1988, bei dem er für die Hälfte seiner 400 Herzpatienten beten ließ. Das Ergebnis zeigte, dass sich zielgerichtetes Bewusstsein auf die Gesundheit auswirkt. Die Patienten der Doppelblindstudie wurden zufällig in zwei Gruppen eingeteilt, was bedeutet, dass weder die Patienten noch die Ärzte und Pflegekräfte wussten, zu welcher Gruppe die Patienten gehörten.

Katholische und protestantische Gebetsgruppen von fünf bis sieben Personen, die sich in verschiedenen amerikanischen Städten trafen, nahmen jeden Tag eine Person in ihr Gebet auf, deren Namen und Gesundheitszustand sie kannten. Es zeigte sich nach einer gewissen Zeit, dass es den Patienten, für die gebetet wurde, signifikant besser ging.

Die Psychiaterin Elisabeth Targ* fand allerdings etliche Kritikpunkte an diesem Experiment. Byrd hatte nämlich vergessen, vor Beginn den mentalen Gesundheitszustand der beiden Gruppen zu testen. Targ entwickelte daraufhin ein Programm, das die Wirkungen aller anderen Faktoren ausschließen sollte. Monatelang arbeitete sie an einem neuen Protokoll.

Schließlich maß sie die Wirkung von vierzig verschiedenen Heilern auf Aidspatienten. Die Ergebnisse waren unmissverständlich: Egal, welche Art der Heilung zum Einsatz kam, die Heiler trugen aus der Ferne beachtlich zur körperlichen und geistigen Gesundheit der Patienten bei. Targ entdeckte, dass es keine Rolle spielte, welche Methode die Heiler anwandten, solange sie die Intention hatten, den Patienten zu heilen. Ob sie nun Jesus, Spiderman oder die Großmutter anriefen – an der Wirkung änderte sich nichts. Was die Heiler alle gemeinsam hatten, war ihre Fähigkeit, ›nicht im Weg zu

---

*Amerikanische Psychiaterin, spezialisiert auf psychische Phänomene und die Rolle der Spiritualität in Gesundheit und Heilung.

stehen‹. Sie übergaben sich einer heilenden Kraft, als ob sie eine Tür öffneten und etwas zuließen, das größer war als sie selbst. Ob man dieses Etwas nun Gott, Allah, Universelle Intelligenz oder Nullpunktenergie nennt, ist nicht von Bedeutung. Es geht darum, dass es möglich ist, Zugang zu dieser inspirierenden, liebevollen Intelligenz zu bekommen, und darum, dass wir alle in der Lage sind, inspirierter, magischer und müheloser zu leben, als wir es jetzt tun.

Der Schlüssel zu diesem Feld ist: hinhören lernen. Um empfangen zu können, müssen wir offen und ›eingeschaltet‹ sein. Heutzutage kann die Menschheit in der Tat frische, geniale Einsichten brauchen, weil wir – wie Einstein schon sagte – Probleme nicht lösen werden, indem wir dasselbe Denken einsetzen, aus dem die Probleme entstanden sind. Es wird höchste Zeit, still zu werden und zu lauschen.

Ätherischer und astraler Energiekörper

Im zweiten Bereich (Kapitel 1) habe ich den ätherischen Körper erwähnt, der sich zwischen dem 7. und 14. Lebensjahr entwickelt. Dieser ätherische Körper ähnelt dem physischen Körper, sodass wir die beiden übereinanderlegen können.

Die ätherische Energie enthält alle Informationen, die die Zellstruktur des physischen Körpers leitet. Sie umfasst die räumliche Information darüber, wie sich ein Fötus in der Gebärmutter entwickelt, und, falls Schäden und Krankheiten auftreten, ebenso die Strukturdaten für Wachstum und Reparatur des erwachsenen Organismus. Der physische Körper ist energetisch so stark verbunden mit und abhängig vom ätherischen Körper, dass er ohne diesen nicht existieren kann.

Der ätherische Körper wie alle anderen höheren Energiekörper, besteht aus feinstofflicher Materie. ›Feinstoffliche Materie‹ ist ein allgemeiner Begriff für jene Arten von Materie, die mit unseren unsichtbaren, höherenergetischen Aspekten zusammenhängen.

Der ätherische Körper ist vom physischen System nicht vollständig getrennt. Es gibt spezifische Kanäle für den Energieaustausch, die Meridiane, durch die energetische Informationen von einem Körper zum anderen fließen können. Diese Erkenntnis ist konsistent mit verschiedenen Quellen der alten chinesischen und ayurvedischen Heilkunde. Die chinesische Heilkunde spricht von Chi als Lebensenergie und von den Meridianen, das Ayurveda von Prana als Energie und dem Nadi-System als Netzwerk.

Das Sanskritwort ›Nadi‹ ist abgeleitet aus der Wurzel ›nad‹, was Strömung, Bewegung oder Schwingung bedeutet. Das Wort selbst deutet auf das grundlegende Wesen der Nadis hin: ›wie Wasser fließen‹, ›den Weg des geringsten Widerstands finden‹ und ›alles auf dem Weg nähren‹. Nadis sind Wege der Energie, mentale und spirituelle Ströme, die eine Matrix durch den gesamten physischen Körper bilden. Über ihr weitläufiges Netzwerk versorgen sie die Zellen aller Organe mit Energie und tragen die Lebenskraft des Prana in alle Richtungen. Nadis sind Kanäle unserer Lebenskraft, die wir uns als energetisches Bewässerungssystem vorstellen können. Sie erhalten uns am Leben.

Viele tantrische Texte besagen, dass der Körper Tausende von Nadis enthält, die Prana-Lebenskraft zu jeder Zelle transportieren. Manche sind breit und schnell, andere nur schmale Rinnsale. Die drei wichtigsten Nadis sind Ida, Pingala und Sushumna. Ida bedeutet Trost und verläuft links des Rückgrats, Pingala dagegen bedeutet Gold und verläuft auf der rechten Seite der Wirbelsäule. Sushumna Nadi – die Graziöse – ist der große Strom des Körpers, der von der Basis der Wirbelsäule, dem Steißbein, durch alle sieben Chakren (Energiezentren) bis zur Schädeldecke fließt. Er ist der Kanal, durch den die Kundalini Shakti (die latente Schlangenkraft) und das höhere spirituelle Bewusstsein, das ihn speist, von ihrer Quelle im Wurzel-Energiezentrum zu ihrem wahren Zuhause im Scheitel-Energiezentrum aufsteigt.

Sushumna ist unser Weg zur Erleuchtung und Befreiung. Die Nadis Ida und Pingala winden sich spiralförmig, ähnlich der Doppelhelix unserer DNA, um Sushumna. Ihre Wege kreuzen sich bei jedem Energiezentrum. Wenn wir den Hermes- oder Äskulapstab visualisieren, das Symbol der modernen Medizin, das aus der griechischen Antike stammt, haben wir ein Bild vom Verhältnis zwischen den Nadis Ida, Pingala und Sushumna.

Alle drei treffen schließlich im Ajna zusammen, der Kommandozentrale in der Mitte zwischen den Augenbrauen. Dort sitzt auch der Stirnlappen, dieses Wunder der Evolution, der Kraftprotz des Gehirns, der Ort unserer Intentionen. Die Interaktion zwischen Ida und Pingala stimmt mit dem inneren Tanz von Intuition und Rationalität überein, von Bewusstsein und Lebenskraft, von rechter und linker Gehirnhälfte. Im Alltag ist immer einer dieser beiden Nadis dominant.

Ein wichtiger Fokus im Herz-Gehirn-Heilungsprozess ist es, Ida und Pingala ins Gleichgewicht zu bringen und dadurch unser höheres Bewusstsein zu wecken. Um das Gleichgewicht wiederherzustellen und Balance und Kohärenz zu entwickeln, sind die im ersten Bereich beschriebenen Atemübungen wichtig.

Anatomisch wird jedes Energiezentrum (›Hauptchakra‹ im Ayurveda) mit einem Nervengeflecht und einer großen endokrinen Drüse assoziiert, die auf einer senkrechten Linie – von der Basis der Wirbelsäule bis zum Kopf – liegt.

- Das **Wurzel-Energiezentrum** liegt in der Nähe des Steißbeins. Ihm zugeordnet ist unser Fortpflanzungssystem und, auf endokriner Ebene, die Keimdrüsen.

- Das **Sakral- oder Milz-Energiezentrum** befindet sich unter dem Nabel, in der Nähe der Milz.

- Das **Solarplexus-Energiezentrum** liegt in der Mitte unseres Oberbauchs, direkt unter der Spitze des Brustbeins. Es steht mit der Verdauung und den Nebennieren in Verbindung.

- Das **Herz-Energiezentrum** befindet sich im Bereich direkt über dem Herzen und der Thymusdrüse, die eine wichtige Rolle für das Abwehrsystem spielt. Hier reifen Knochenmarkszellen zu einer besonderen Art weißer Blutkörperchen heran, den T-Lymphozyten. Diese helfen unserem Immunsystem, den Körper vor Bakterien, Viren und Pilzen zu schützen.

- Das **Kehl-Energiezentrum** befindet sich im Hals beim Adamsapfel, direkt oberhalb der Schilddrüse und des Kehlkopfs.

- Das **Ajna-Energiezentrum** befindet sich im Bereich der Stirnmitte, etwas oberhalb des Nasenrückens, und hat eine direkte Verbindung zum Hypothalamus und dem autonomen Nervensystem.

- Das **Scheitel-Energiezentrum** liegt oben auf dem Kopf und ist direkt mit der Epiphyse und dem zentralen Nervensystem verbunden.

Bis hierher habe ich das beschrieben, was wir als energetischen Heilungsansatz bezeichnen könnten. Meine Aufmerksamkeit konzentrierte sich hierbei auf die Systeme, die eine Verbindung zum physischen Körper herstellen, auf einer primären Ebene Energie liefern und Mechanismen des Zellwachstums und der Reparatur in Gang bringen.

Im zweiten Bereich dieses Buches habe ich dargelegt, dass wir außerdem einen Astralkörper ausbilden, der aus einer feinstofflichen Substanz besteht, deren energetische Frequenzen noch höher als die der ätherischen Materie sind. Dies werde ich im Folgenden weiter ausarbeiten.

Über den Astralkörper ist in der indischen Literatur viel Information vorhanden. Der Astralkörper ist Bestandteil des multidimensionalen Menschen und überlagert, so wie der ätherische Körper auch, den physischen Körper.

Der Astralkörper besteht aus Materie mit energetischen Frequenzen, die weit über den normalen Wahrnehmungsbereich des Menschen hinausgehen. Er ist für alle unsichtbar, außer für geübte hellsichtige Augen oder die Meher Babas dieser Welt. Jemand, der hellsichtig ist, nutzt sein Anja-Chakra (drittes Auge), das für die Transmutation und das Aussenden von Energien in diesem speziellen Frequenzbereich zuständig ist.

Die verschiedenen Energiezentren sind erweiterte Wahrnehmungsorgane. Der Astralkörper kann denselben Raum einnehmen wie der physische und ätherische Körper, weil die unterschiedlichen Körper verschiedene Frequenzen haben. Dies entspricht dem Prinzip der nicht-destruktiven Koexistenz. Den alten Schriften zufolge enthält auch der Astralkörper sieben Energiezentren. Diese ›astralen Entsprechungen‹ wirken genau wie die ätherischen Energiezentren als Transformatoren von Energie und sie bilden einen integralen Bestandteil unseres umfassenden feinstofflichen Energiesystems.

7 ENERGIEBAHNEN DES KÖRPERS

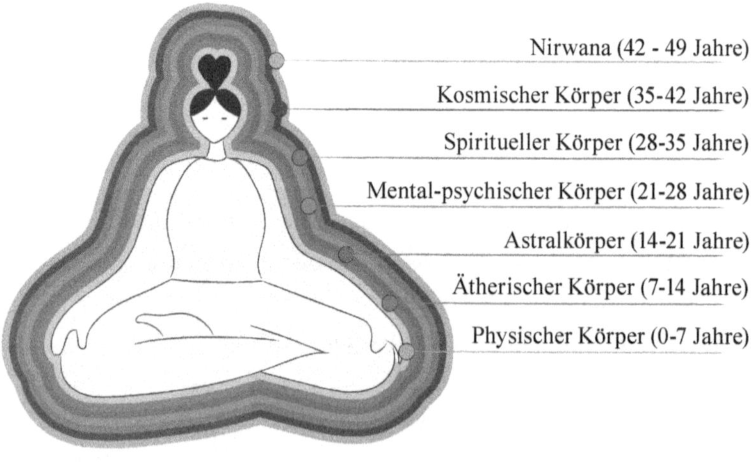

Die astralen Energiezentren sind Sender und Empfänger astraler Energie, die ihrerseits an die ätherischen Energiezentren weitergegeben wird, in denen schließlich die Nadis diese Energien in unsere Nerven- und Drüsenfunktionen umsetzen.

Soweit zu den Informationen über die subtilen Energiesubstanzen des ätherischen und des Astralkörpers, die wissenschaftlich von der Quantenphysik und Einsteins Relativitätstheorie untermauert werden. Den mentalen Körper, den kausalen Körper und den spirituellen Körper mit noch höheren Frequenzen als denjenigen des Astralkörpers will ich hier nur kurz erwähnen. Wir verlassen damit die Welt der wissenschaftlichen Messungen, denn hierfür fehlen uns die Messinstrumente. Für Informationen über diese entlegenen Winkel des Unbekannten in uns, müssen wir uns – wie früher auch – an die aufmerksamen, hellsichtigen Augen der Meher Babas, der Yogis und die theosophische und esoterische Literatur wenden.

Der nächste feinstoffliche Körper, der sich bis in einen Frequenzbereich jenseits des Astralkörpers erstreckt, ist als mentaler Körper bekannt. Dieser Körper besteht ebenfalls aus Materie mit höheren Frequenzen als denen des physischen Körpers.

Der mentale Körper hat, genau wie der ätherische und astrale Körper, korrespondierende Energiezentren, die letztlich mit der physischen Form verbunden sind. Damit sich die Energie des mentalen Körpers auf den physischen Körper auswirken kann, muss eine Art Kaskadeneffekt einsetzen. Der mentale Körper speist Energie in den Astralkörper ein, der gibt sie weiter in den ätherischen Körper, und anschließend erreicht sie den physischen Körper. Das alles spielt sich in Lichtgeschwindigkeit ab. Es gibt energetische Arten feinstofflicher Substanzen, die man als Gedankenformen bezeichnet. Auf der astralen Ebene werden diese zu emotionalen Gedanken.

Die höchste Ebene ist der kausale oder spirituelle Körper, der dem am nächsten kommt, was wir das ›höhere Selbst‹ nennen. Dieser Körper hat eine noch höhere Frequenz. Während der mentale Körper sich eher damit beschäftigt, konkrete Gedanken und Ideen zu erschaffen und an das Gehirn zu übertragen, geht es beim spirituellen Körper um den Ausdruck und der Manifestation abstrakter Ideen und Konzepte. Er hat mehr damit zu tun, das Wesen und die wahren Ursachen hinter der Illusion der Erscheinungen sichtbar zu machen. Es ist die Welt, in der verschiedene Realitäten nebeneinander existieren: das Quantenfeld.

GRÖSSE UND STÄRKE EINER SCHWINGUNG

AMPLITUDE

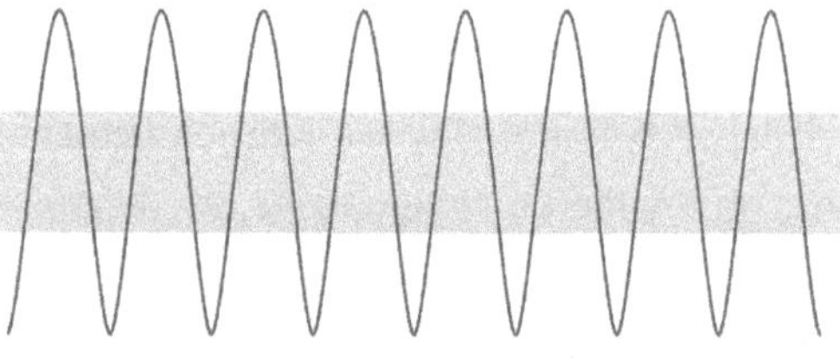

Je höher die Amplitude, desto höher die Energie

Die Energiezentren, die in allen Körpern vorhanden sind, verbinden uns auf besondere Art und Weise mit diesem multidimensionalen Universum. Diese Energiezentren können auf allen Ebenen verstanden werden. Sie sind als Dimensionstore zwischen den feinstofflichen Körpern zu betrachten, die

Energie höher schwingender Art aufnehmen und verarbeiten können. Wird dies auf die richtige Art genutzt, kann der physische Körper heilen.

Desweiteren ist von Bedeutung, dass die Zentren bestimmten Teilen unseres Körpers eine Art feinstoffliche Nahrungsenergie zukommen lassen. Diese kosmische Energie, die man in Indien Prana nennt, ist eine Manifestation der Lebenskraft selbst. Der ungehinderte Fluss des Prana durch unsere Energiekanäle und unsere molekularen Zellsysteme trägt dazu bei, die Vitalität des physischen Körpers zu erhalten. Ähnlich dem Verdauungssystem, das biochemische Energie und molekulare Bausteine in Form von physischen Nährstoffen aufnimmt, nehmen die Energiezentren in Kombination mit dem Nadi-System höhere Schwingungsenergien auf, die für das Wachstum und die Reparatur des physischen Körpers ebenfalls von Bedeutung sind.

Energie wird aus einem Strom in den Körper aufgenommen, der über das Scheitelzentrum auf der Schädeldecke hereinkommt. Weil das Rückenmark und die Nervenknoten entlang der zentralen Körperachse verlaufen, fließt die Energie vom Scheitelzentrum nach unten in die tiefer gelegenen Zentren. Diese verteilen die feinstofflichen Energieströme ihrerseits weiter auf die betreffenden Organe und Körperteile. Jedes Zentrum wird mit Energie einer anderen Frequenz assoziiert. Die Energiezentren nehmen die feinstofflichen Energien auf und setzen sie in einem Vorgang, der an einen Stufentransformator erinnert, in endokrine Signale um. Wenn Energie einer höherfrequenten oder feinstofflichen Art in einem Zentrum ankommt, wird sie in ihrer Beschaffenheit angepasst und als Information eher physiologischer Art weitergeschickt. Feinstoffliche Energien werden in hormonale Signale aus derjenigen endokrinen Drüse umgewandelt, die mit dem betreffenden Zentrum verbunden ist. Jedes Zentrum wird mit der Energie einer bestimmten emotionalen und spirituellen Entwicklungsstufe des menschlichen Bewusstseins assoziiert.

Energiezentren

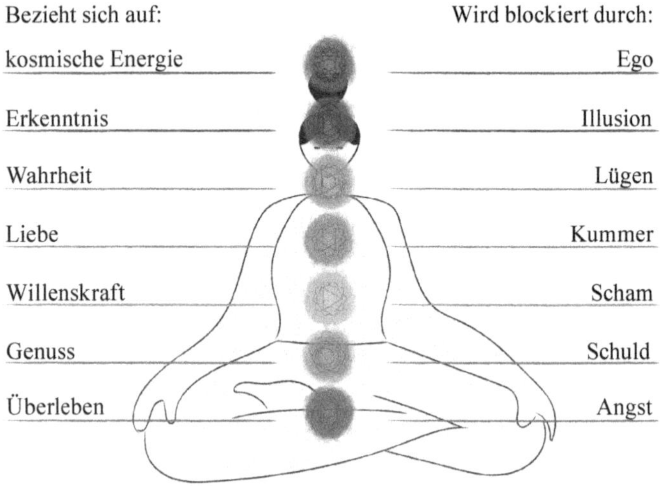

Die sieben Energiezentren

Wofür stehen die sieben Energiezentren? Ich beginne mit dem **siebten Zentrum**, dem Scheitelzentrum. Es wird als Zentrum der höchsten Schwingung angesehen und ist mit dem tiefen innerlichen Ergründen assoziiert: unserer spirituellen Suche.

Das **sechste Zentrum** wird auch als drittes Auge bezeichnet und wird mit dem mystischen Weg und der Zirbeldrüse in Verbindung gebracht. Es ist der Sitz der Intuition und des feinstofflichen Organs, das bei Hellsichtigkeit eine Rolle spielt. Ist dieses Zentrum sehr aktiv, zeigt sich dies in den individuellen Kräften eines Menschen und in dessen Zugang zu einer höheren Bewusstseinsebene.

Das **fünfte Zentrum**, unser Kehlzentrum, steht für Ausdruck und Kreativität und ist wichtig für unsere Kommunikation mit der Außenwelt.

Das **vierte Zentrum** ist unser Herzzentrum. Es ist sehr wichtig, weil es integraler Bestandteil der Fähigkeit des Menschen ist, Liebe auszudrücken. Diese Liebe umfasst sowohl die Liebe zu uns selbst als auch zu anderen. Die höchste Form der Liebe ist es, andere bedingungslos zu lieben.

Die Lektionen der Liebe gehören zu den entscheidendsten, die wir während unserer Zeit in einem physischen Körper zu lernen haben. Viele Menschen stoßen bei der Entwicklung des Potenzials ihres Herzzentrums auf Schwierigkeiten. Es ist nicht erstaunlich, dass Herzbeschwerden und Herzversagen derzeit die Liste der Todesursachen anführen. Die Schädlichkeit von Rauchen, schlechtem Essen und wenig Bewegung ist allgemein anerkannt. Inzwischen erscheint es mir fast absurd, dass keinerlei Zusammenhang zur energetischen Verbindung hergestellt wird zwischen Herzbeschwerden und einem ›eingefrorenen‹ Herzzentrum, das nicht über die Fähigkeit verfügt, Liebe zu äußern und zu empfangen.

Ist Ärzten oder Therapeuten diese wichtige psycho-energetische Beziehung jedoch bewusst, können sie effektivere Unterstützung beim Ausgleich der energetischen Dysbalance leisten, die den Patienten anfällig für die Herzkrankheit machte. Das Herzzentrum versorgt auch die Lungen und Bronchien mit feinstofflichen Nährstoffen. Dies beeinflusst die Funktion des gesamten Blutkreislaufs. Über die Thymusdrüse reguliert es außerdem die Immunreaktion. Das Herzzentrum wird als Übergangszentrum angesehen, als Vermittler zwischen den niederen irdischen und den höheren spirituellen Energien. So wie die Luft nimmt auch das Herzzentrum symbolisch eine Position zwischen Himmel und Erde ein.

Das **dritte Zentrum** wird auch als Sonnengeflecht oder Solarplexuschakra bezeichnet und ist ein Ort, an dem oft Blockaden entstehen. Das Sonnengeflecht liefert feinstoffliche Nahrung an die Organe, die mit der alltäglichen Verdauung, Reinigung und Ausscheidung von Abfallstoffen, sowie der Aufnahme von Nährstoffen in den Körper beschäftigt sind – an Magen, Bauchspeicheldrüse, Leber, Galle, Milz, Nebennieren und den gesamten Verdauungskanal.

Aus emotionaler und spiritueller Sicht ist dieses Zentrum mit der Entwicklung und Aufrechterhaltung der persönlichen Kraft verbunden. Ich interpretiere persönliche Kraft als das Gefühl, Kontrolle über das eigene Leben zu haben. Das Sonnengeflecht steht auch damit in Verbindung, wie wir uns selbst im Verhältnis zu anderen in unserem Leben sehen. Fühlen wir uns wohl in unseren Beziehungen oder sind wir den Launen der anderen unterworfen?

Meine Dysbalance steckte in diesem Zentrum und mein Stress manifestierte sich hier – mein Krebs ebenfalls. Ich hatte nämlich das Gefühl, vollkommen die Kontrolle über mein Leben verloren zu haben. Der Energiefluss im dritten Zentrum hat direkten Einfluss darauf, ob wir die Welt als fürsorglichen Ort betrachten, an dem wir Trost finden können, oder ob wir sie als Bühne ständiger schlechter Erfahrungen sehen, die uns in dauerndem Unbehagen festhalten. Unterdrückung,

Wut und Missbrauch sind ebenfalls mit einer Fehlfunktion des Sonnengeflechts oder des Nebennierenzentrums in Verbindung zu bringen. Werden Probleme, die in Zusammenhang mit diesem Zentrum stehen, nicht auf bewusster Ebene gelöst, ist die Wahrscheinlichkeit für einen inneren Konflikt hoch, zum Beispiel zwischen Dominanz und Unterwerfung.

Viele Krankheiten sind als Manifestationen von Ungleichgewichten in den verschiedenen Energiezentren anzusehen. Sie sind das Ergebnis fehlerhafter Daten auf unserer alten ›Festplatte‹, die während der ersten Phasen unseres Lebens ins Unbewusste aufgenommen und programmiert wurden. Diese Programme lassen unbewusst Nachrichten ablaufen, die uns meist von anderen mitgeteilt oder von uns selbst falsch gedacht wurden. Sie passen jedoch überhaupt nicht mehr zu unseren heutigen Umständen.

Das **zweite Energiezentrum**, auch Sakralzentrum genannt, ist der feinstoffliche energetische Sitz unserer Sexualität. Es ist mit den Geschlechtsdrüsen und den Fortpflanzungsorganen assoziiert, sowie mit Harnblase, Dick- und Dünndarm, Blinddarm und den Lendenwirbeln. Aus psycho-energetischer Sicht wird es mit dem Ausdruck sinnlicher Emotionen und der Sexualität assoziiert. Die Qualität und die Art des Energieflusses in diesem Zentrum sind ein Abbild der Größe des Anteils von emotionaler und sexueller Energie in unserem Leben. Haben wir Verbindung dazu oder nicht?

Wie wir sinnlichen Ausdruck und Sexualität sehen, kann sich sowohl positiv als auch negativ auswirken. Es gibt östliche Meditationsschulen, die mittels Tantra das Kanalisieren sexueller Energien als Quelle mystischer Erfahrungen betrachten. Umgekehrt kann ein übermäßiger sexueller Fokus ohne höheres spirituelles Interesse negative energetische und physiologische Wirkungen haben. Personen, deren Energie überwiegend in diesem Zentrum konzentriert ist, neigen oft dazu, Beziehungen aus der Warte ihrer sexuellen und sinnlichen Bedürfnisse zu betrachten und andere Menschen als Sexualobjekte anzusehen.

Wenn chemische Stressoren und andere negative Einflüsse aus der Umgebung in das biologische System des Menschen eindringen, wird der Ort, an dem sie den größten Schaden anrichten, unter anderem durch die größte Schwachstelle im feinstofflichen Energiefluss bestimmt. Wir kennen vermutlich alle das Phänomen, dass bei Stress oder einer sich anbahnenden Erkältung ein bestimmter Schwachpunkt des Körpers sofort Alarm gibt. Manche bekommen Kopfschmerzen, andere steife Muskeln oder Erkältungssymptome. Das am wenigsten ausbalancierte Zentrum legt fest, welche Stelle im Körper das schwächste Glied in der Energiekette darstellt.

Das **erste Energiezentrum** ist auch als Wurzelzentrum bekannt. Die Menge an Energie, die durch dieses Zentrum strömt, spiegelt sich in unserer Fähigkeit wider, in Verbindung mit der Energie der Erde zu treten und im Alltag effektiv zu funktionieren. In der Praxis verweist das auf die Fähigkeit, mit beiden Beinen auf dem Boden zu stehen. Diese Verwurzelung oder Erdung bezieht sich auch darauf, wie gut wir in der Lage sind, täglich Entscheidungen auf der Basis unserer aktuellen jeweiligen Bedürfnisse zu treffen.

Psychologisch ist das Wurzelzentrum mit unseren grundlegenden Überlebensinstinkten verknüpft. Es steht in Verbindung mit dem Urgefühl der Angst vor körperlichen Verletzungen und ist die treibende Kraft hinter dem Kampf- oder Fluchtreflex.

Dieses Zentrum wird mit dem Inneren der Nebennieren und mit der Ausschüttung von Adrenalin und ihm verwandten Stoffen assoziiert. Es wird außerdem als Sitz der Kundalini betrachtet. Die Kundalini wird als am unteren Ende der Wirbelsäule zusammengerollte Schlange symbolisiert. Sie stellt eine starke feinstoffliche Energie dar, die bereit ist, aktiv zu werden. Nur, wenn die richtigen Meditationen und Verhaltensänderungen stattgefunden haben, wird diese Kraft durch die Wirbelsäule nach oben geleitet. Während ihres Aufstiegs zum Scheitel aktiviert sie dabei jedes der wichtigen Energiezentren.

Diese Energie ist eine kreative Manifestationskraft, die dazu beiträgt, alle Zentren an einer gedachten vertikalen Linie auszurichten. Sie löst angestaute Spannung aus den körperlichen Zentren und hebt das Bewusstsein auf höhere spirituelle Ebenen. Die innere Verbindung zu unserem ursprünglichen Zustand, in dem wir auf der Erde ankamen, ist dann vollständig wiederhergestellt.

Was ist (Selbst-)Bewusstsein?

Im September 2020 war ich damit beschäftigt, dieses Kapitel abzuschließen. Eine Frage ging mir schon länger im Kopf herum: Habe ich ausreichend deutlich gemacht, was ›Bewusstsein‹ und ›Selbstbewusstsein‹ für mich bedeuten? Habe ich genug darüber geschrieben oder verdient die Frage im Rahmen dieses vierten Bereichs über die Verbindung zwischen Körper und Geist zusätzliche Aufmerksamkeit?

Vielleicht war es Zufall, dass ich zu einem besonderen Zeitpunkt ein Radiointerview mit dem Psychologen Jacob Jolij über sein Buch *Wat is bewustzijn nou eigenlijk?*[2] anhörte. In diesem Buch geht Jolij auf die Suche nach einer Antwort auf die Frage: Was ist Bewusstsein? Der Interviewer wollte als erstes wissen, was ihn zu dieser Untersuchung bewegt hatte.

Joljis Reaktion war Musik in meinen Ohren: »Eine schlichte Frage, die Sie da stellen, aber die Wissenschaft beißt sich seit Jahrhunderten die Zähne daran aus. Das Problem ist so komplex, dass viele Wissenschaftler es links liegen lassen. Die Gehirnforschung macht weiter mit ihren Scans und Messungen im Gehirn, die Psychologie untersucht Stimmungen und Emotionen, die Biologie erkundet Sinnesorgane und Intelligenz im Tierreich. Sie alle beschäftigen sich mit Bewusstsein, ohne die Frage zu beantworten, was damit eigentlich gemeint ist. Dann kommt noch die Philosophie dazu. Und wenn man diese Menschen einfach machen lässt, ist am Ende eigentlich alles auf die eine oder andere Art Bewusstsein, und die Frage löst sich im Nichts auf.«

Ich spitzte die Ohren und hörte diesem unerwarteten Geistesverwandten weiter zu. Jolij berichtete, dass er Psychologie studiert hatte, weil er wissen wollte, wie der Geist funktioniert, er dies aber leider während seines Studiums nicht lernte. In den Vorlesungen und Büchern sei es immer nur um Verhalten gegangen, nicht um Bewusstsein. Man kam im Grunde nicht viel weiter als zu der Feststellung, dass Bewusstsein ein Gehirnprozess ist. Dies motivierte ihn umso mehr, seine Forschungen zum Thema Bewusstsein zu starten. All das beschreibt er in seinem Buch. Er gab an, letztlich keine definitive Antwort auf die Frage nach dem Bewusstsein gefunden zu haben. Allerdings kam er zu der Überzeugung, dass man darüber auf eine gute, wissenschaftliche Art nachdenken kann, ohne sich ›in das anderthalb Kilo schwere Gehirn einzuschließen‹.

Meine Neugier war geweckt, und sobald ich zu Hause war, suchte ich nach weiteren Informationen zu Jolij. Ich las ein Interview mit ihm in der Tageszeitung *Trouw* vom 6. September 2020, das sich ebenfalls mit der Frage »Was ist Bewusstsein?« beschäftigte. Er sagte darin, dass er sich nicht mit dem zufrieden gäbe, was viele andere tun, nämlich einfach davon auszugehen, dass ›Bewusstsein eine emergente* Eigenschaft der physischen Prozesse ist, die im Gehirn ablaufen.‹ Denn wie kommt das Bewusstsein dann zustande? Und: Woher kommt das Selbstbewusstsein?

Jolijs wesentlicher Ausgangspunkt für die Beantwortung dieser Fragen lautet: »Wir können nicht nur über Dinge nachdenken, sondern auch über unser Denken nachdenken.« Auf der Suche, die er in seinem Buch beschreibt, erkundet er verschiedene Wege von der Bio-Neurologie bis zur Parapsychologie. Er geht, genau wie ich, davon aus, dass wir mehr sind als unser Gehirn. Auch er kommt letzten Endes bei der Quantenmechanik an.

Wie ich bereits im ersten Bereich schrieb, erzeugt die wahrnehmende Person die Wirklichkeit. In der Physik des Allerkleinsten (Quantum) befinden sich Teilchen gleichzeitig in

*Emergente Eigenschaften sind neue Eigenschaften, die auf jeder höheren Organisationsebene auftreten. Wenn wir aus Holz, Rohr und Nägeln einen Stuhl bauen (höhere Organisationsebene), auf dem es sich gut sitzt, ist ›sitzen‹ eine emergente Eigenschaft.

mehreren verschiedenen Zuständen, bis sie durch einen Beobachter gezwungen werden, ›Gesicht zu zeigen‹. Das Bewusstsein ist demnach auf quantenmechanische Weise mit den physischen Dimensionen verbunden. Für viele, sagt Jolij, höre es sich nach Hokuspokus an, dass es einen Raum gebe, in dem Bewusstsein zu einem fundamentalen Baustein des Universums geworden ist, wie es Materie und Energie sind. Er weist in diesem Zusammenhang auf mehrere solide wissenschaftliche Experimente hin, die sich mit dem Wahrnehmen von ›Spukerscheinungen‹ befassen. Diese Erscheinungen deuten darauf hin, dass das Bewusstsein Einfluss auf die Materie hat und, neben Raum und Zeit, eine vollwertige Dimension des Universums ist.

Die Zeit ist reif für mehr ›neue‹ Bewusstseinsforschung. Dieser Meinung ist auch Sarah Durston, Professorin für Entwicklungsstörungen des Gehirns und Vorsitzende der Stiftung Bewusstsein und Wissenschaft (Stichting Bewustzijn en Wetenschap). Im Laufe der Zeit stellte sich bei ihr das nagende Gefühl ein, dass ihr Fachgebiet ganz und gar auf das Gehirn, auf genetische Faktoren und eine begrenzte Anzahl von äußeren Faktoren ausgerichtet war. Dies ging ihrer Ansicht nach an etwas vorbei, was möglicherweise viel wichtiger war, nämlich die Essenz dessen, wer wir als Menschen sind. Ihr Plädoyer, auf andere Weise zu untersuchen, was es bedeutet, Bewusstsein zu haben, war Musik in meinen Ohren. Durston traf diese Entscheidung nach einem mehrere Monate dauernden Krankheitsprozess.

In einem Interview in der *Trouw* vom Juni 2020 sagte sie dazu: »Zum Beispiel die Tatsache, dass wir intensiv mit etwas beschäftigt sein können und dann plötzlich fühlen, dass uns jemand beobachtet – das zeigt, dass zwischen Menschen etwas geschieht, das über Worte oder Sprache hinausgeht. Bei Meditationen habe ich schon erlebt, dass wir sozusagen im Bewusstsein absacken können und dadurch ein viel klareres Gefühl der Verbundenheit mit dem, was ist, bekommen. In solchen Momenten ist es offensichtlich, dass wir Bestandteil eines großen, miteinander verbundenen Systems sind und nicht nur kleine, unverbundene Wesen mit einem unverbundenen Bewusstsein.«

Durston stellte fest, dass die Wissenschaft über keine gute Definition von Leben verfügte. Sie möchte diese Fragen nach ›Leben‹ und ›Bewusstsein‹ aus der Tabuzone holen, erst recht, da in letzter Zeit oft von einer Zukunft mit Computern die Rede ist, die ein Bewusstsein haben könnten. Zur Illustration der Art von Fragen, die sie inspirieren, berichtet sie von Erfahrungen aus ihrem Leben, zum Beispiel vom Kinderbekommen.

»Als Mutter eines ganz kleinen Babys hatte ich in der ersten Zeit das Gefühl einer beinahe physischen Verbindung. Wenn das Baby weint, tut es dir als Mutter direkt weh. Aber wann ist der Zeitpunkt erreicht, an dem daraus zwei separate Prozesse werden? Wann löst sich das Baby von der Mutter ab? Ist dieser Zeitpunkt die Befruchtung? Die Entbindung? Aber schon davor ist das Kind lebensfähig. Wie sieht es dann aus? Solche Fragen. Vielleicht ist es doch so, dass Eltern und Kinder nie vollkommen getrennte Prozesse werden.«

Sie fährt fort: »Wir neigen sehr stark dazu, Grenzen um alles zu ziehen, uns auf eine bestimmte Art von unserer Umgebung getrennt zu sehen, aber das ist eigentlich Unsinn. So separat sind wir gar nicht. Sind die Bakterien in unserem Darm ein Teil von uns oder sind das unabhängige Organismen? Wir verlieren ständig Hautschuppen, wir atmen – unser System steht im ständigen Austausch mit der Umgebung. Und wir Menschen verbinden uns außerdem untereinander. Ich glaube, dass Eltern und Kinder ein sehr schönes Beispiel dafür sind, wie innig wir miteinander verbunden sind. Diese Dinge haben mich zu der Erkenntnis gebracht, dass der Organismus ständig und auf sehr unterschiedliche Weise mit seiner Umgebung in Beziehung steht, wir sind uns dessen nur oft nicht bewusst.«

Durston ist davon überzeugt, dass Bewusstsein viel komplexer ist als etwas, das nur mit der Gehirnfunktion zu tun hat. Sie schreibt: »Die materialistische Art der Betrachtung, die wir in der Wissenschaft heilig gesprochen haben, war sehr erfolgreich und hat viel gebracht. Aber jetzt stößt sie an ihre Grenzen. Wir müssen auf andere Art hinsehen.«
Was Bewusstsein aber genau ist, weiß sie auch nicht. Hier liegt ein unbearbeitetes Feld für die Wissenschaft, die dann allerdings für verschiedene Traditionen und Perspektiven offen sein müsste.

Wie ich schon sagte, ist es auch heute noch unangebracht, im wissenschaftlichen Diskurs das Wort Spiritualität in den Mund zu nehmen. Man wird dann in der Regel nicht mehr ernst genommen und als ›Esoteriker‹ oder Ähnliches hingestellt. Forscher wie Jolij und Durston arbeiten in den Niederlanden möglicherweise am Beginn eines Durchbruchs. Und womöglich dreht sich der Wind in ihre Richtung, da Systeme wie das Gesundheitswesen und die Wirtschaft auf allerlei Art und Weise stecken bleiben und die Menschen als Einzelne und als Gruppen erkennen, dass die Lösung zahlreicher Problemkreise grundlegend neue Entscheidungen erfordert. Das bedeutet die Entwicklung einer neuen, höheren Bewusstseinsebene, auch im Hinblick auf die Verbindung mit uns selbst und anderen, der Welt und dem Kosmos.

Wenn Fachleute weiterhin behaupten, das alles wäre nicht wissenschaftlich und würde daher nicht existieren, reiten sie weiter auf ihren alten Prinzipien herum und bleiben blind für eine andere Art der Betrachtung.

Übung I: Meditationen zu den Energiezentren

Mit Hilfe der geführten Meditation *Aktivierung der Kundalini-Energie* löst du innere und äußere Blockaden auf und deine Energie wandelt sich um.

Damit du aber das Beste aus dem Programm ziehen kannst, ist es wichtig, dass du mit der *Herzaktivierungs-Meditation* beginnst, danach die Meditation *Heilung der Energiezentren* machst und erst danach die Meditation zur *Aktivierung der Kundalini-Energie.* Eine kurze Beschreibung der Meditationen und den Link findest du im Anhang.

3. Meditation und Bewusstseinserweiterung

Meditation ist eine wichtige Methode,
die Energiezentren des Körpers zu öffnen,
zu aktivieren und zu reinigen, vor allem,
wenn sie mit Visualisierungen kombiniert wird.

Zum Thema Meditation existieren viele verschiedene Vorstellungen und Ansichten. Es gibt pragmatische Formen der Meditation, die weltweit zur Anwendung kommen, zum Beispiel das Praktizieren von Achtsamkeit. Sie sorgen für ein gutes Gefühl, helfen uns dabei, im hektischen Alltag Ruhe zu finden und bringen uns wieder ins Gleichgewicht. Hier im Westen sind sie Bestandteil einer Bewegung, die auf den persönlichen Lebensstil abzielt, aber auch Teil einer neuen Herangehensweise auf dem Gebiet der ›Human Resources‹, geworden ist. Diese Art der Meditation ist mittlerweile Bestandteil des kommerziellen Marktes für Retreats, Kuren und Trainings im In- und Ausland.

Daneben und zum Teil damit kombiniert, gibt es eine Strömung, die vor allem betont, dass Meditation sich auf unsere Gesundheit auswirkt und bei der Genesung von einem Trauma oder bei der Linderung einer emotionalen Störung hilft.

Durch diese das Gebiet der psychischen und physischen Gesundheit betreffenen Aussagen wurde Meditieren zu einer milliardenschweren Branche. Dies ist nicht schön für die Pharmaindustrie, die die Lösung in Medikamenten sieht und den Menschen lieber Pillen gibt, als sie meditieren zu lassen. Aus allerlei Forschungsrichtungen kommen Beweise, dass Meditieren in der Tat dauerhafte Veränderungen im Gehirn hervorbringen und Gesundheit und Resilienz fördern kann.

Meditation ist allerdings kein kleiner Trick, den man schnell ausführt, um sich danach einige Stunden wohlzufühlen. Sie ist integraler Bestandteil des Lebens, der durch häufiges, regelmäßiges Üben ein bleibendes Gefühl von Entspannung und einen Zustand der Erleuchtung bringen kann. Das kommt dem Meditieren im Sinne der alten Traditionen am nächsten, die keine gesundheitlichen Versprechungen machen. Das ursprüngliche Ziel der Meditation ist die fundamentale Erkundung des Geistes bis hin zu einer tiefgreifenden Veränderung unseres Wesens durch die Erweiterung unseres Bewusstseins.

Meiner Vorstellung nach gibt es zwei Wege, die wir in Zusammenhang mit Meditation gehen können: einen breiten und einen tiefen. Der junge Sprössling einer alten Familie, der in Indien oder Tibet in ein Kloster kommt und zum Beispiel dem Weg des Theravada-Buddhismus folgt, begibt sich auf den intensivsten und tiefsten Meditationsweg. Auch wenn wir hier im Westen nicht das Leben von Mönchen oder Yogis führen, können ihre Meditationsformen und Lebensstile uns doch inspirieren, zumindest, wenn wir sie auch unter dem Blickwinkel neuer wissenschaftlicher Erkenntnisse über das Bewusstsein betrachten lernen. Auch wir sind in der Lage, diesen tiefen Weg zu gehen, wenn wir die alten Traditionen anerkennen und ihren spirituellen Kontext akzeptieren.

Meine persönliche Reise auf dem Gebiet der Meditation folgte vor allem dem tiefen Weg. Sie begann während meines mehrjährigen Aufenthalts in Indien. Nach einer späteren, mehrjährigen Pause und Jahren des Schmerzes und des Kummers, kehrte ich schließlich wieder auf diesen Weg zurück. Ich wage inzwischen zu behaupten, dass Meditation nicht nur kurzfristig einen angenehmen Zustand hervorrufen kann, sondern auch das Fundament für ein erweitertes Bewusstsein mit bleibenden neuen Eigenschaften bietet, die bestimmend für unser Verhalten im Alltag sind. Das erfordert allerdings eine kontinuierliche Praxis. Bewusstseinserweiterung ist keine schnelle Lösung, sondern eine Fertigkeit.

Für die Übertragung meiner persönlichen Erfahrungen in die Psychologie und umgekehrt habe ich unter anderem das neue Werk *Warum regst du dich so auf?*[3] von Richard J. Davidson genutzt. *Time Magazine* zählte Davidson 2006 zu den 100 einflussreichsten Menschen der Welt. Diese Ehre verdiente er mit seiner bahnbrechenden Arbeit auf dem Gebiet des Zusammenhangs zwischen Emotion und Gehirn.

Davidson untersuchte mit seinen Kollegen im *Center for Healthy Minds* die Auswirkungen von Meditation auf Gehirn, Körper und Geist. Das Team konnte durch seine Arbeit viele Missverständnisse und Mythen klären. So zeigten sie beispielsweise, dass für uns Menschen die ultimative Belohnung in positiven Lebensveränderungen infolge eines erweiterten Bewusstseins und in weitreichenden positiven Folgen für den Körper besteht. Kurz und technisch erklärt: Meditation führt zu subtilen elektrischen Strömen (Mikrooszillation), die durch die intensive Konzentration der Person, die meditiert, immer stärker und kohärenter werden. Dies ruft nicht nur eine feinstoffliche Energie-Aktivierung in den verschiedenen Energiezentren (den Bereichen rund um die verschiedenen endokrinen Drüsen) hervor, sondern verursacht neben erkennbaren physischen Veränderungen im Körper auch eine größere Kohärenz der Gehirnwellenaktivitäten zwischen linker und rechter Gehirnhälfte.

Ein anderer Forscher, Itzhak Bentov, der selbst Transzendentale Meditation praktiziert, hat festgestellt, dass durch Meditation eine besondere Verbindung zwischen Herz und Gehirn geschaffen wird, die zu bleibenden Veränderungen in der Funktion beider Organe führt. Bentov nennt das ›Physio-Kundalini‹. Für mich persönlich war das eine wichtige Entdeckung auf meinem ›Meditationsweg‹. Meditation brachte mit der Zeit in meinem ganzen Körper diese langsame, auf- und abschwingende Mikrooszillation hervor, die im Laufe der Zeit regelmäßig und deutlich wahrnehmbar wurde.

Was ich in meinem Herzen und im Gehirn fühlte, erkannte ich in den Ergebnissen von Bentov wieder. Er spricht von einem Blutstrom in der Aorta, der sich an einem bestimmten Punkt teilt und eine stehende Welle im Oszillationssystem von Herz und Aorta verursacht. Anschließend nehmen diese Wellen sozusagen ein Oszillationssystem des Körpers nach dem anderen mit, bis sie auch die Schädeldecke auf- und abschwingen lassen. Sie können sogar akustische Effekte im Schädel hervorrufen, die Folgen für den großen Nervenstrang, das Corpus Callosum (auch ›Balken‹ genannt), haben, der die rechte mit der linken Gehirnhälfte verbindet. Durch diesen Balken verlaufen Millionen von Nervenenden, von den Zehen bis zum Scheitel. Bei erfahrenen Meditierenden kann dieser neuronale Reizkreislauf für Empfindungen an bestimmten Körperstellen sorgen. Bei mir waren es seltsame Schmerzen in den Beinen und Füßen. Bentov erklärt dieses Phänomen wie folgt: Der in den Energiezentren verborgene alte Stress wird von der umlaufenden Energie so lange bearbeitet, bis die Blockade aufgelöst ist. Die meditierende Person kann das als Schmerz an der betreffenden Stelle erleben.

Hier in aller Kürze das Schema *Bildung des neuronalen Reizkreislaufs*[4], wie Bentov es beschreibt:

Mit Meditation assoziierte Resonanz des Herz-Aorta-Systems

↓

Auf- und Abwärtsschwingungen des Schädelgewölbes

↓

Akustische flache Wellen im Gehirn

↓

Stehende Wellen im dritten und Lateralventrikel

↓

Elektromechanische Stimulation des sensorischen Kortex

↓

Reflektierender Reizkreislauf

↓

Sich wiederholende neuronale Ströme

↓

Polarisierung des Herzgewebes in Stromrichtung

↓

Loslassen von im sensomotorischen Kortex gespeichertem Stress

Meditation und Unterbewusstsein

Das Unterbewusstsein ist am schwersten zugänglich. Durch die Entwicklung eines beobachtenden Bewusstseins können wir jedoch Zutritt bekommen und die nötige Selbsterkenntnis erwerben.

Wenn im Kopf allerdings zu viel Hektik herrscht, um ein beobachtendes Bewusstsein zu entwickeln, ist es ratsam, den Einstieg über Körper, Herz, Atmung oder Emotionen zu wählen. Wenn dies gelingt, wird es im Kopf ruhiger. Wenn wir anschließend Gedanken, Überzeugungen, Handlungen und Emotionen nicht länger unbewusst produzieren, können wir sie mit bewusster Willenskraft lenken und erneuern.

Die körperorientierten Meditationen von Osho waren für mich ein kraftvoller Zugang. Seine Meditationen zur ›Kunst des Gewahrwerdens‹ wurden für mich zum Schlüssel in der Traumaarbeit. Wie bereits beschrieben, bedeutet ›meditieren‹ in der tibetischen Sprache ›vertraut werden mit‹. Um aus dem emotionalen Schmerz herauszukommen, müssen wir lernen, Schmerz, Kummer und Mangel komplett anzunehmen und gleichzeitig Liebe empfinden zu können. Die Kunst besteht darin, das Alte loszulassen und gleichzeitig das Neue zu sehen und damit vertraut zu werden.

Wenn wir gesund werden wollen, müssen wir zuerst mit ungesundem Essen, Trinken, Denken und Fühlen aufhören. Indem wir durch das Schließen der Augen Reize aus der Außenwelt ausblenden, still werden, tief und bewusst atmen und uns nicht mehr auf die Zeit fokussieren, können wir das wahrnehmen, was wir denken und fühlen. Sobald wir das Alte bewusst beobachten können, ist es bereits nicht mehr unsere Identität. Indem wir von unbewusst zu bewusst übergehen, erhalten wir mehr Kontrolle über unser altes Programm, das bisher gelaufen ist, und lösen uns langsam davon. Weil unsere neuronalen Pfade und Verknüpfungen – unsere neurologische Hardware – dann keine ›Funkverbindung‹ mehr zueinander haben, wird das Muster durchbrochen – ganz im Sinne von ›Use it or lose it‹ (zu deutsch in etwa: Benutze oder verliere es).

Die Meditationen, die entwickelt wurden, lehren dich, all diese unerwünschten, automatisch stattfindenden Zustände des Geistes und des Körpers unter Kontrolle zu bekommen und die ihnen zugrunde liegenden Muster zu durchbrechen. Wie gesagt, es geht nicht darum, dass du den Schmerz über einen Verlust kontrollieren sollst. Das führt nur zu unerwünschten Ergebnissen. Es gilt jedoch darauf zu achten, dass dieser Schmerz für dich kein unbewusstes Programm bleibt und du die Emotionen immer wieder deine Handlungen und dein Verhalten bestimmen lässt.

Es geht darum, Schmerz und Kummer bewusst zu fühlen und die Liebe siegen zu lassen, ohne dabei krank oder verrückt zu werden. Wo geschieht das? In Körper, Herz und Gehirn. Training und Wiederholung verhindern, dass du in alte Muster zurückfällst. Wenn du darüber nachdenkst, wie du mit dem Schmerz und dem Kummer in unserem Leben tatsächlich leben willst, kombiniert der Stirnlappen, dein denkendes Gehirn, alle gespeicherten Erfahrungen, alles Wissen und alle Weisheit zu einem neuen Muster, über das du weiter meditieren kannst. Wenn du jedoch weiterhin die falschen Signale aussendest, steuerst du die neurologische Hardware wie bisher nach dem alten Muster an, was sich bis in die DNA unserer Zellen hinein auswirkt. Du funktionierst somit weiterhin aus dem Überlebensgehirn heraus. Regelmäßiges Meditieren lässt neue neuronale Netze entstehen. Durch die Zusammenarbeit von Herz, Gehirn und Körper gehen wir in einen anderen Seinszustand über.

Unsere Umgebung unterstützt uns oft nicht dabei, Schmerz und Mangel auf dem Weg der Liebe vollständig anzunehmen und zu transformieren. Es läuft tatsächlich darauf hinaus, dass wir uns selbst immer wieder daran erinnern, wer und was wir sein wollen und was wir nicht mehr sein oder fühlen wollen. Hieraus entstehen neue Energie und Erfahrungen von Kontinuität, Kohärenz, Verbundenheit, Autonomie und Vitalität. Unsere Resilienz nimmt zu und wir können uns dem Leben wieder stellen. Selbsterkenntnis ist deshalb eine Voraussetzung für Heilung. Überlegen wir also, welche Verhaltensweisen, Emotionen und Gedanken unsere Aufmerksamkeit brauchen, und was uns dabei unterstützt, uns wohlzufühlen.

Aufmerksamkeit ist letztendlich Nahrung für den Geist. Unser Geist ist in einer Zeit des Schmerzes und des Kummers sehr chaotisch und lässt sich leicht ablenken. In diesen wechselhaften Stimmungen fällt es schwer zu meditieren. Meditation gelingt besser unter günstigen Bedingungen in Körper und Umgebung. Wenn wir hier nicht ganz in Harmonie sind – was in einer Zeit voll Schmerz nur logisch ist – sind wir zu Beginn der Meditation unruhig. Wir werden nämlich voll von unserem Schmerz in Beschlag genommen und erleben dadurch noch mehr körperliches Unbehagen. Beim Meditieren treten dann schnell Schwierigkeiten auf.

Es hat keinen Sinn, die Dinge zu erzwingen. Gib dir die Zeit, die es braucht, deinen Geist zu zähmen und Meisterschaft über dein Denken, Fühlen, Handeln und Sein zu entwickeln. Du brauchst dazu kein Mitglied irgendeiner spirituellen Bewegung zu werden oder dich einem selbsternannten Guru anzuschließen. Im *Tibetischen Buch vom Leben und Sterben*[5] heißt es:

> »Die buddhistischen Meditationsmeister wussten, wie flexibel und bearbeitungsfähig der Geist ist. Dass, wenn wir den Geist üben, alles möglich ist. Im Grunde sind wir schon perfekt geübt durch und für das Nirwana (den siebten Körper).
>
> Wir sind geübt darin, eifersüchtig zu werden, neidisch, ängstlich, traurig, verzweifelt und gierig zu werden, wütend auf das zu werden, was uns provoziert. In der Tat sind wir so gut geübt, dass diese Emotionen spontan entstehen, ohne dass wir uns darum zu bemühen brauchen. Alles ist eine Frage der Macht der Gewohnheit.
>
> Widme dich der Verwirrung, und wenn du ehrlich bist, weißt du nur allzu genau, dass der Geist ein dunkler Meister der Konfusion ist, geschickt im Manipulieren, raffiniert und widerlich folgsam.
>
> Widme dich der Aufgabe, dich von der Irreführung zu befreien, und du wirst merken, dass sich mit Zeit, Geduld, Disziplin und der richtigen Übung dein Geist (das Denken) zu entwirren beginnt und seine wesentliche Klarheit und Glückseligkeit kennenlernt.«

In einer Zeit voll Kummer und Schmerz ist es gut, regelmäßig die Augen zu schließen und nach innen zu gehen. Bei einem gut funktionierenden Gehirn kontrolliert und koordiniert das zentrale Nervensystem alle anderen Körpersysteme und das Herz wird kohärenter. Das zentrale Nervensystem hilft, unsere Nahrung zu verdauen, sowohl die stoffliche als auch die geistige. Es reguliert unser Immunsystem, die Atmung, den Hormonhaushalt und den Stoffwechsel, und beseitigt Abfallstoffe. Solange der Geist kohärent und geordnet ist, wandern über die Wirbelsäule Botschaften ans Gehirn und in umgekehrter Richtung an den Körper. Verläuft dies synchron, besteht ein Gleichgewicht zwischen Geist, Körper und Seele.

Wenn wir ständig im Beta-Zustand leben, in den Frequenzen der hohen Gehirnwellen, dann bleiben wir dauerhaft im Überlebensmodus. Die aufs Überleben gerichteten Gedanken rufen Gefühle von Wut, Angst, Kummer, Sorge, Unsicherheit und langfristig Depression und Mutlosigkeit hervor. Diese Stressreaktion kann allein durch Denken ausgelöst werden. Gedankliches Wiederkäuen verstärkt diesen Zustand im Gehirn und im Körper.

Ein über längere Zeit erhöhter Beta-Zustand verursacht einen ungesunden Cocktail von Stresschemikalien. Es ist möglich, dass dadurch verschiedene Teile im Gehirn nicht mehr kooperieren. Der Neocortex arbeitet dann inkohärent und die Homöostase des Körpers wird immer weiter gestört. Es kommt zu einem innerpersönlichen Zusammenbruch und das Herz ist dann die nächste Instanz, die Rhythmus, Kohärenz und Zusammenarbeit einstellt. Herzrhythmusstörungen treten oft nach dem tiefgreifenden Verlust eines geliebten Menschen auf.

Aufgrund der hohen Beta-Wellen erscheint die äußere Welt realistischer als die innere. Wir können dann nichts anderes mehr wahrnehmen. Unser Blickfeld verengt sich, der Fokus bleibt übermäßig an schmerzhaften Gefühlen hängen. Wir klammern uns an unseren Lieben fest, weil wir Angst haben, sie zu verlieren.

In diesem Zustand verschwindet jede Empfänglichkeit für Lösungen, kreatives Denken und liebevolles Fühlen. Unsere Gehirnwellen halten uns in der äußeren Wirklichkeit gefangen und wir sind nicht mehr in der Lage, etwas Neues zu erschaffen. In einem hohen Beta-Zustand sind Lernen und Entwicklung fast unmöglich. Im Zustand des Schmerzes und der Emotionen können wir weder klar argumentieren noch in Lösungen denken. Meditieren kann dann kontraproduktiv sein, weil die Aufmerksamkeit zu sehr in Leid und Stress festgehalten wird. In diesen Situationen gelingt es nicht, aus den hohen Beta- und Gamma-Gehirnwellen in den Alpha-Zustand zu gelangen, da zu viele Reize auf uns einströmen.

Indem wir aber regelmäßig die Augen schließen und uns bewusst nach innen wenden, blockieren wir all die Sinnesinformationen. Dies verlangsamt automatisch die Gehirnwellen in den Alpha-Bereich.

Ich habe das im letzten Abschnitt Beschriebene selbst sehr eindrücklich erlebt, als ich in dieser Phase des ständig aktivierten Überlebensmodus eine neue Beziehung einging. Diese Entscheidung stellte sich als keineswegs gut für mich heraus. Ich sah damals nicht, dass die betreffende Person selbst viele Probleme aus ihrer Vergangenheit nicht verarbeitet hatte. Schnell geriet ich in eine noch viel größere Notlage und war noch stärker aufs Überleben fixiert. Unter anderem dank dieser Erfahrung erkenne ich dieses Alarmsignal jetzt schneller. Die Wunde ist inzwischen eine gut verheilte Narbe.

GEHIRNWELLEN
Vorbei am analytischen Verstand

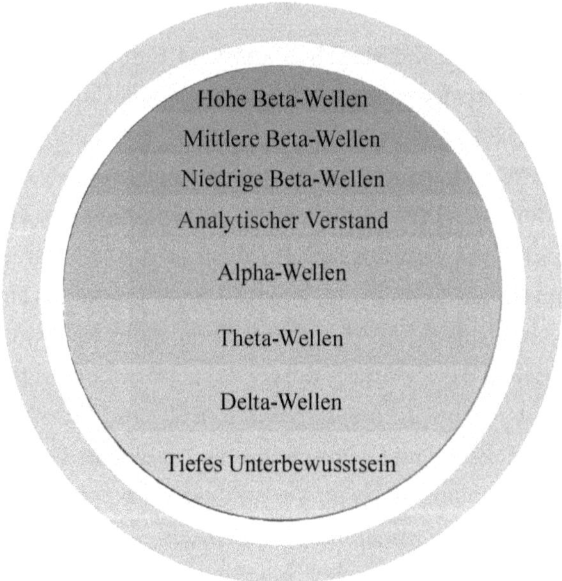

Im 8. Jahrhundert sagte der buddhistische Meister Shantideva: »Wenn dieser Elefant, der Geist, von allen Seiten mit dem Strick des Gewahrseins festgebunden wird, verschwindet alle Angst und es herrscht vollkommenes Glück. Alle Feinde, alle Tiger, Löwen, Elefanten, Bären und Schlangen (unsere Emotionen), alle Wächter der Hölle, die Dämonen und Abscheulichkeiten – sie alle werden von unseren Geist gesteuert. Wenn man diesen einen Geist zähmt, werden sie alle gezähmt, denn aus diesem einen Geist kommen all die unermesslichen Leiden und Ängste hervor.«

Meditieren hilft uns, uns von der Körper-Geist-Beziehung der Vergangenheit zu lösen. Es gelingt am besten morgens oder abends, denn zu diesen Zeiten finden die täglichen chemischen Veränderungen im Gehirn statt. Morgens wird Serotonin ausgeschüttet, das dich weckt. Das macht es leichter, in den Alpha-Zustand einzutreten.

Mir half es nicht, mitten am Tag zu meditieren. Der Stress in meinem Körper, der vor allem tagsüber zurückkam, sobald ich mich in die hektische Welt begab, war dann zu stark und ich konnte nicht in den Alpha-Zustand gelangen. Tagsüber war ich außerdem zu sehr mit der Versorgung und Erziehung meiner Kinder beschäftigt. Für mich war abends der beste Zeitpunkt. Das Meditieren half mir, den Stress des Tages abfließen zu lassen und dadurch konnte ich anschließend einschlafen. Meine Schlafstörung verschwand – ich brauchte dazu nichts anderes als Meditation.

Andere Meditationstechniken

Neben den schon beschriebenen Atemübungen, bei denen wir dem Atem folgen und die Aufmerksamkeit auf die Atmung fixieren, können wir unsere Aufmerksamkeit beispielsweise auch auf einen Gegenstand lenken. Dies kann eine Kerze, eine Blume, einen Kristall oder das Foto eines lieben Menschen sein – ein Gegenstand von natürlicher Schönheit, der für uns einen besonderen Wert hat. In diesem Fall meditieren wir mit halb geschlossenen Augen.

Meher Baba gab mir damals, während unserer gemeinsamen Reise durch die Berge, für meine Heilung und für die Zeit nach dem Tod meines Mannes das *Maha Mrityunjaya*

Mantra mit. Das Rezitieren von Mantras ist ebenfalls eine Form der Meditation. Ein Mantra wird definiert als ›das, was den Geist beschützt‹ oder ›das, was dich vor deinem eigenen Geist beschützt‹. Indem wir ein Mantra singen oder rezitieren, können wir den Geist beruhigen und ihn letztlich transformieren.

Das *Maha Mrityunjaya Mantra* ist ein heilendes Mantra für einen Verstorbenen und auch für uns selbst als Angehörige. Lange Zeit nach dem Tod meines zweiten Mannes beschloss ich, dieses Mantra jeden Abend laufen zu lassen und mitzusingen. Ich erfuhr dabei die heilende Wirkung wieder aufs Neue.

Om Trayambakam Yajamahe,
Sugandhim Pusti-vardhanam,
Urvarukamiva Bhandhanan,
Mrityor Muksshiya Maamrita

Zirbeldrüse

In der östlichen Philosophie wird die Zirbeldrüse als ›drittes Auge‹ bezeichnet. Die Zirbeldrüse ist nur so groß wie eine Erbse und befindet sich mitten im Kopf, im limbischen Gehirn, direkt vor dem Reptiliengehirn. Sie hat die Form eines Kiefernzapfens.

Die östliche Philosophie nennt sie unser größtes Geschenk, das uns mit dem Universum verbindet. In fast jeder Kultur wird dieses Organ als Mittel zur ultimativen universellen Verbindung betrachtet. Es heißt, dass wir mit ihm über unsere physischen Sinne hinaus wahrnehmen und so die sinnliche Welt transzendieren können. Die moderne Wissenschaft begreift erst allmählich, was die alten Kulturen schon wussten: dass die Zirbeldrüse magische Eigenschaften hat.

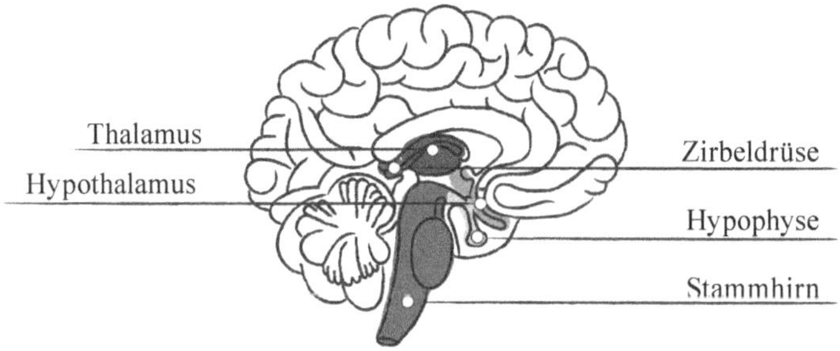

Im Lauf der Jahrhunderte wurde erstaunlich viel über die Zirbeldrüse geschrieben und philosophiert. Wie auch in diesem Buch bereits beschrieben, geht es darum, uns mit unserem Bewusstsein über unsere Sinne zu erheben, indem wir zu reinem Gewahrsein werden. Dazu nutzen wir spezifische Frequenzen, die Informationen jenseits der Schwingungen der Materie und der Lichtgeschwindigkeit transportieren. Mit wachsendem Bewusstsein können wir eine Zunahme der Energie im Gehirn und eine Steigerung der Wahrnehmung beobachten.

Können wir intensivere sensorische Erfahrungen machen, ohne unsere Sinne?

Wenn wir morgens aufwachen und in die Welt der Sinne zurückkehren, senden die Rezeptoren im Sehnerv, sobald das

Auge durch die Iris Licht wahrnimmt, ein Signal an einen Teil des Gehirns, den man Nucleus suprachiaticus nennt. Dieser schickt daraufhin wiederum einen Impuls an die Zirbeldrüse, die mit der Produktion von Serotonin reagiert, dem Neurotransmitter für tagsüber. Wie bereits beschrieben, sind Neurotransmitter chemische Botenstoffe, die Informationen senden und von Nervenzelle zu Nervenzelle übertragen. Der Neurotransmitter Serotonin teilt dem Körper mit, dass es Zeit ist, aufzustehen und den Tag zu beginnen.

Alle Drüsen in unserem Körper produzieren wichtige Stoffe. Die Zirbeldrüse schüttet außer Serotonin auch den Neurotransmitter Melatonin aus. Damit regelt sie den Schlaf-Wach-Rhythmus. Beeinflusst durch den Lichteinfall bildet die Zirbeldrüse mehr oder weniger Melatonin. Sie hat allerdings auch großen Einfluss auf unseren Stresslevel und unsere Fähigkeit, mit Veränderungen umzugehen. Daher ist ihr optimales Funktionieren entscheidend für unser Glück und Wohlbefinden.

Die Produktion und Ausschüttung von Melatonin sorgt dafür, dass wir schläfrig werden und sich unsere Gehirnaktivität verlangsamt. Unsere Gehirnwellen gehen dann von Beta zu Alpha über, wir denken automatisch weniger und das Analysieren hört auf. Die Aufmerksamkeit richtet sich auf die Innenwelt. Wenn wir anschließend vollständig einschlafen, wechseln die Gehirnwellen von Alpha zu Theta und Delta, was für Traumphasen und tiefen, erholsamen Schlaf sorgt.

DMT (Dimethyltryptamin)

Auch, wenn die Funktionen der Zirbeldrüse noch immer schwer zu fassen sind, sind sie höchst interessant und von großer Bedeutung. Einer der interessanten Stoffe, die die Zirbeldrüse produziert, ist Dimethyltryptamin (DMT).

DMT ist eine natürlich vorkommende Substanz, die lebendige Bilder und tiefgehende übersinnliche Begegnungen auslösen kann. Wenn wir von diesem Stoff zu viel abbekommen, kann das zu einem Trip, ähnlich wie beim Drogenkonsum, führen. DMT ist unter anderem in Psychoaktiven Pilzen, bestimmten Kakteenarten und LSD enthalten.

Anwender beschreiben die Wirkung so, als ob eine Tür zum Universum geöffnet würde und sie dadurch Kontakt mit Engeln aufnehmen können ober übernatürliche Fähigkeiten wie Telepathie oder Fernwahrnehmung entwickeln. Manche Naturvölker setzen DMT-haltige Pflanzen zur Bewusstseinserweiterung bei Zeremonien ein. Ein Beispiel hierfür ist die Ayahuasca-Zeremonie.

Der Hauptwirkstoff in DMT löst, wie berichtet wird, spirituelle Visionen und tiefe Einsichten in das Mysterium des Selbst aus. Wenn Ayahuasca oder andere pflanzliche Substanzen eingenommen werden, die die entsprechenden Moleküle enthalten, erhält der Körper jedoch lediglich das DMT. Wird dagegen die Zirbeldrüse aktiviert, bekommt der Körper einen ganzen Cocktail neu angereicherter Chemikalien, und dies führt zu sehr tiefen inneren Erfahrungen.

Es gibt Berichte über Erfahrungen, bei denen die Zeit als stark ausgedehnt, ja endlos, wahrgenommen wurde, oder bei denen Zeitreisen, Reisen in paranormale Gefilde, Bilder von geometrischen Formen, Begegnungen mit spirituellen Wesen und anderen interdimensionalen Realitäten erlebt wurden. Joe Dispenza schreibt in seinem Buch *Werde übernatürlich*[6] von einer Untersuchung, bei der die Zirbeldrüse als neuroendokriner Wandler bezeichnet wird, der in der Lage ist, Signale zu empfangen und im Gehirn umzusetzen:

> »Ist die Zirbeldrüse erst einmal aktiviert, kann sie sich auf höhere Dimensionen von Raum und Zeit einstellen – das Reich des Zeit-Raums. Wie ein Fernsehgerät kann sie dann die Informationen dieser Frequenzen in lebendige Bilder und surreale, luzide, transzendente Erfahrungen im Kopf umwandeln, unter anderem zutiefst verschärfte multisensorische Bilder, für die uns die Worte fehlen, ein bisschen vergleichbar mit einem multidimensionalen IMAX-Filmerlebnis.
>
> Ist die Zirbeldrüse aufgrund einer winzigen Antenne im Gehirn aktiviert, nimmt sie Frequenzen auf, und je höher diese Frequenzen sind, desto mehr Energie wird in das Umwandeln der chemischen Beschaffenheit von Melatonin gesteckt. Aus dieser veränderten Chemie entsteht eine Erfahrung, die sich sehr von den normalen von Melatonin erzeugten Erfahrungen unterscheidet. Besser gesagt empfangen Sie ein klareres Bild.
>
> Sie können es sich so vorstellen: Je höher die Frequenz ist, desto mehr haben Sie das Gefühl, Sie sähen die Bilder nicht auf einem Fernsehbildschirm aus den 1960er Jahren, sondern auf einem 360- Grad-IMAX-3D-Bildschirm, komplett mit Raumklang. Melatonin, der

Neurotransmitter des Träumens, entwickelt sich zu einem Neurotransmitter, der zu viel luzideren ›Träumen‹ führt und unsere Träume dadurch realer macht.

Bei diesem ganzen Prozess hilft der Zirbeldrüse ein Mitverschwörer, die sogenannte Hypophyse oder Hirnanhangdrüse. Diese birnenförmige Drüse sitzt hinter der Brücke an der Nasenwurzel, mitten im Gehirn. Der vordere Teil produziert die meisten Substanzen, die sich auf die Drüsen und Hormone auswirken, welche mit den einzelnen Energiezentren assoziiert werden. Sobald die Zirbeldrüse aktiviert ist und bestimmte hochgerüstete Metaboliten ausschüttet, erwacht die Rückseite der Hypophyse und produziert zwei wichtige Substanzen: Oxytocin und Vasopressin.

Oxytocin erzeugt höhere Emotionen, die das Herz vor Liebe und Freude höher schlagen lassen (es wird auch als das Bindungshormon bezeichnet). Steigt der Oxytocinspiegel über den normalen Wert an, erleben die meisten Menschen das als intensive Gefühle der Liebe, Vergebung, Freude, Ganzheit, Empathie und des Mitgefühls – und diese innere Verfassung geben wir nicht so schnell für etwas Äußeres auf (immerhin ist das der Beginn bedingungsloser Liebe). Wie wissenschaftliche Studien aufgezeigt haben, fällt es uns schwer, nachtragend zu sein, sobald ein gewisser Oxytocinwert überschritten wird.«

So wie wir Menschen haben auch Tiere eine Zirbeldrüse. Bei vielen Tieren ist sie sogar stärker entwickelt, sodass diese so kooperieren können, als hätten sie einen gemeinsamen Geist. Das gilt zum Beispiel für Vogelschwärme oder eine Gruppe Delfine, die sich fließend miteinander fortbewegen. Sie kommunizieren untereinander mithilfe einer Art Telepathie und arbeiten als Kollektiv zum Wohl der ganzen Gruppe zusammen.

Wäre auch der Mensch hierzu in der Lage, könnte sich die Welt schnell verändern. Wir würden dann erkennen, dass wir alle eins sind und auf einer tiefen Ebene miteinander verbunden sind.

4. Meditation im Alltag

Stille,
mehr zuhören, tiefer zuhören
und länger zuhören,
ist wahres Gold.

Ich meditiere seit gut zehn Jahren täglich. In meinem Umfeld habe ich festgestellt, dass viele Menschen mit dem Meditieren beginnen, indem sie an einem Workshop oder Retreat teilnehmen, und danach zu Hause schnell wieder aufhören, wenn die Meditationen länger als eine Stunde dauern. Dies gilt vor allem für Meditationen im Sitzen. Da die Wirkung des Workshops oder Retreats so nach wenigen Tagen verschwindet, ist die Wahrscheinlichkeit groß, dass schnell das Verlangen nach einem weiteren Seminar aufkommt. Diese Menschen eilen dann von einem Workshop zum nächsten und es gelingt ihnen nicht, selbst zu Hause eine gute Meditationspraxis zu entwickeln und durchzuhalten. Meditieren in der Gruppe ist in der Tat angenehmer, aber letztlich geht es auch hier darum, zu Hause die Praxis des Meditierens fortzuführen und weiterzuentwickeln.

Wenn Meditation ein fester Bestandteil des Alltags werden soll, hilft es, wenn wir mehr darüber reden und Erfahrungen austauschen. Es gibt keinen Grund, bescheiden oder zurückhaltend zu sein, denn Meditation hat eine lange Tradition in verschiedenen Kulturen und Zivilisationen, von der Vergangenheit bis zur Gegenwart. Es gibt außerdem die verschiedensten Beschreibungen und Anleitungen. Ob diese nun von einem Philosophen aus dem alten Griechenland stammen, von einem tibetischen Mönch, der vor hundert Jahren gelehrt hat oder von einem europäischen Meditationslehrer unserer Zeit – sie alle betonen die Wichtigkeit, uns selbst kennenzulernen und weiterzuentwickeln, mit uns selbst vertraut zu werden.

Im Sanskrit bedeutet Mediation ›das Selbst kultivieren‹, als Analogie zum Gärtnern. Zuerst wird der Boden vorbereitet und fruchtbar gemacht, damit die neue Saat aufkeimen und gedeihen kann. Wenn wir ›Meditation‹ im Wörterbuch nachschlagen, finden wir Begriffe wie Kontemplation, Reflexion, höheres Bewusstsein schaffen, Mentaltraining, Gedanken fokussieren. All diese Elemente sind Teil der Meditationserfahrung. Mich sprach die Bedeutung ›das Selbst kultivieren‹ und ›vertraut werden mit‹ am stärksten an.

Das 30-Minuten-Meditationsprogramm

Das 30-Minuten-Meditationsprogramm ist eine einfache Methode, die dich darin unterstützt, das Meditieren zu einem festen Bestandteil deines Alltags zu machen. Es geht dabei darum, dass du mindestens vier bis fünf Mal pro Woche jeweils 30 Minuten oder länger am Stück meditierst. Wenn dir das gelungen ist, kannst du deine Meditationsübung nach Wunsch verlängern.

Das Programm ist wie folgt aufgebaut: Du meditierst acht Wochen lang täglich, wobei die Art der Meditation jede Woche wechselt. Mit dem Meditieren anzufangen ist so ähnlich wie mit einer Sportart zu beginnen oder ein Instrument spielen zu lernen – regelmäßiges Üben zu festen Zeiten führt zum Erfolg. Die Wiederholung sorgt dafür, dass neue neuronale Pfade angelegt werden und dass das, was wir tun, leichter wird. Das Gehirn ist wie eine Art Muskel, der darauf trainiert werden muss, etwas Neues zu machen. Der Körper folgt dann schließlich dem Geist.

Versuche, jeden Tag zur selben Zeit am selben Ort zu meditieren, abgestimmt auf deine persönlichen Umstände des Zusammenlebens, Wohnens und Arbeitens. Jeder Zeitpunkt hat Vor- und Nachteile. Triff eine Entscheidung, probiere das Ganze eine gewisse Zeit aus und nimm dann bei Bedarf Anpassungen vor. Ich meditiere am liebsten am frühen Morgen oder am Abend.

Beim Meditieren im Liegen dämmert man leicht weg oder schläft ein. Meditiere deshalb auf einem Stuhl, auf dem du leicht und entspannt mit geradem Rücken sitzen kannst. Stelle dabei beide Füße flach auf den Boden und leg die Hände in den Schoß. Anfangs kannst du die Augen offenlassen und den Blick auf dem Boden ruhen lassen. Du kannst sie aber auch schließen. Probiere aus, was in diesem Augenblick am besten für dich passt. Mit geschlossenen Augen ist es leichter, die Aufmerksamkeit nach innen zu lenken und in den Alpha-Zustand zu kommen.

Die Ergebnisse des regelmäßigen Meditierens hängen eng mit den Gründen zusammen, aus denen wir meditieren. Man könnte es auch mit dem Radfahren vergleichen. Wir fahren mit dem Fahrrad, um von A nach B zu kommen, oder um uns zu bewegen, die Natur zu genießen, Zeitungen auszutragen, Orte zu erreichen, die für Autos unzugänglich sind, um die Umwelt zu schützen, usw. Was wir mit dem Radfahren erreichen, hängt stark von unserer Intention und Zielsetzung ab.

Wenn wir vor allem für die Gesundheit radeln, um unsere Kondition zu verbessern oder abzunehmen, sitzen wir anders im Sattel, als wenn wir die Natur genießen möchten. Ob das Viadukt auf dem Weg oder ein kräftiger Gegenwind willkommene Herausforderung oder lästige Anstrengung ist, hängt mit dieser Intention zusammen. So ist es auch beim Meditieren. Wir können aus allerlei Gründen meditieren: um ruhig und entspannt zu werden, den Geist zu leeren, ins Gleichgewicht zu kommen, gesund zu werden oder aus anderen, spirituellen Gründen.

Das 30-Minuten-Meditationsprogramm hat in erster Linie das Ziel, dich darauf zu trainieren, weniger automatisch aus alten, eingeschliffenen Denk-, Fühl- und Verhaltensmustern heraus zu reagieren. Hier ein alltägliches Beispiel, um dies zu verdeutlichen. Nehmen wir an, jemand kritisiert uns. Das führt normalerweise sofort zu unangenehmer Spannung. Uns schießen Gedanken durch den Kopf, im Körper legt sich eine Beklemmung auf die Brust, vielleicht schlägt unser Herz schneller und wir merken, wie uns warm wird und unser Gesicht sich rötet. Wir schlucken hinunter, was wir sagen wollen. Stunden später hat uns die Sache noch immer im Griff. Wir grübeln weiter darüber nach, was genau passiert ist, was wir eigentlich sagen wollten, uns aber nicht getraut haben, und wie wir es beim nächsten Mal anders machen sollten.

Das 30-Minuten-Meditationsprogramm unterstützt dich darin, dir diese automatischen Muster bewusst zu machen. Du lernst dabei, die immer wiederkehrende Litanei in deinem Kopf zu erkennen. Du wirst dir bewusst, dass du das, was du in deinem Körper spürst, lieber nicht fühlen willst und kommst dahinter, dass vieles, was du denkst und tust, nur zum Ziel hat, die unangenehmen, schmerzhaften Gefühle loszuwerden. Du bist ständig im Zustand des Tuns. Du bist mit Handeln und Denken beschäftigt, um etwas auf die Reihe zu bekommen – meist deshalb, weil du etwas fühlst, was du nicht fühlen willst. Meditation lehrt dich, in den Zustand des Seins zu gelangen und dort zu bleiben. Du lässt alles zu, auch das, was du nicht fühlen willst. Wenn du nicht mehr automatisch oder impulsiv reagierst, verlieren alte, eingeschliffene Reaktionsmuster ihre Kraft.

Mit dem 30-Minuten-Programm beginnst du damit, die Fähigkeit zu trainieren, deine Aufmerksamkeit auf etwas zu lenken. Du lernst, den Tag mit einer Intention zu beginnen und ihn so zu beschließen, dass du gut schlafen kannst. Indem du dich in den Meditationsübungen nacheinander auf verschiedene innere Erfahrungen konzentrierst, wird deine Wahrnehmung immer genauer. Dabei wird dir bewusst, dass du unter verschiedensten Umständen – vor allem, wenn heftige Emotionen im Spiel sind – mit körperlichen Erscheinungen, mit einem inneren Dialog (Wörtern und Sätzen) oder mit Bildern (Fantasien und Erinnerungen) reagierst. Das erweitert deine Einsichten in dein eigenes Denken, Fühlen und Tun, eine wichtige Voraussetzung für Veränderung.

Wenn du in den Meditationsübungen in erster Linie ›nichts tust‹, wenn du dich öffnest und erlebst, was ist, entsteht spontan Raum für neue, weisere Denk- und Verhaltensweisen. Man könnte dies mit einem Tennisspieler bei einem wichtigen Wettkampf vergleichen. Je mehr Druck er sich selbst macht, um Punkte zu gewinnen, desto mehr steht er sich im Weg. Wenn er sich jedoch öffnet und alles zulässt, einschließlich der Anspannung in seinem Körper und der negativen Gedanken in seinem Kopf, dann trifft er den Ball wie von selbst richtig. Alles Wissen und alle Erfahrung sind schließlich schon in ihm vorhanden und können zum Vorschein kommen, wenn Denken und Tun nicht im Weg stehen.

Das 30-Minuten-Meditationsprogramm beginnt leicht und steigert sich dann in seiner Schwierigkeit. Du startest mit Atmen, dann geht es weiter zum Bemerken und Benennen von körperlichen Empfindungen. Wichtig ist, dass du lernst, alle Sinne zu öffnen: Hören, Tasten, Riechen, Schmecken und Sehen. Der nächste Schritt ist dann, deine Gedanken wahrzunehmen und zu benennen. Danach folgt das Wahrnehmen und Benennen von Energie. Als letztes werden diese vier Aufmerksamkeitsbereiche – Atmung, körperliche Empfindungen, Gedanken und Energie – miteinander kombiniert. Du lernst in dieser Phase zu jonglieren: zuerst mit dem Ball ›Atmung‹, dann übst du zusätzlich mit dem zweiten Ball ›körperliche Empfindungen‹, und nach reichlich Üben kommen auch der dritte Ball ›Gedanken‹ und der vierte ›Energie‹ dazu.
Die Atmung ist bei vielen Meditationen die Basisübung, zu der du immer zurückkehren kannst, zum Beispiel, wenn du den Faden verloren hast oder deine Gefühle sehr heftig sind. Danach kannst du deine Aufmerksamkeit wieder erweitern.

In der Atemmeditation lenkst du deine Wahrnehmungen auf die körperlichen Empfindungen. Du fühlst, wie die Luft von außen durch deine Nase nach innen strömt und dass Bauch und Brust weiter werden. Dass es eine kleine Pause gibt, bevor die Ausatmung beginnt, und dass Bauch und Brust anschließend entspannen und dabei die Luft aus den Lungen über den Mund wieder nach draußen strömt. Nach einer weiteren kleinen Pause folgt dann wieder die Einatmung.

Lass deine Aufmerksamkeit auf der Bewegung deines Bauchs ruhen. Oder etwas höher auf der Brust, oder in den Nasenlöchern, wenn du merkst, dass du dort den Atem am stärksten empfindest. Du wirst merken, dass du immer wieder abschweifst. Das ist kein Problem, denn du kannst stets an die Stelle zurückkehren, an der du den Atem am stärksten empfindest (Bauch, Brust oder Nase). Es ist nicht nötig, deine Atmung zu lenken. Überlass das Atmen deinem Körper. Nimm einfach nur die Empfindungen beim Atmen wahr und kehre immer wieder dorthin zurück, wenn du abschweifst. Mehr brauchst du nicht zu tun.

Lass in der letzten Minute der Meditation das Objekt der Aufmerksamkeit – die Atmung, das Mantra etc. – los. Bleib noch kurz sitzen, ohne etwas zu tun, mit offener Aufmerksamkeit für das, was jetzt ist. Nimm diesen Zustand mit, wenn du langsam und bewusst zur nächsten Aktivität übergehst.

Körperliche Empfindungen wahrnehmen und benennen

Gefühle bestehen aus einem Zusammenspiel von Gedanken und körperlichen Reaktionen. Die körperlichen Reaktionen erlebst du insbesondere auf der Vorderseite, im Gesicht, an Hals, Brust und Bauch. Weil wir unangenehme Gefühle meist nicht fühlen wollen, wenden wir die Aufmerksamkeit davon ab und beginnen, uns im Kopf Lösungen zu überlegen. In der Meditation ist es wichtig, uns dem anzunähern, was wir körperlich fühlen, und dann dabei zu bleiben.

Beim Meditieren lenken wir unsere Wahrnehmung auf unsere körperlichen Empfindungen und kehren immer wieder zu ihnen zurück, wenn unsere Aufmerksamkeit woanders hinwandert. Richte deinen Fokus auf deinen Körper als Ganzes. Achte darauf, welche Stelle deines Körpers sich jetzt am meisten bemerkbar macht und widme ihr deine Aufmerksamkeit. Es ist nicht nötig, zu verstehen, was du fühlst. Nimm nur wahr, was du erlebst, und lass es zu, was immer es ist. Wenn eine neue körperliche Empfindung deine Aufmerksamkeit auf sich zieht, lass sie dort ruhen bis zu dem Zeitpunkt, in dem sie wieder von etwas anderem in deinem Körper angezogen wird.

Es gibt zwei Arten von körperlichen Empfindungen. Einerseits die rein körperlichen Reaktionen, wie du sie durch deinen Tastsinn erlebst – beispielsweise die Empfindung deiner Hände, wenn sie dein Gesicht berühren, oder die Entspannung der Gesichtsmuskeln. Daneben gibt es die körperlichen Reaktionen emotionaler Art, zum Beispiel Anspannung in Kiefer, Genick, Magen, Bauch oder Brustkorb.

Wird deine Aufmerksamkeit von einer neuen Erfahrung oder Empfindung angezogen? Fühlt sich das unangenehm an und du willst es loswerden? Das ist okay, lass es zu und erlebe es, ohne es verändern zu wollen. Du brauchst nicht versuchen, alles zu verstehen oder mit einem Etikett zu versehen. Lass zu, was du in deinem Körper spürst, ohne allzu viel darüber nachzudenken. Versuche, mit offener Aufmerksamkeit für das, was jetzt ist, dazusitzen.

Gedanken bemerken und benennen

Nach der Atmung und den körperlichen Empfindungen folgt in der Meditationsübung der Fokus auf das Denken. Wir haben ständig Gedanken und führen im Kopf viele Selbstgespräche. Zahlreiche dieser Gedanken sind emotionaler Art.

Meist gibt es wiederkehrende Themen in unserem Leben, bezüglich derer wir immer dasselbe fühlen und denken und dann in derselben, gewohnten Weise handeln. Durch Meditation lernen wir, uns diese Gedanken bewusst zu machen. Wir lernen, eine Position einzunehmen, in der wir uns wie von einem Hubschrauber aus von oben betrachten, um anschließend aus unserer automatischen Denkweise herauszutreten und uns nicht mehr von dem vertrauten Gedankenstrom mitziehen zu lassen.

Wenn wir in der Meditation damit arbeiten, sind wir aufmerksam auf Gedanken, die sich in Form von Wörtern oder Sätzen zeigen. Richte deine Aufmerksamkeit auf die Stelle im Kopf, an der in deiner Wahrnehmung deine Gedanken in Form von Wörtern und Sätzen auftauchen. Das kann in der Nähe der Ohren sein oder weiter oben im Schädel. Öffne dich für das, was in dir zum Vorschein kommt.

Wenn du Gedanken bemerkst, kannst du sie laut oder mit deiner inneren Stimme als ›Gedanke‹ benennen. Wenn du dich in Erinnerungen oder Zukunftsfantasien verfängst, kehre zum reinen Wahrnehmen der Gedanken oder zur Stille zurück. Es ist nicht nötig, dich dabei anzustrengen. Du kannst mit deinen Gedanken genauso umgehen wie mit den körperlichen Empfindungen. Benenne sie und schreibe sie später auf.

Hast du wenige oder keine Gedanken? Nenne es ›Stille‹ und bleib präsent. Manchen Gedanken möchtest du vielleicht mehr Nachdruck geben, andere könnten dir im Weg stehen.

Bild, Klang und reine Energie bemerken und benennen

Der nächste Schritt besteht darin, in der Meditation die Gedanken und Gefühle in Bilder umzuwandeln und Energie zu fühlen, die wir lenken können. Manchmal gehen wir so in Erinnerungen und Fantasien auf, dass wir erst später bemerken, dass wir mit unserer Aufmerksamkeit ganz woanders waren und die ganze Zeit über der Autopilot an war.

In dieser Phase der Meditation werden wir aufmerksam auf Gedanken und Gefühle, die sich in Form einer Energie darbieten. Wenn du jemand bist, der in Bildern denkt, kann es sein, dass du Erinnerungen, Situationen, Personen und Orte vor dir siehst und ihre Energie fühlst. Wenn Bilder auftauchen, benenne sie laut oder mit deiner inneren Stimme als ›Bild‹. Wenn nichts zu sehen ist oder das Bild vage bleibt, bezeichnest du es mit ›reine Energie‹.

Lass deine Aufmerksamkeit auf diesem Bildschirm in deinem Kopf ruhen. Nimm das Bild wahr und erlaube ihm, da zu sein. Gib der Sache Zeit. Benenne es mit ›Bild‹ und tue weiter nichts, bis das nächste erscheint. Hat dich ein Bild in eine Geschichte oder ein Gefühl und eine bestimmte Energie hineingezogen? Nimm es wahr. Lass es so sein, wie es ist, und bringe deine Aufmerksamkeit wieder an den Ort, wo die Bilder entstehen. Fühle die reine Energie um dich herum.

Geräusche kommen von außen und bringen dich ins Hier und Jetzt. Richte deine Aufmerksamkeit auf die Stelle im

Kopf, an der du sie erlebst – meist ist das ein Ort in der Nähe der Ohren. Suche nicht nach Geräuschen. Es geht darum, eine offene Haltung einzunehmen, in die Höreindrücke hereinkommen dürfen. Viele Menschen reagieren während des Meditierens emotional auf Geräusche. Lass sie da sein und lenke deine Aufmerksamkeit wieder auf andere Klänge, die sich dir präsentieren. Bemerke auch das Geräusch deines eigenen Geistes, das Gerede im Kopf. Lass es zu.

Diese vier Aufmerksamkeitsbereiche in der Meditation kombinieren

In dieser Trainingsphase geht es darum, die vier Aufmerksamkeitsbereiche – Atmung, körperliche Empfindungen, Gedanken, Bilder und Geräusche, reine Energie – gleichzeitig wahrzunehmen und da sein zu lassen. Du beginnst mit dem Beobachten des Atems und gehst dann zu dem über, was in dir an die Oberfläche kommt. Du brauchst nichts weiter zu tun, als zu benennen, was du erlebst.

Wenn du Entspannung im Körper wahrnimmst, benenne das als ›Ruhe‹ oder ›Gelassenheit‹. Wenn in deinem Kopf Stille herrscht, weil gerade keine Gedanken da sind, bezeichne das als ›Stille‹. Wenn Bilder ausbleiben, nenne das ›reine Energie‹. Lass zu, was in dir zum Vorschein kommt, gib ihm einen Namen und tu weiter nichts damit. Wenn dir kein passender Begriff einfällt oder du den Faden verlierst, konzentriere dich auf das, was dir als nächstes zum Vorschein kommt, und benenne es.

Je mehr du mit diesen Meditationen übst, desto weiter kommst du in die Gelassenheit, Leere oder Stille. So entsteht von selbst Ruhe. Das gibt dir gewöhnlich ein positives Gefühl und erhöht deine Aufmerksamkeit. Diese Ruhe an bestimmten Orten in uns selbst zu entdecken, auch in Momenten heftiger Gefühle, bietet dir einen Raum, in dem du das Unangenehme besser zulassen kannst.

Du lernst, den Fokus zu verschieben und immer wieder an den Ort zurückzukehren, wo du diese Ruhe erlebst. Wenn dein Körper physisch entspannt ist, benennst du das mit ›Ruhe‹. Wenn du emotional entspannt bist, bezeichnest du das als ›Gelassenheit‹. Zum Beispiel kann physischer Schmerz vorhanden sein, während du gleichzeitig emotionale Gelassenheit erlebst. Wird deine Aufmerksamkeit doch von etwas angezogen, zum Beispiel von einer unangenehmen körperlichen Empfindung, lass es zu und öffne dich für die Ruhe (körperliche Entspannung), Gelassenheit (emotionale Entspannung), Stille (keine Gedanken) und Leere (keine Bilder). Bemerke, wohin es dich immer wieder zieht, und lass das da sein. Erweitere deine Wahrnehmung, öffne dich für die Ruhe, die du in Körper oder Geist erlebst, und lass die Energie dorthin strömen.

Eine unbequeme Meditationshaltung kann körperliche Empfindungen hervorrufen, wie das Fühlen deiner Füße auf dem Boden, das Spüren der Kleidung auf der Haut oder eine Anspannung in den Muskeln. Darüber hinaus kann es Gefühle geben, die körperliche Reaktionen hervorrufen, zum Beispiel verspannte Kiefermuskeln, Druck auf der Brust oder ein erhitztes Gesicht. Es können Geräusche von außen oder Wörter und Sätzen in deinem Kopf auftreten, vielleicht entstehen Bilder vor deinem geistigen Auge. Im Moment steht vielleicht das eine im Vordergrund und wenig später etwas anderes. Lass es da sein, wie es kommt, ohne es zu benennen und ohne dich anzustrengen.

Denkst du gerade nach? Kein Problem! Registriere die Gedanken, ohne sie zu vertiefen. Sind Gefühle vorhanden, die du loswerden willst? Öffne dich dafür und nimm wahr, welche körperlichen Reaktionen und Gedanken dabei im Vordergrund stehen. Komm, sobald du merkst, dass du mit deiner Aufmerksamkeit irgendwo hängen bleibst, wieder zu einem offenen Fokus, in dem alles auftauchen kann und darf. Kehre zur reinen Energie zurück.

Bleib nach einer Meditation immer kurz sitzen, mit offener Aufmerksamkeit für das, was jetzt ist. Nimm diesen Zustand mit, wenn du langsam und bewusst zur nächsten Aktivität des Tages übergehst.

Wenn du das Meditationstraining weiter fortführst, lernst du, deine Aufmerksamkeit nicht mehr zu lenken, und auch das Benennen fällt weg. In dem Augenblick, in dem etwas an Gefühlen, Gedanken, Bildern oder Geräuschen entsteht, bist du das Bewusstsein, in dem es sich offenbart. Du bist dann wie das Wasser, das alles umfasst, was sich in ihm befindet und lässt alles zu. In diesem Stadium bist du vollkommen empfänglich für alles, was in dein Bewusstsein kommt. Du brauchst nichts zu entscheiden, dich um nichts zu kümmern. Du bist reine Energie.

Wie nutze ich Meditation im Umgang mit Gefühlen?

Emotionale Reaktionen spielen eine große Rolle in unserem Leben. In den vergangenen Jahren wurde ich oft gefragt: Wie nutze ich Meditation im Umgang mit meinen Gefühlen? Im Folgenden erkläre ich, wie wir die durch Meditation entwickelte Aufmerksamkeit nutzen können, um uns von emotionalen Reaktionsmustern zu lösen.*

Eine Emotion ist das Endprodukt einer Erfahrung, die per definitionem in der Vergangenheit liegt. Eine bestimmte Situation in der Gegenwart ruft automatische Gedanken, Bilder und körperliche Reaktionen hervor, die aus früheren, ähnlichen Erfahrungen stammen. Wir reagieren hier unbewusst aus dem Autopilot. Vorurteile und eingeschliffene Verhaltensmuster funktionieren genauso.

Ein persönliches Beispiel: Trotz jahrelanger Erfahrung mit dem Trainieren von Gruppen aus der Wirtschaft bin ich zu Beginn eines neuen Trainings immer noch aufgeregt. Vor allem, wenn ich vermute, dass manche Menschen eigentlich gar nicht teilnehmen wollen, aber ›der Chef sie schickt‹. Ich spüre das sofort und sehe es ihnen an der Haltung an. Das macht mich zusätzlich nervös, mir wird warm, ich beginne zu schwitzen und ich fühle Anspannung in Kehle und Magen. Mir schießen allerlei Gedanken durch den Kopf wie: »Das geht nicht gut«, oder: »Wenn ich nur meine Inhalte rüberbringen kann!« Ich sitze dann auf der Stuhlkante oder gehe hin

*Menschen mit einer dissoziativen Störung rate ich davon ab, allein mit dem Meditieren zu beginnen. Sie sollten das in Begleitung eines erfahrenen Therapeuten tun. Es sind Nebenwirkungen des Meditierens bekannt.

und her, mehr, als für die Teilnehmer und mich selbst gut ist. Automatisch gebe ich mich enthusiastischer, als ich eigentlich möchte, und rede schneller und lauter. Gleichzeitig suche ich nach einer Öffnung bei den kritischen Teilnehmern, denen ich unverhältnismäßig viel Aufmerksamkeit widme. Wenn die Veranstaltung zu Ende ist, bin ich sehr erschöpft und grüble nach, was ich anders und besser hätte machen können. Die Spannung bleibt noch lange in meinem Körper. Findest du dich hier wieder?

Dieses Reaktionsmuster hat drei Teile:

1. **Die Ursache:** Die kritische bis gleichgültige Haltung mancher Teilnehmer.
2. **Das Gefühl:** Angst, die sich in körperlichen Reaktionen (Spannung in Kehle und Magen, warm werden, schwitzen) und in Gedanken (»Das geht nicht gut, ich versage«) äußert.
3. **Meine Reaktion** auf dieses Gefühl: Handeln – schneller und lauter reden. Denken – im Kopf nach Lösungen suchen (»Mit all meiner Erfahrung muss ich das doch schaffen, lass die kritischen Leute doch los«).

Dass ich in dieser Situation so viel Stress erlebe, hängt mit meinem Hintergrund und meiner Erziehung zusammen. Eine kritische Mutter und hartherzige Lehrerinnen (Nonnen), haben mich sehr empfindlich gegenüber kritischen Bemerkungen gemacht. Ein kleines Signal, dass ich etwas nicht richtig mache, löst bei mir ein Alarmsystem aus. Ich werde unsicher und verspanne mich, und beginne, mich so sehr anzustrengen, dass ich mir selbst im Weg stehe. Mithilfe des Meditierens lernte ich, mein eingeschliffenes Reaktionsmuster, den Autopiloten, loszulassen und Raum zu schaffen für einen Augenblick der Wahl neuer Gedanken und Gefühle.

Weiter vorn in diesem Buch habe ich den Gedanken entwickelt, dass grenzenlose, freudvolle Gedanken im Gehirn eine Reihe von Schaltkreisen in Gang setzen, die bestimmte chemische Substanzen ausschütten, die wiederum Freude und Glücksgefühle auslösen. Aber auch das Gegenteil gilt. Negative, ängstliche oder minderwertige Gedanken produzieren chemische Substanzen, aufgrund derer wir dann uns unglücklich, unsicher oder minderwertig fühlen.

Wenn wir uns so fühlen, wie wir denken, beginnt das Gehirn, die innere Chemie des Körpers zu beeinflussen. Das Gehirn kommuniziert ständig mit dem Körper. Wenn wir dann wiederum beginnen, so zu denken, wie wir fühlen, werden noch mehr dieser Substanzen produziert, die dafür sorgen, dass wir uns so fühlen, wie wir denken. So entsteht die ›Denk-und-Fühl‹-Schleife.

Die jahrzehntelange, ständige Wiederholung dieser ›Denk-und-Fühl-Schleife‹ hatte meinen Körper so konditioniert, dass er sich an das Gefühl der Angst besser erinnerte als mein bewusster Geist. Ich lebte also während all dieser Zeit in derselben Schleife von Denken und Fühlen und hatte auf diese Art einen chemischen Cocktail geschaffen, der meinen Körper darauf konditionierte, mein Denken zu bestimmen. Immer, wenn ich ein neues Training begann, setzte sich diese Schleife in Gang. Ich war von drei Themen besessen. Zum ersten die Umgebung: Welches Unternehmen hat mich eingeladen, warum sind die Menschen so kritisch und was erwarten sie von mir? Dann, zweitens, der Körper: Wie sehe ich aus, wie fühle ich mich, wie wirken mein Haar, meine Kleidung und mein Gewicht auf die anderen? Und als Drittes und Letztes die Zeit: Wie viel Zeit habe ich, steht genug Zeit zur Verfügung, um zu tun, was von mir verlangt wird, und wann endet das Meeting?

Wir können die Stressreaktion allein durch unser Denken aktivieren. Dies geschieht zum Beispiel, wenn wir ein Worst-Case-Szenario oder eine zufällige, vergleichbare, vorhersagbare und vertraute Erfahrung in unserem Leben vorwegnehmen. Wenn wir an dieses Ereignis denken, nehmen wir es emotional wieder auf. Der Körper kennt keinen Unterschied zwischen einer gegenwärtigen Erfahrung, die eine Emotion hervorruft und einer Emotion, die allein durch das Denken an ein Erlebnis der Vergangenheit ausgelöst wird (siehe Nocebo- oder Placebo-Effekt). Für den Körper ist es dasselbe – er lebt jedes Mal wieder in derselben Realität. Unser Körper ist aufgrund unserer Vergangenheit auf eine gleichbleibende Zukunft konditioniert!

Der Übergang von unserer vertrauten Vergangenheit zu einer neuen Zukunft erfordert, dass wir innehalten, um Zugang zum Steuerungssystem unseres Unterbewusstseins zu erhalten, das diese Programme ablaufen lässt. Wir müssen über unseren analytischen Verstand hinausgehen. Das bedeutet, wir müssen uns Zeit nehmen, um unsere Gedanken, Handlungen, Einstellungen, Überzeugungen und Emotionen zu beobachten. Der Wert der Meditation besteht unter anderem darin, dass wir so früh wie möglich in diesen Prozess von Denken, Fühlen, Handeln eingreifen können, nämlich direkt in dem Augenblick, in dem wir merken, dass etwas schiefläuft. Ob sich neue Möglichkeiten für uns auftun, hängt davon ab, ob wir in der Lage sind, Alternativen zu sehen. Wenn wir weiterhin automatisch und unbewusst reagieren, schaffen wir keinen Raum, um andere Möglichkeiten wahrzunehmen. Letztendlich treffen wir keine neue Wahl und bleiben in unserem vertrauten Kreislauf stecken.

Es gibt einen Unterschied zwischen ›wahrnehmen‹ und ›analysieren‹. Wahrnehmen oder Bewusstwerden ist das Bemerken eines Gedankens oder eines Gefühls. Beim Analysieren verfolgen wir diese Gedanken oder Gefühle weiter, um sie zu ergründen, um Fragen nach dem ›Warum‹, nach der ›Ursache‹ zu stellen. Wahrnehmen – nicht analysieren – versetzt dich in die Lage, Zugang zum Unterbewusstsein zu erhalten.

Wir können eingeschliffene emotionale Reaktionsmuster äußern oder unterdrücken. Ein unangenehmes Gefühl können wir in Aktion umsetzen (laut und schnell sprechen) oder in den Hintergrund schieben (die Angst verbergen). Wenn wir uns für die Aktion entscheiden, lassen wir, was uns bewegt, in der Regel an unseren Mitmenschen, unseren Kindern oder unserem Partner aus und belasten den anderen damit. Wenn wir die Emotion unterdrücken, bleibt sie im Körper stecken und hat Stress, Krankheit und Vermeidung zur Folge. Bei beiden Reaktionsmöglichkeiten erleben wir jedoch, was sich emotional in deinem Körper abspielt.

Meditation gibt uns ein Werkzeug an die Hand, das uns hilft, in unserem Leben besser mit unseren Gefühlen umzugehen. Wir halten die Aufmerksamkeit auf unseren Gefühlen, wie der Körper sie erlebt, ohne sie direkt zu äußern oder zu unterdrücken. Wenn wir diesen Gefühlen, genau wie der

Nahrung, Raum in unserem Körper geben, wird die Energie des Gefühls (emotionale Ladung) verarbeitet.

Wie macht man das in einem emotionalen Moment?

Richte, wenn eine starke emotionale Reaktion in dir entsteht, deine Aufmerksamkeit auf die Atmung und auf die körperlichen Empfindungen, die mit dem Gefühl, das du gerade empfindest, verbunden sind. Sag in Gedanken zu dir selbst: »Es ist jetzt da, es gehört zu mir in dieser Situation, in diesem Augenblick. Ich lasse die Erfahrung zu.«

Es ist nicht gut, den Fokus nur auf das Gefühl oder nur auf die Atmung zu lenken. Liegt er lediglich auf dem Gefühl, nimmt die emotionale Ladung in der Regel zu. Richtest du deine Aufmerksamkeit nur auf die Atmung, unterdrückst du das Gefühl.

Konzentriere dich also auf die Atmung und schenke gleichzeitig, so gut wie möglich, auch dem Erleben der emotionalen Reaktion in deinem Körper Aufmerksamkeit. Wenn sie zu heftig ist, versuche, sie nach und nach zuzulassen. Anschließend öffnest du dich für alle körperlichen Empfindungen. Wenn nötig, richtest du deine Aufmerksamkeit wieder etwas stärker auf deine Atmung, bis sich alles stabiler anfühlt. So entsteht Raum, damit du wieder mit den Stellen im Körper in Kontakt kommen kannst, an denen du die Gefühle erlebst. Nach einiger Zeit wirst du merken, dass du weniger emotional auf bestimmte Ereignisse oder Erfahrungen reagierst, als dies bisher der Fall war.

Warum fühle ich alle möglichen Dinge in meinem Körper, wenn ich still sitze?
Wahrscheinlich bist du es nicht gewohnt, still dazusitzen. Wenn du still sitzt, werden körperliche Empfindungen fühlbar, die normalerweise von deinem Tun überdeckt werden.

Falls du darüber hinaus so konditioniert bist, dass Stillsitzen für dich das gleiche ist wie Faulenzen oder dich nicht nützlich machen, treten mit hoher Wahrscheinlichkeit Unruhe und Ungeduld auf. Bei mir kamen anfangs immer die noch nicht erledigten Angelegenheiten zum Vorschein. Wie auch immer, die Regel lautet stets: Lass zu, was ist, richte deine Aufmerksamkeit auf den Gegenstand bzw. das Ziel der Meditation – tue dies immer und immer wieder.

Ich fühle mich ganz und gar nicht entspannt und im Frieden. Wie kommt das?
Mit Meditation lässt sich Ruhe, Gelassenheit oder Entspannung nicht erzwingen, ebenso wenig, wie wir jederzeit auf Wunsch spontan einschlafen können. Es ist allerdings möglich, günstige Voraussetzungen zu schaffen. Indem wir nach und nach unsere mentale Haltung ändern, lernen wir zu akzeptieren, dass für längere oder kürzere Zeit einfach Unruhe in unserem Körper und Denken steckt. Auf diese Art und Weise entwickeln wir wie von selbst Ruhe und Gelassenheit.

Was mache ich mit Gedanken, die ich nicht stoppen kann?
Gedanken lassen sich nicht stoppen, schon gar nicht für län-

gere Zeit. Je mehr wir uns anstrengen, sie unter Kontrolle zu halten, desto hartnäckiger kommen sie wieder. Es ist ein Missverständnis zu glauben, dass Meditieren hilft, den Kopf völlig leer zu machen. Auch wenn es im Kopf ruhig zugeht, denkt das Gehirn im Hintergrund weiter. Das tut es 24 Stunden am Tag mit Tausenden von Gedanken. Die Ergebnisse davon sehen wir regelmäßig auf dem Bildschirm in unserem Kopf.

In der Meditation lernen wir, die Gedanken da sein zu lassen, ohne etwas mit ihnen zu machen. Unsere Einstellung ihnen gegenüber verändert sich: Sie sind da und stören uns immer weniger. Ich selbst fühlte mich mit der Zeit in Bezug auf meine Gedanken immer freier.

Was mache ich, wenn ich schläfrig werde?

Alle, die meditieren, sind dabei auch schon eingeschlafen. Du fühlst dich entspannt, wirst träge und döst ein. Schlafen kann allerdings auch ein Fluchtversuch sein: eine Reaktion auf Langeweile oder auf unangenehme körperliche Erfahrungen, Gedanken oder Bilder, die zum Vorschein kommen.

Vielleicht hast du durch deinen hektischen Alltag auch ein Schlafdefizit. Werde dir bewusst, dass du dabei bist, einzuschlafen, und versuche, zu deinem Meditationsziel zurückzukehren. Es kann helfen, die Augen zu öffnen, sich aufrechter hinzusetzen oder kurz die Glieder zu bewegen. Manchmal hilft auch eine tiefere Atmung oder ein anderer Zeitpunkt für die Meditation.

Was mache ich mit physischen Schmerzen beim Meditieren?

Lenke, wenn du im Sitzen Rücken- oder Nackenschmerzen bekommst, deine Aufmerksamkeit auf die Stellen, die sich unangenehm anfühlen oder schmerzen. Lass den Schmerz einfach zu und kehre mit voller Aufmerksamkeit zu deinem Mediationsziel zurück. Wenn der Schmerz immer wieder kommt, überlege dir Möglichkeiten, wie du es dir bequemer machen kannst. Denk daran, dass Schmerz auch zum Physio-Kundalini-Effekt gehören kann.

Was mache ich, wenn alte Verletzungen zum Vorschein kommen?

Wenn du während einer Meditation mit alten Verletzungen konfrontiert wirst, ist das ein Signal, dass Raum für die Verarbeitung entsteht. Öffne dich für das schmerzhafte Thema, lenke die Wahrnehmung auf die Stellen im Körper, wo du die emotionale Ladung am stärksten spürst, und bleibe in Kontakt mit deiner Atmung.

Ist es ein wichtiges Thema für dich, verwende die gesamte Meditation darauf, und vielleicht auch die nächste. Nimm das schwierige Thema in deine Gedanken auf und konzentriere dich auf die körperlichen Empfindungen und den Atem. Lass vollständig zu, was kommt. Wenn es sich beruhigt hat, kannst du es jederzeit aus einer nun neuen Perspektive wieder aufgreifen.

Die folgende Metapher erscheint mir sehr treffend. Stell dir dein Bewusstsein als Teich vor, in den du einen Stein wirfst. Der Stein ist dein emotionales Problem. Du erlebst, wie er ins

Wasser platscht und Wellen macht – das sind deine körperlichen Reaktionen. Bleib dabei, bis das Wasser wieder ruhig ist, die Emotionen weg sind, und wirf den Stein, der immer leichter und kleiner wird, noch einmal in den Teich. Wiederhole dies, bis sich Ruhe und Gelassenheit einstellen und/oder die Meditationszeit vorbei ist.

Warum ist es gut, die Aufmerksamkeit auch auf andere und anderes zu richten?

Wir Menschen neigen von Natur aus dazu, uns selbst immer weiter entwickeln zu wollen. Diese an sich schöne Eigenschaft wurde jedoch viel zu lange sehr einseitig auf den individuellen Nutzen und Profit ausgerichtet.

Im Leben geht es um mehr als nur darum, was ich als Einzelperson erreichen kann oder wie sich mein ›Ich‹ durch Meditation entwickelt. Es stellen sich auch Fragen wie: Was bringe ich mit, wie mache ich andere glücklicher und was kann ich zu einer besseren Welt beitragen? Meditieren bedeutet nicht, dass wir uns von den anderen und von der Erde, auf der wir leben, absondern und ausschließlich mit uns selbst beschäftigen. Wenn wir unsere Aufmerksamkeit ausschließlich auf unsere eigene Person richten, dann schaden wir uns im Grunde selbst und verlieren den Anschluss an die Gemeinschaft, die uns umgibt, mit der wir auf vielerlei Weise verbunden sind und die sich nicht aus unseren Gedanken oder Gefühlen verbannen lässt.

Meditation kann einer Einzelperson und einem Kollektiv von Menschen helfen, zu erkennen, wie wir als Gemeinschaft – von klein bis groß – an eingeschliffenen Mustern und Reaktionen festhängen und wie schwierig es ist, den Kurs zu ändern und neue Muster zu entwickeln.

Auf kollektiver Ebene hat sich das bei den Reaktionen auf Covid-19 gezeigt. Zuerst erschraken wir und zogen uns zurück, doch schon bald fühlten wir uns durch Äußerungen der Zusammengehörigkeit und Solidarität neu belebt. Nach diesem Weckruf verfielen wir schnell wieder in Reaktionen, die vor allem darauf zielten, die individuellen Freiheiten und Besitzstände wiederherzustellen.

Viele Menschen sind inzwischen allerdings mit der tieferen Schicht des Bewusstseins in Berührung gekommen, und haben erkannt, dass wir bis in die kleinsten Atome hinein als Menschen miteinander und mit allem anderen Leben auf der Erde verbunden sind. Durch Meditationen kann dieses kollektive Bewusstsein weiter verinnerlicht und verbreitet werden.

5. Warum sind die Neurowissenschaften wichtig für Coaches, Trainer und Therapeuten?

Als ich 2020 an dem Kurs *Neuroscience of Change* teilnahm, wurde uns eine Botschaft aus dem Artikel *Why Neuroscience is important for coaches* von Amanda Blake und Anne Betz mitgegeben. Diese Botschaft entspricht dem, was ich selbst während meines Heilungsprozesses entdeckt habe. Zum Abschluss meines Buches möchte ich diese Erkenntnis den professionellen Coaches, Trainern und Therapeuten gerne mitgeben.

1. Neurowissenschaft gibt den Klienten mehr Möglichkeiten

Sobald Klienten verstehen, warum ihr Gehirn vermutlich tut, was es tut, sitzen sie am Steuer ihres eigenen Prozesses und ihre Kapazitäten für die Zukunft erweitern sich. Unter ›Gehirn‹ ist hier sowohl das physische Gehirn zu verstehen als auch die größere Intelligenz, zu der wir über den Körper und seine Umgebung Zugang erhalten.

Obwohl wir die Klienten als von Natur aus kreativ, einfallsreich und ganz betrachten, sind sie sich der Funktionsweise des Gehirnsystems oft nicht bewusst. Es gibt drei wichtige Dinge, die alle Klienten über ihr Gehirn wissen sollten.

- Das Gehirn ist wie ein Orchester und besteht nicht aus drei separaten, unabhängigen Kontrollzentren: Neocortex (das denkende Gehirn), limbisches System und Hirnstamm (beide zusammen sind das Überlebensgehirn). Es ist ein miteinander verbundenes, kooperierendes System.

- Das Gehirn ist im ganzen Körper verteilt und der Körper ist ein soziales und emotionales Sinnesorgan. Wir denken mit unserem ganzen Selbst, mit dem ganzen Körper.

- Das Gehirn ist ›neuroplastisch‹ und verfügt deshalb über große Fähigkeiten zur Veränderung. Seine Verdrahtung ist nie endgültig.

2. Neurowissenschaften geben dir als Coach Kraft, sie machen dich kreativer und effektiver

Wenn du als Coach die Prinzipien der Neurowissenschaft kennst (die ›Chemie in der Küche‹), triffst du wahrscheinlich eine bewusstere Entscheidung über den Behandlungsweg, dem du folgen willst. Dadurch entwickelst du ein besser begründetes Vertrauen zu dem, was du tust. Das ist vor allem dann nützlich, wenn du bei einem Klienten, der stärker zu linearem Denken neigt, weniger strukturierte und vorhersagbare Prozesse anwenden willst. Wenn du weißt, wie du das

Gehirnsystem aktivierst, kannst du in deiner ›Coaching-Küche‹ effektiver improvisieren, anstatt einem festen Rezept zu folgen. Das gibt dir eine enorme Freiheit, mit dem zu arbeiten, was sich anbietet.

Viele Coaches mit Tausenden von Sitzungen, Supervision, Feedback, Erfolgen und Misserfolgen tendieren dazu, mit allen Kliententypen intuitiv zu arbeiten. Eine Grundlage in Neurowissenschaften kann die Anzahl der Klientensitzungen deutlich verringern, weil sie einen theoretischen Rahmen bietet.

3. Neurowissenschaften stärken die Professionalität

Mit einer wissenschaftlichen Basis und Begründung für das, was wir tun, ist unsere berufliche Tätigkeit stärker evidenzbasiert und glaubwürdiger. Je weiter wir im 21. Jahrhundert voranschreiten, desto häufiger wird das von unserer Disziplin verlangt werden.

Als Coaches, Trainer und Therapeuten wissen wir, wie stark wir mitunter auf Einzelne, Gruppen und Organisationen wirken. Wenn wir die Neurowissenschaften ins Spiel bringen, können wir viel leichter erklären, was wir tun und warum wir es tun.

Die Neurowissenschaften holen uns aus einer Ecke, in die wir oft gestellt werden: Coaching, Training und Therapie sind einfach nur Gespräche mit unklarer Zielsetzung. Fast alles, was wir tun, und jedes Ergebnis, das wir sehen, lässt sich jedoch auf eine wissenschaftliche Erklärung zurückführen.

Hier sind einige Möglichkeiten, wie wir die Neurowissenschaft einsetzen können, um unsere Glaubwürdigkeit zu erhöhen und unsere Effektivität als Coach, Trainer oder Therapeut zu steigern:

- Um sich auf den Prozess einlassen zu können, brauchen manche Klienten eine Art ›Kauknochen‹, mit dem sie sich beschäftigen können. Mit einem neurowissenschaftlichen Hintergrund bieten wir ihnen einen fundierten Ansatz, der ihnen hilft, ihre Skepsis zu überwinden.

- Die meisten Klienten kommen zum Coaching, zum Training oder zur Therapie, weil sie Unterstützung bei einer erwünschten Veränderung suchen. Es ist unglaublich nützlich für sie zu verstehen, dass sie diese Veränderung durch ihre eigenen eingeschliffenen Überzeugungen zunächst einmal unbewusst sabotieren werden. Diese Tatsache gibt uns als Coach oder Therapeut einen hervorragenden Zugang zur Arbeit mit Überzeugungen, mit Emotionen und dem Körper.

- Wir müssen wissen und erklären, warum wir eine bestimmte Methode benutzen. Viele Klienten wollen sich nicht auf eine Entdeckungsreise begeben, es sei denn, sie wissen und können darauf vertrauen, dass wir sie ans Ziel bringen.

- Wir sollten wissen, was wir wissen, und wissen, was wir nicht wissen – und uns auch darüber im Klaren sein, was vermutlich niemand weiß. Es ist wichtig, über neue Erkenntnissen zu den Funktionsweisen von Herz und Gehirn informiert zu sein und diese in der Arbeit als Therapeut oder Coach umzusetzen. Dies stärkt unseren Ruf und unsere Glaubwürdigkeit als professionelle Einzelpersonen. Als Berufsgruppe halten dadurch wir einen hohen Standard evidenzbasierter Effektivität aufrecht.

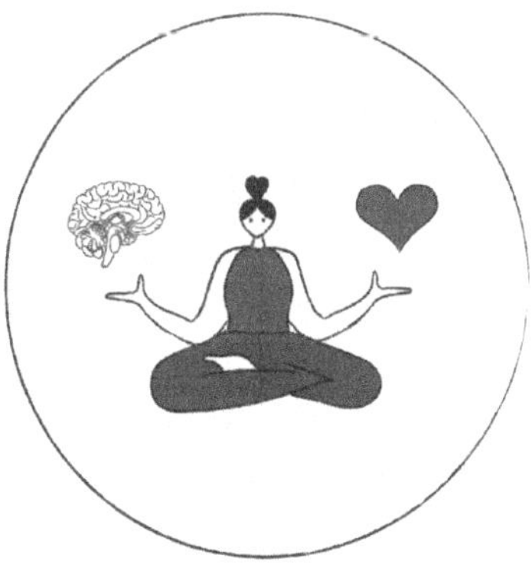

Nachwort: Ein neues Modell

Die Wahrheit wohnt in dir:
schließe öfter die Augen und
begib dich auf eine innere Reise.

In meiner Praxis habe ich bemerkt, dass für viele Klienten – genau wie für mich – das übliche Denk- und Behandlungsmodell für die komplexen mentalen, emotionalen und körperlichen Prozesse bei Trauma und Verlust zu wenige Anknüpfungspunkte bietet. Bei mir hat es einfach nicht funktioniert. Ich stimme daher mit J. P. Wilson überein, der in seinem Buch *Treating Psychological Trauma and PTSD*[1] sagt, dass dieses Modell nur den größten gemeinsamen Nenner der emotionalen Prozesse darstellt, die im Menschen ablaufen, und dass es nicht der Realität gerecht wird, wie diese von den Menschen selbst erlebt werden. Laut Wilson konzentriert sich die vorherrschende Herangehensweise an Klienten, die Hilfe bei der Bewältigung von emotionalem und mentalem Schmerz suchen, ausschließlich auf die Beschreibung von äußerlichem Verhalten, auf oberflächliche Psychologie und zweifelhafte Biochemie.

Meine wichtigste Erfahrung ist, dass emotionaler Schmerz

eine Entdeckungsreise sein kann – zu dem, wer und was wir sind, zu dem, was wirklich unseres ist und was unsere Wahrheit ist. Der Weg, den wir gehen, hat kein Ende und manifestiert sich während der Reise. Wo wir landen werden, wissen wir im Voraus nicht. Man lebt vorwärts und versteht rückwärts. Das bedeutet allerdings nicht, dass das Ganze ein passives Geschehen ist. Darüber zu sprechen und nachzudenken genügt nicht, denn das findet vor allem im analysierenden und denkenden Teil des Gehirns statt: im Neocortex. Das ist nicht das Areal, in dem Ängste, Spannungen und unverarbeitete Traumata gespeichert sind. Diese haben sich im emotionalen, wortlosen Gehirn angesammelt, im Überlebensgehirn, neben den instinktiven, natürlichen Fähigkeiten des Körpers und des Geistes.

Faszinierende Konzepte aus den Neurowissenschaften über die Rolle des Gehirns und des Nervensystems haben mir Anknüpfungspunkte und passendes Werkzeug geliefert, um meine eigene Wunde des Verlustes und Schmerzes zu erkennen, meine Traumaspuren zu verstehen, mich und andere wieder zu lieben und mich letztlich zu heilen. Darüber hinaus habe ich während meiner Entdeckungsreise gemerkt, dass Emotionen schneller und stärker sind als Gedanken und dass das Herz in Bezug auf Krankheit und Gesundheit wichtiger sein kann als das Gehirn.

Mit dem Verstand positiv zu denken ist sinnvoll. Mit dem Herz positiv zu fühlen und dieses Gefühl zu verkörpern, erzeugt jedoch einen enormen Schub für die geistige Gesundheit und das Verhalten. Ich wurde dadurch bewusster, kreativer und effektiver. Meditation war für mich ein kraftvolles Werkzeug, um emotionalen Schmerz zu heilen, meinen be-

wussten Weg zu finden und ein spirituelleres, gesünderes Leben in einer tiefen inneren Verbundenheit zu führen.
Es war keine leichte Reise, die ich unternommen habe. Auf ihr habe ich auf der menschlichen wie auf der beruflichen Ebene gelernt, dass ich nicht weiterkomme, wenn ich emotionalen Schmerz anhand theoretischer Modelle und klinischer Neutralität problematisiere. (Einige Psychologen, die ich aufsuchte, taten dies und machten mich zum Opfer.) Noch weniger habe ich davon, wenn emotionaler Schmerz als Störung oder Depression diagnostiziert wird. (Ein Psychiater stellte bei mir diese Diagnose.) Es hilft eindeutig ebenso wenig, den Schmerz zu verleugnen, anders zu bewerten oder zu eliminieren. Dasselbe gilt für Alkohol oder Drogen (eine Methode der Flucht, die ich selbst angewandt habe) oder für den Weg der Medikamentierung (Hausarzt und Neurologen, die Schlaftabletten und andere Medikamente verschrieben).

Mein Aufruf an alle mit ähnlichen Trauma- und Verlusterfahrungen lautet: Wie schwer es dir auch fällt, mach dich auf den Weg, um in deinem Herzen wieder Liebe zu fühlen, seine Verletzungen zu heilen und den Schmerz zu integrieren (Embodiment). Lass dir von lieben Menschen in deinem Umfeld helfen. Lass dich von meiner Geschichte in diesem Buch inspirieren und geh den Weg von Bewusstsein, Transformation, Selbstheilung und persönlicher Führung.

Ich habe während meiner Reise entdeckt, dass wir Menschen sehr stark und widerstandsfähig sind und tiefen emotionalen Schmerz und Verluste überwinden können. Außerdem habe ich herausgefunden, dass es abseits dem ausgetretenen Pfad der rein klinischen Herangehensweise andere Wege gibt, auf denen wir gehen können.

Ich stehe medizinischen Behandlungen nicht ablehnend gegenüber. Ich weise in diesem Buch jedoch darauf hin, wie wichtig es ist, nach dem psychischen, emotionalen Ursprung von körperlichen Beschwerden zu suchen, da dies meiner Ansicht nach notwendig ist, um zum Kern der Heilung vorzudringen. Unsere ›geistige Energie‹ beeinflusst den Körper, die Materie – und nicht umgekehrt. Wenn wir diese Prozesse besser verstehen, können wir, als bewusste gewordene Menschen, Veränderungen an uns selbst vornehmen.

Als Therapeutin habe ich gelernt, wie wichtig es ist, den ausgetretenen Pfad zu verlassen und neue Wege zu erkunden. Ich tue das auch deshalb gern, weil die Wissenschaft ihren Abenteuergeist verloren hat. Indem ich meine Erfahrungen und Visionen in diesem Buch darstelle, zeige ich, von welch großer Bedeutung es ist, die Entwicklung von selbstheilenden, selbstregulierenden und natürlichen Behandlungsmethoden, die Herz-und-Gehirn-Heilung und das Fühlen von Liebe in den Mittelpunkt zu stellen. Damit biete ich praktische Werkzeuge für einen ganzheitlichen, spirituellen Heilungsansatz.

Mein Ziel ist es, dass Menschen mit Verlust- und Trauma-Erfahrungen den Faden des Lebens von innen heraus wieder liebevoll aufnehmen können, in ihrem eigenen Tempo, auf dem Weg zu einer bewusst neuen, persönlichen Perspektive, in einem gesunden Körper.

Danksagung

Solange wir dankbar sein können,
gibt es immer Freude.

Ich danke Ton, meinem Partner, für seine Engelsgeduld beim Überarbeiten des Buchtextes.

Ich danke meinen Kindern Frans und Ariane. Sie waren die Inspiration für dieses Buch.

Ich danke meiner Mutter für ihre immerwährende Liebe und Unterstützung.

Ich danke Dr. Joe Dispenza und Lynn McTaggert. Sie haben mir als erste diesen Weg gezeigt. Ich bin dankbar für all die Jahre, in denen ich von ihnen und vielen anderen inspirierenden Menschen und Lehrern gelernt habe.

Ich danke Gisela und Peter für ihre Freundschaft und ihre Unterstützung beim Finden eines deutschen Verlags.

Ich danke Nina K. für das Lektorat der deutschen Übersetzung.

Ich danke Dennis für seine berührende Musik und die Produktion der Meditationen.

Ich danke Diana für die Veröffentlichung dieses Buches, für die Übernahme der Übersetzung und für die überaus angenehme Zusammenarbeit. Ich werde unsere Arbeitssitzungen vermissen und bin sehr dankbar für alles, was ich von ihr gelernt habe.

Ich danke meinen deutschen Seminar- und Workshopteilnehmern für ihr Vertrauen in meinen Ansatz zur Heilung ihrer Traumata und Wunden.

Ich danke allen, die diesen Weg der Heilung gehen und weiß mit Bestimmtheit, dass Dankbarkeit in der Trauer zu tiefer Freude führt. Lass in voller Demut los und erlaube dem Wind der Liebe zu wehen.

Über die Autorin

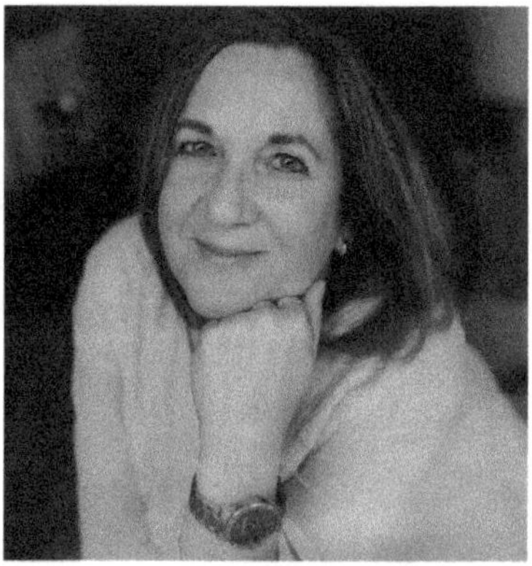

Anouk Bindels (1961) ist Psychologin, Systemtherapeutin, Coach und Trainerin. Über die Zeit ihrer langjährigen Berufspraxis vertiefte sie anhand verschiedener Weiterbildungen in den Niederlanden, der Schweiz, Deutschland, Indien und den Vereinigten Staaten kontinuierlich ihr Wissen und ihre beruflichen Fähigkeiten. Diese vielseitige, internationale Ausrichtung verband sie mit ihren Erkenntnissen aus dem Beruf und ihren persönlichen Lebenserfahrungen zu einem besonderen Ansatz: dem Herz-Gehirn-Heilungsprozess. Gekonnt versteht es Anouk dabei, Brücken zwischen moderner Neurowissenschaft und traditioneller östlicher Philosophie, sowie zwischen kognitiver Psychologie und Spiritualität zu schlagen. Ihr eigener Lernprozess bei der Verarbeitung von Verlust, Trauma und Krankheit bildet den roten Faden dieses Buches.

Anouks Leben wurde von großen, traumatischen Verlusten geprägt. Mit 19 Jahren verlor sie durch einen tragischen Unfall ihren jüngsten Bruder. Zehn Jahre später starb ihr erster Mann an Krebs, 2007 nahm sich ihr zweiter Mann das Leben.

Viele Jahre lang befand sie sich daraufhin in einem ständigen Überlebensmodus, der zu chronischem Stress, schweren Störungen des Immunsystems, Beeinträchtigungen des Nervensystems und der Lähmung ihrer Beine führte. Ihr Leben war komplett aus den Fugen geraten.

Enttäuscht von zahlreichen konventionellen medizinischen Behandlungen suchte und fand Anouk ihren eigenen Heilungsweg in der positiven Psychologie, den Neurowissenschaften, sowie in Erkenntnissen über Energie und Meditation aus der östlichen Philosophie. Hieraus erwuchs ihre heutige Denk- und Arbeitsweise, in der sie zahlreiche Elemente verschiedener wissenschaftlichen Disziplinen und Behandlungspraktiken auf ihre ganz eigene, erfolgreiche Weise miteinander verbindet.

Anouk erlebt es täglich in ihrer beruflichen Praxis: starr definierte Diagnosen und Behandlungsrezepte gehen an der Befindlichkeit und den Bedürfnissen der Menschen vorbei und schaffen oft unnötiges Leid. Eine Lösung hierfür hat sie durch den Herz-Gehirn-Heilungsprozess geschaffen, der die Verbindung zwischen der inneren und der äußeren Welt, zwischen Körper und Geist, sowie zwischen Herz und Gehirn in den Vordergrund stellt.

Anouks Arbeitsspektrum umfasst Einzelsitzungen, mehrtägige Workshops mit Gruppen, sowie Führungskräftetrainings für Unternehmen. Unter dem Pseudonym Anna Willems gibt sie im ersten Kapitel des Buches *Werde übernatürlich* von Dr. Joe Dispenza einen Bericht über ihren Heilungsprozess.

Weitere Informationen zu Workshops der Autorin finden Sie auf ihrer Website: www.anoukbindels.com

Die Meditationen

Folgende geführte Meditationen stehen im Zusammenhang mit diesem Buch als kostenlosen Download für dich bereit. Beim Herunterladen gib bitte den Code **WEISHEIT!** ein. Der Link ist: https://echnatonverlag.de/produkt/die-weisheit-des-traumas/

- Starte deinen Tag
- Gut schlafen

Diese 3 geführten Meditationen wurden ebenfalls von der Autorin produziert. Erwerben kannst du diese über die Verlagswebsite:
https://echnatonverlag.de/autoren-2/anouk-bindels/

- Herzaktivierungs-Meditation
- Heilung der Energiezentren
- Aktivierung der Kundalini-Energie

Literaturverzeichnis

Einleitung:

[1] Science of the Heart, Exploring the role of the Human Heart in performance, 2020, Heartmath Institut, USA

Erster Bereich:

[1] Lama Kazi, *Das tibetische Totenbuch*, Dawa-Samdup, 1971

[2] Kolk, Bessel van der, *Verkörperter Schrecken: Traumaspuren in Gehirn, Geist und Körper und wie man sie heilen kann,* G. P. Probst Verlag, 2021

[3] Lucassen, Paul, @Nieuwsenco, März 2019

[4] Pert, Candace, *Moleküle der Gefühle*, Rowohlt Verlag, 1999

[5] Foudraine, Jan, *Wer ist aus Holz*, Ambo|Anthos, 1971

[6] Frazzetto, Giovanni, *Der Gefühlscode,* Carl Hanser Verlag, 2014

[7] Taleb ,Nassim Nicholas, *Antifragilität: Anleitung für eine Welt, die wir nicht verstehen*, Albrecht Knaus Verlag, 2013

[8] Kahn, Joel, *Das gesunde Herz,* Mankau Verlag, 2019

[9] Wilson, John, *et al. Treating Psychological Trauma and PTSD,* The Guilford Press, 2004

[10] Lipton, Bruce, *Intelligente Zellen: Wie Erfahrungen unsere Gene steuern*, KOHA Verlag 2006

Zweiter Bereich:

[1] Wolinsky, Stephen, *Der Weg des Menschlichen,* 2001

[2] Lipton, Bruce, *Intelligente Zellen: Wie Erfahrungen unsere Gene steuern*, KOHA Verlag 2006

[3] Müller, Hartmut, *Global Scaling*, FQL-Publishing, 2010

Dritter Bereich:

[1] Porges, Stephen, *Die Polyvagal-Theorie und die Suche nach Sicherheit*, G. P. Probst Verlag, 2017

[2] Kahneman, Daniel, *Schnelles Denken, langsames Denken*, Penguin Verlag, 2016

Vierter Bereich:

[1] Pert, Candace, *Molecules of Emotion*

[2] Jolij, Jacob, *Wat is bewustzijn nou eigenlijk?*, Nieuw Amsterdam

[3] Davidson, Richard, *Warum regst du dich so auf?* Goldmann, 2016

[4] Gerber, Richard, *Vibrational Medicine: The Handbook of Subtle-Energy Therapies,* Bear & Company, 2001.

[5] Rinpoche, Sogyal, *et al. The Tibetan Book of Living and Dying,* Random House, AudioBooks, 2008.

[6] Dispenza, Joe, *Werde übernatürlich*, KOHA Verlag, 2017

Nachwort:

[1] Wilson, John P., *Treating Psychological Trauma and PTSD*, Guilford Publications

Weitere verwendete Literatur:

Armour, Andrew, and Jeffrey Ardell, *Neurocardiology*, Oxford University Press, 1994

Bentov, Itzhak, *A Brief Tour of Higher Consciousness: A Cosmic Book on the Mechanics of Creation. Revised*, Destiny Books, 2000

Blake, Amanda, *Your Body Is Your Brain: Leverage Your Somatic Intelligence to Find Purpose, Build Resilience, Deepen Relationships and Lead More Powerfully,* Embright, 2019

Braden, Gregg, *Im Einklang mit der göttlichen Matrix*, KOHA Verlag, 2007

Coleman, Graham, *et al. The Tibetan Book of the Dead*, Penguin, 2007

Dispenza, Joe, *Ein neues Ich: Wie Sie Ihre gewohnte Persönlichkeit in vier Wochen wandeln können,* KOHA Verlag, 2012

Levine, Peter. *De Tijger Ontwaakt: Traumabehandeling Met Lichaamsgerichte Therapie*, Altamira, 2007

Maté, Gabor, and Levine Peter Ph.D, *In the Realm of Hungry Ghosts: Close Encounters with Addiction,* North Atlantic Books, 2010

M.D., Siegel Daniel, *Aware: The Science and Practice of Presence--The Groundbreaking Meditation Practice,* Tarcher Perigee, 2020

Merleau-Ponty, Maurice, *et al. The Visible and the Invisible*, Northwestern University Press, 1968

Osho, and Bhagwan Shree Rajneesh, *The Path of the Mystic: In Search of the Ultimate Freedom,* Rebel Publishing House, 2007

Rae, Murray, *Kierkegaard and Theology*, T&T Clark, 2010

Can Change Them, *Warum wir fühlen, wie wir fühlen*, Arkana, 2012

Rinpoche, Zopa Lama, *How to Face Death Without Fear,* Revised, Wisdom Publications, 2020

Sheldrake, Rupert, *Morphic Resonance: The Nature of Formative Causation,* Park Street Press, 2009

Treleaven, David, *Trauma-Sensitive Mindfulness: Practices for Safe and Transformative Healing.* W. W. Norton & Company, 2018

Turner, Kelly. *Radical Remission: Surviving Cancer Against All Odds,* HarperOne, 2015

Wolinsky, Stephen, *Der Weg des Menschlichen. Multidimensionale Bewußtheit entwickeln: Notizbucher zur Quantenpsychologie,* Ullstein, 2001

Wolinsky, Stephen, *Quantum Consciousness: The Guide to Experiencing Quantum Psychology,* Bramble Books, 1993

INDEX